Chirurgien de Napoléon III

AUGUSTE NÉLATON

1807-1873

ou

« La Guerre de 70 aurait-elle pu être évitée ? »

Du même auteur

Antoine-Rémy Polonceau (1778-1847), Un homme libre, Un ingénieur au parcours éclectique, coécrit avec Christine Moissinac, Paris, Presses des Ponts, 2008.

Jean-François-Constant Mocquard (1791-1847), Chef de cabinet de Napoléon III, Paris, Éditions Christian, 2014.

Illustration de couverture :
Auguste Nélaton,
par Robert-Fleury, Joseph-Nicolas (1797-1890), élève de Gros.
Huile sur toile, 56 x 46 cm, 1852
Collection privée

Denis Hannotin

Chirurgien de Napoléon III,

AUGUSTE NÉLATON

1807-1873

ou

« La Guerre de 70 aurait-elle pu être évitée ? »

Avant-propos d'Éric Anceau

Paris-Sorbonne et Sciences-Po Paris, coresponsable de l'axe politique du LabEx EHNE

Préface du Docteur Henri Judet

Président de l'Académie Nationale de Chirurgie

Postface de Francis Choisel

Professeur à l'Institut catholique de Paris

KRONOS

Quatre-vingt-quatorzième volume de la collection Kronos
fondée et dirigée par Éric Ledru

SPM

2016

Tous les personnages cités font l'objet d'une note biographique en fin d'ouvrage.

Par ailleurs, de nombreux faits relatés sont extraits du *Mémorial de Famille*, écrit par Étienne Moreau-Nélaton, petit-fils du chirurgien, livre prenant lui-même de nombreuses sources dans le *Journal* tenu au jour le jour par le beau-frère d'Auguste Nélaton, Jean Émile Héluis (1820-1898).

Enfin les citations entre guillemets non référencées proviennent d'archives privées qui ont été détenues par la famille.

Kronos n° 94
ISSN : 1148-7933
ISBN : 978-2-917232-54-5

Éditions SPM
16, rue des Écoles - 75005 Paris
Tél. : 06-86-95-37-06

courriel : Lettrage@free.fr - site : www.editions-spm.fr

Diffusion-Distribution : L'Harmattan
5-7 rue de l'École Polytechnique 75005 Paris
Tél. : 01 40 46 79 20 - télécopie : 01 43 25 82 03

Site : www.editions-harmattan.fr

Avant-propos

par Éric Anceau
Paris-Sorbonne et Sciences-Po Paris, coresponsable de l'axe politique du LabEx EHNE

Coauteur, il y a cinq ans, d'une première biographie sur l'ingénieur Polonceau, puis, plus récemment, d'une autre sur Mocquard, chef de cabinet de Napoléon III, issue d'un mémoire de Master qu'il avait entrepris sous ma direction, Denis Hannotin nous revient aujourd'hui avec un troisième livre.

Aux âmes bien nées la valeur ne dépend pas du nombre des années. L'auteur est en effet un chercheur venu à l'histoire sur le tard, après une première carrière dans la Marine nationale, dans plusieurs entreprises internationales et dans diverses organisations professionnelles, mais il est désormais bien lancé dans une seconde vie, celle d'un biographe passionné et inventif, qui apprend vite, cherche, trouve et arrive à restituer, sous une forme originale et agréable, mais néanmoins sérieuse car appuyée sur les sources, le produit de ses investigations. Les pages qui suivent le prouvent.

C'est sur Nélaton, le chirurgien de Napoléon III, que Denis Hannotin attire ici notre attention. Le personnage est connu de tous ceux qui s'intéressent à l'histoire de la médecine et à celle du XIXe siècle. Cependant, aucune étude ne permettait, à ce jour, d'embrasser toute sa carrière. Ce vide est aujourd'hui comblé.

L'auteur part d'une interrogation visant à attirer l'attention de son lecteur : la guerre de 1870 aurait-elle été déclarée si l'empereur des Français était mort début juillet 1870, lors d'une opération visant à le libérer de la pierre qu'il avait dans la vessie ? Néanmoins, Denis Hannotin abandonne bien vite l'uchronie pour revenir sur un terrain plus solide, celui des faits.

Il nous propose une biographie complète d'un homme que son milieu social ne destinait pas à devenir l'un des plus grands chirurgiens de son temps, à en côtoyer la plupart des célébrités (hommes politiques, officiers supérieurs, artistes, écrivains,...) et à constituer une grande fortune, au fil des ans. Il fait très bien ressortir la rencontre de 1860 avec Napoléon III qui marque le tournant de la vie de Nélaton. Il consacre aussi des pages neuves à la consultation médicale du 1er juillet 1870 destinée à explorer l'impériale vessie... lorsque la petite histoire influe sur la très grande !

Grâce à ce livre, nous en apprenons également beaucoup sur les avancées de la science médicale au XIXe siècle, sur la façon dont se constitue une clientèle et sur Napoléon III et son entourage. Il nous propose enfin de précieuses annexes dont un dictionnaire des confrères de Nélaton qui retiendra particulièrement l'attention.

C'est toute une société que restitue ce récit linéaire et vivant.

Préface

par Henri Judet

Président de l'Académie Nationale de Chirurgie

Celui qui a dit à ses proches aux dernières heures de sa vie « Faites beaucoup de bien dans la vie et surtout peu de bruit » était un chirurgien célèbre dans toute l'Europe et dont la notoriété avait fait beaucoup de bruit. Cette phrase reflète la personnalité contrastée d'Auguste Nélaton, chirurgien de l'empereur Napoléon III.

D'un côté un enseignant et un chirurgien respecté, dévoué dans toutes les circonstances où son devoir l'appelait mais faisant constamment acte de modestie et d'humilité. De l'autre un personnage riche, mondain, fréquentant la plus haute société, proche de l'Empereur et de son épouse, emporté par la gloire médiatique que lui valut l'affaire du repérage de la balle perdue dans le pied de Garibaldi lors de la marche des « chemises rouges » sur Rome.

De même l'appréciation de ses talents de chirurgien était controversée. Certains affirmaient qu'il déployait un « art vraiment remarquable » d'autres, plus restrictifs, le considéraient simplement comme un bon opérateur sans génie.

Et ce chirurgien eut peut-être sans le vouloir un rôle historique crucial, puisque, lors d'une célèbre consultation en 1870, il conseilla, après un vif débat avec plusieurs de ses collègues, de rester attentiste devant l'évolution rapide de la maladie urinaire de l'Empereur.

Ce dernier n'eut connaissance de la gravité de son état qu'après le désastre militaire et aurait déclaré : « Si j'avais connu mon mauvais état de santé, je ne me serais pas lancé dans la guerre contre la Prusse ».

Il est heureux que ce livre ait voulu retracer le parcours d'un chirurgien qui, « né » le jour de la victoire de Napoléon Ier sur les armées du Tsar à Friedland, d'un père qui ne reviendra pas de la campagne de Russie, a été totalement engagé dans les événements de son époque avec, comme le dit un de ses contemporains, « charité et affectueuse bonté ».

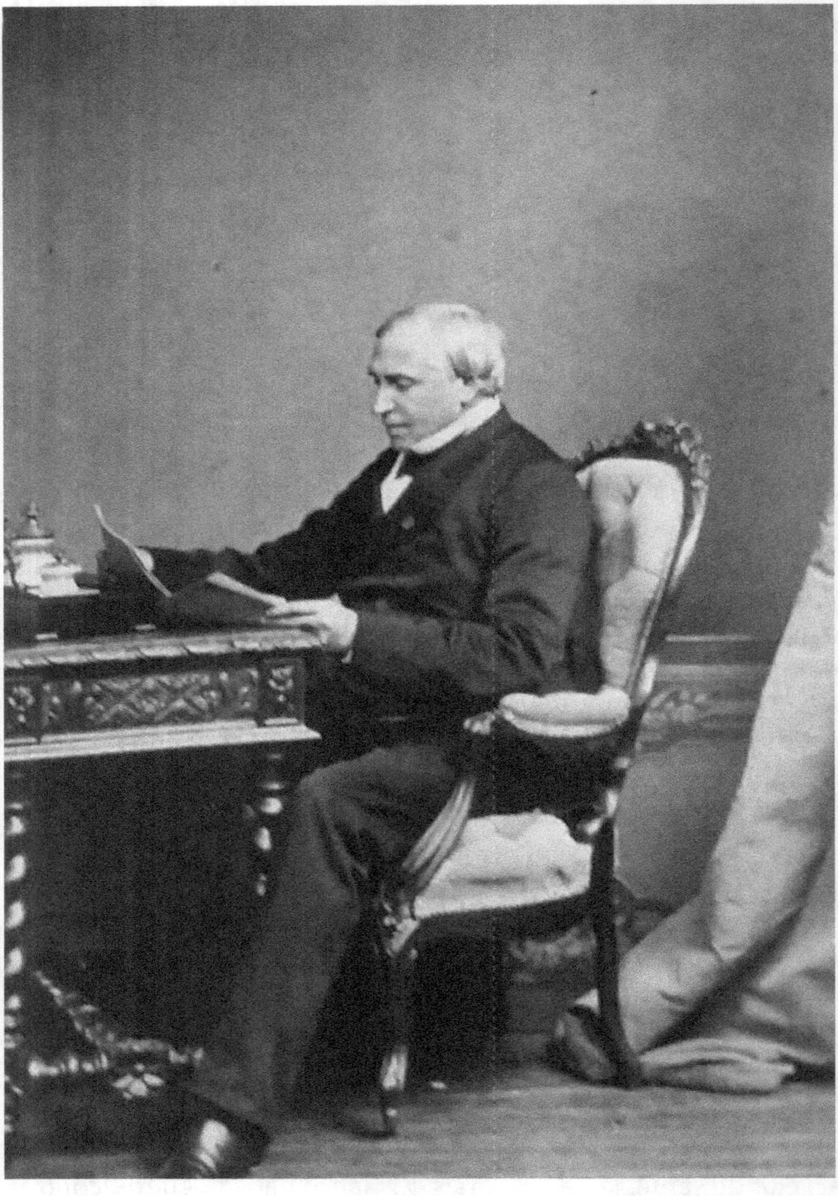

Auguste Nélaton. Portrait réalisé par Sergei Lvovich Levitsky (1819-1898), né à Moscou, pionnier de la photographie, actif à Paris de 1840 à 1849 et de 1859 à 1864 (date probable du cliché : 1860).

Préambule

Précédée par un escadron de la garde à cheval, mardi 19 juillet 1870, rue de Rivoli, une foule immense, silencieuse et recueillie, suit le char funèbre tiré par douze chevaux conduits par autant de palefreniers en grande livrée sur lequel se trouve le cercueil de l'Empereur recouvert du drapeau tricolore.

Ce furent des obsèques nationales ; de nombreux chefs d'État ont fait le déplacement à Paris, au premier rang desquels la reine Victoria, le roi de Prusse Guillaume Ier, le chancelier Bismarck, le général Prim, le prince de Hohenzollern, tous les ambassadeurs, les ministres – le maréchal Leboeuf, le duc de Gramont, Émile Ollivier – les représentants des grands corps de l'État et des forces armées ainsi que les princes de la Famille impériale. L'impératrice Eugénie assure la régence. L'Europe respire. Les menaces qui planaient sur la paix semblent écartées. Napoléon III s'était éteint dix jours auparavant lors d'une intervention chirurgicale effectuée par le célèbre chirurgien, Auguste Nélaton.

Celui-ci avait décidé d'agir rapidement à l'issue d'une consultation conduite à Saint-Cloud dans le plus grand secret le 1er juillet au matin avec plusieurs de ses confrères en présence du docteur Henri Conneau, le médecin particulier de l'Empereur. Une pierre de quelques centimètres, origine des horribles souffrances du chef de l'État depuis plusieurs années, avait été décelée dans la vessie. D'un commun accord les médecins ayant décidé qu'une lithotritie [1] s'imposait, la tâche en était incombée au chirurgien de l'Empereur, Nélaton... or il s'agissait d'une opération hautement délicate, qu'il avait déjà tentée, sans succès, moins d'un an auparavant, sur le ma-

---

1. Destruction de la pierre (calcul) dans la vessie, sans incision chirurgicale, le chirurgien introduisant par les voies naturelles un instrument métallique pour broyer le calcul. En 1822 Leroy d'Étiolles avait présenté à l'Académie de médecine le concept d'un tel instrument « le lithoprione, une scie pierre portée dans la vessie à la faveur d'une grosse sonde ». Civiale améliore cet instrument après plusieurs modifications et réalise la première lithotritie mondiale avec succès le 13 janvier 1824 devant les représentants des Académies. Autre « inventeur » de ce procédé, Charles Louis Stanislas Heurteloup.

réchal Niel. Malheureusement, le malade, très fatigué, ne supporta pas l'opération.

« La Guerre n'aura pas lieu » titrèrent aussitôt certains journaux. Si certains sont déçus, c'est malgré tout un soulagement général dans les campagnes !

Pure fiction ? Oui, l'Histoire ne s'est pas déroulée ainsi : le 19 juillet, par malheur, la guerre est déclarée à la Prusse par un Empereur à bout de forces et très malade. Or, peut-être, aurait-elle pu ne pas l'être… Comme nous le verrons, une des clés d'une telle évolution aurait été détenue par Auguste Nélaton.

Mais qui était ce grand chirurgien du Second Empire, pouvant, effectivement, indirectement être tenu pour responsable de cette guerre, et dont nous ne connaissons guère – hors du milieu médical – que des rues du même nom, dans le XVe arrondissement, à Puteaux, Clermont-Ferrand ou Perpignan [1] –, tel est l'objet de cet ouvrage. Marquée notamment par deux grandes pages – Garibaldi, en 1862, puis la longue maladie de Napoléon III –, sa vie permet d'éclairer ce qu'étaient la médecine et la chirurgie à cette époque, ceux qui les pratiquaient, et l'entourage de l'Empereur.

1. La rue Nélaton à Paris, arrêté du 14 août 1930, amorcée en 1899, achevée en 1905 ; à Puteaux : ouverte en 1895-1896 sur les terrains qu'occupait la château des Bouvets, ancienne propriété du baron Rohlfs ; à Clermont-Ferrand : délibération du conseil municipal en date du 14 octobre 1926 ; à Perpignan, délibération du conseil municipal du 22 mai 1981, rue de 110 mètres de long et large de 10 mètres, dans le quartier de la Porte d'Espagne, zone affectée à des médecins.

Introduction

Retrouver ce grand chirurgien du Second Empire, qui était-il ? Qu'a-t-il fait pour être comparé à la fin de sa vie à Crésus et que son nom puisse être encore connu aujourd'hui, même hors du monde médical ? Tel est l'objet de cet ouvrage.

Comme tout exercice de ce genre, cette biographie permettra non seulement de revivre un fort beau parcours, mais aussi d'explorer le milieu médical de la seconde partie du XIXe siècle, les hospices, les médecins et surtout de revivre les deux grands épisodes « à dimension européenne » de l'existence d'Auguste Nélaton : la recherche de la balle dans la jambe de Garibaldi, à la suite de la bataille d'Aspretto en 1862 et la longue maladie de Napoléon III.

Un magnifique itinéraire, tout d'abord. Interne en 1832, puis, suivant le *cursus* normal de sa profession – docteur, agrégé, chirurgien des hôpitaux de Paris, professeur –, Nélaton a vécu au travers de ses différentes affectations dans les hôpitaux parisiens les graves évènements de 1830, le choléra de 1832, les barricades de 1848, puis l'arrivée de Louis-Napoléon Bonaparte, l'instauration du Second Empire, la guerre franco-prussienne et la Commune. Il a franchi toutes ces années, en général acteur, fortement impliqué, plutôt que spectateur.

C'est en effet une époque de grandes avancées dans sa profession : l'anesthésie – auparavant, toute opération était un supplice –, l'asepsie – avant son arrivée l'infection décimait les opérés –, la mise en place de formations cliniques, l'homéopathie, l'ovariotomie, etc. C'est une période où le chirurgien devait pouvoir tout traiter, alors que Jean Civiale dans son *Traité pratique sur les maladies génito-urinaires* avait plaidé pour des spécialités, sources du progrès [1] à son avis. Donc, un métier difficile, avec des succès et des échecs, des réussites et des limites. Cette vie nous permet de revisiter toutes ces étapes et de constater notamment combien de progrès ont été accomplis en un siècle et demi.

1. Philippe Meyer, Patrick Triadou, *Leçons d'histoire de la pensée médicale*, Odile Jacob, 1996.

Ce sont aussi des temps où les meilleurs de cette profession pouvaient faire fortune. Nélaton, un Crésus ? Oui [1]. Mais il en fut de même pour Dupuytren, Civiale, Jobert de Lamballe, Péan et de nombreux autres. Comment ont-ils amassé des ressources considérables, pourquoi et qu'en faisaient-ils ? Redécouvrir Nélaton, ce sera voir défiler ces personnages, entrevoir leurs manières de vivre et leur environnement.

Avancées dans la profession, progression dans le métier, vies différentes, formation des praticiens, seront autant d'aspects que ces pages permettront de dégager.

Comme déjà signalé, la première étape significative dans la vie de ce chirurgien c'est « la preuve de la balle » dans la jambe de Garibaldi, en 1862. Seul, en face d'une dizaine de grands médecins – un Russe, un Anglais, et de nombreux Italiens –, Nélaton prouve au blessé que la balle n'était pas ressortie de sa jambe. Calme, avec beaucoup de bon sens, de pédagogie et de méthode, il fait la preuve qu'elle est toujours là. Il préconise ensuite la méthode pour l'extraire. Indépendamment des répercussions tant au plan national qu'au-delà des frontières qu'aura cet « exploit », on peut encore aujourd'hui en souligner la qualité dans la manière d'établir un diagnostic. Toujours d'actualité.

Cette réussite allait le faire connaître. Très vite, Napoléon III, qu'en fait, il a déjà rapidement croisé en 1860, va faire appel à lui.

S'ouvre alors la seconde grande page de sa vie. Plus qu'une page, ce sera un livre. Puisque Nélaton sera très proche de l'Empereur pendant dix ans, de 1863 à 1873…

Soigner Napoléon III, c'est une responsabilité. Et l'on verra comment les communiqués du chirurgien sont attendus, jour après jour, surveillés, et comment ils peuvent avoir de l'influence sur la Bourse et la vie économique. Des effets politiques incontrôlables. Au-delà, ces années difficiles rappellent la grande question, toujours d'actualité, de la santé des dirigeants et de ses répercussions politiques. De la responsabilité des médecins en face de ces personnages.

Par ailleurs, cette vie du chirurgien peut s'inscrire dans le tableau des proches de l'Empereur [2]. Nélaton a partagé de nombreuses heures avec Louis-Napoléon Bonaparte. Il a ainsi fait partie de son en-

1. Ses honoraires, de 1840 à 1869, ont représenté 3 836 000 francs, dont la moitié entre 1860 et 1869.

2. Voir *Jean-François-Constant Mocquard (1791-1864), chef de cabinet de Napoléon III*, Éditions Christian, 2014.

tourage, ayant eu à soigner de nombreux « Napoléonides », au premier rang desquels, le prince impérial, mais aussi Pierre-Napoléon Bonaparte, la marquise Roccagiovine, la comtesse de Cambacérès, Zénaïde Bonaparte, Félix Baciocchi, la princesse Élisa Baciocchi, et sans doute d'autres.

Par conséquent, dépassant la médecine et le cabinet, cette publication devrait une fois de plus mettre également en lumière combien l'Empereur était un homme fidèle, confiant avec quelques intimes dont il n'aimait pas se séparer. Il les faisait ? Il y avait là une sorte de « donnant donnant » ? Du moins peut-on le penser.

Avertissement

La mention (voir illust. p. nnn) à la suite d'un mot ou d'une phrase indique que l'illustration correspondante se trouve en fin d'ouvrage, au numéro de page indiqué dans la parenthèse.

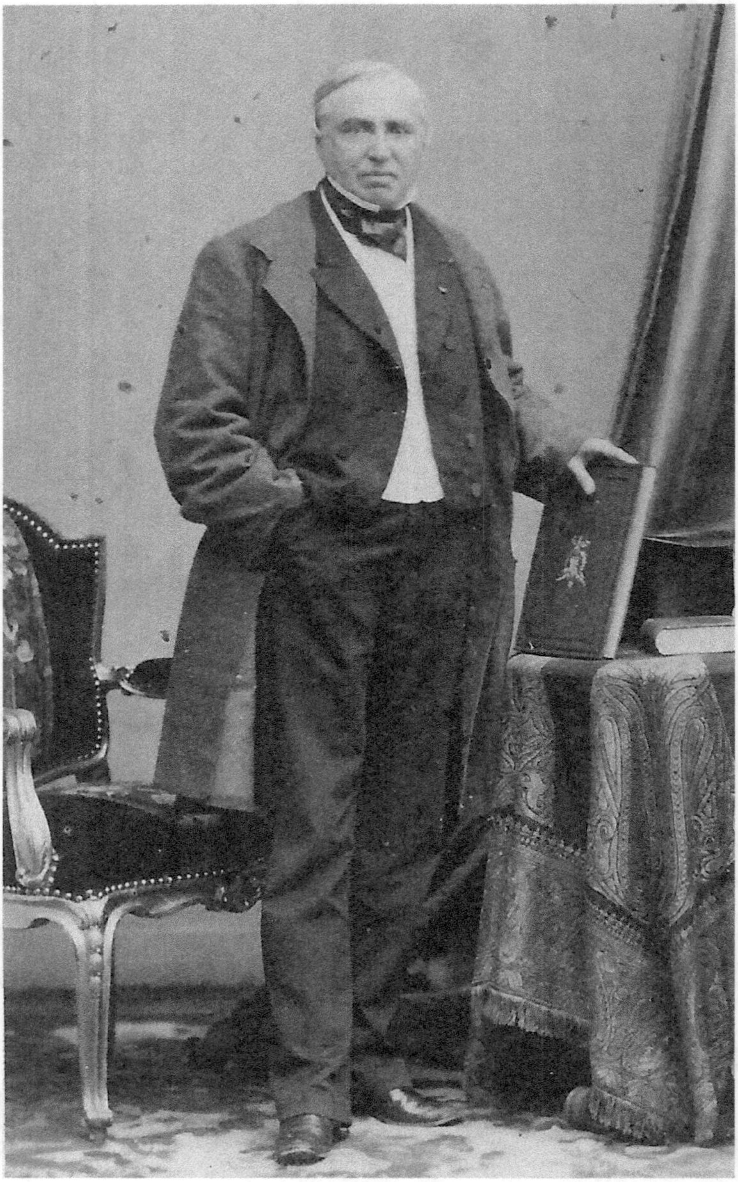

Auguste Nélaton - Photographie prise par Disdéri entre 1857 et 1865.

Aperçus sur la médecine et la chirurgie

Au moment d'entrer dans le vif du sujet, quelques éclairages s'imposent sur le cadre, dans lequel le chirurgien va évoluer : les hospices et hôpitaux de Paris [1].

Hôpitaux et hospices, le cadre

Jusqu'au XVIe siècle, la fonction hospitalière est assurée par l'Église. Ses bâtiments sont utilisés pour l'hébergement et la prise en charge des malades. Ensuite, des édifices spécifiques sont construits, souvent financés par les dons des nobles et des bourgeois qui, en aidant ainsi des pauvres, pensent aussi à leur propre rédemption, car ces hôpitaux sont en général administrés par les congrégations religieuses ou les évêchés. Toujours édifié autour d'une chapelle, l'ensemble des bâtiments est centré sur l'axe entrée-chapelle ; cette architecture traduit bien l'idée de la prééminence de la religion sur la médecine dans la guérison éventuelle du malade.

À Paris, l'hôpital le plus ancien, fondé en 651 par saint Landry [2] – vingt-huitième évêque de la capitale –, est l'Hôtel-Dieu qui dépend du chapitre de Notre-Dame ; les soins y sont délivrés par des religieuses, les sœurs Augustines, que l'on trouvera également à la Charité et à Saint-Louis. Situé au sud de la cathédrale, il va au cours des siècles s'étendre progressivement sur les deux berges du petit bras de la Seine ainsi que sur les ponts les reliant, notamment le pont au Double (1626) avec son octroi – un double denier pour le péage –, surmonté de la salle du Rosaire. Cette situation, près du fleuve, facilite l'approvisionnement en eau, le blanchissage et l'évacuation des déchets. À partir de 1505 il est géré par une structure municipale de huit gouverneurs laïcs. Même s'il reçoit les pauvres et les indigents,

1. Source, site web de l'aphp.
2. Évêque de Paris en 650.

c'est en fait, aux XVIIe et XVIIIe siècles, le principal établissement de soins pour les malades et les blessés de la capitale [1].

En effet les autres hôpitaux, construits à partir du début du XVIIe siècle ont soit une activité intermittente comme la Maison de Santé, futur hôpital Saint-Louis (ancien hôpital des empestez), soit un nombre de lits peu important, comme l'hôpital de la Charité [2], construit et géré par les frères de Saint-Jean-de-Dieu sur l'emplacement de l'ancienne chapelle Saint-Père, avec seulement une centaine de lits, datant de 1613, ou l'Hospice des Incurables, futur hôpital Laennec, édifié entre 1634 et 1639.

Quant à l'Hospice Notre-Dame, fondé en 1612 par Marie de Médicis, près de Saint-Victor et du Jardin du roi, le futur Jardin des plantes, il n'a pas pour mission de soigner mais seulement de regrouper pauvres et mendiants dont le nombre ne cesse d'augmenter ; cependant, bientôt seuls les enfants abandonnés ou orphelins le remplissent.

La poursuite du développement de la mendicité, du vagabondage et de leurs conséquences va entraîner la création administrative de « l'Hôpital général » par Louis XIV en 1656 pour « le grand renfermement » de tous les exclus de la capitale. On note en passant qu'à cette époque les termes d'hôpital et d'hospice, en principe de sens différents – l'un pour les malades, l'autre pour les vieillards et infirmes – sont, dans la pratique, utilisés indifféremment pour les établissements de soins et d'accueil des indigents. Cet « Hôpital général » regroupe l'ancienne Pitié – le siège de la direction de l'ensemble et qui va s'agrandir, avec sept cent vingt-six lits –, la Salpêtrière, dans l'enclos du petit Arsenal [3] donné par Anne d'Autriche pour édifier un hospice pour indigents en 1653, Bicêtre – où avait été construit en 1634 un hospice pour les soldats vieux, caducs et estropiés –, enfin la maison de Scipion [4] à Saint-Marcel et la Savonnerie [5] près de Chaillot.

---

1. Le nombre de personnes hospitalisées (variables selon les sources et les épisodes épidémiques) à l'Hôtel-Dieu a pu dépasser 2 000 à une période où un lit pouvait accueillir plusieurs occupants (de 2 à 6). En 1830 le nombre total de lits, strictement individuels et répartis en 15 salles, était de 600 en médecine et 266 en chirurgie. In Charles Coury, *L'Hôtel-Dieu de Paris*, Paris, L'Expansion, 1969, p. 50.
2. Détruit en 1935 pour permettre la construction de la nouvelle Faculté de médecine.
3. Où l'on fabriquait la poudre à canon grâce à l'exploitation du salpêtre.
4. Initialement pour les prêtres de la paroisse Saint-Marcel, puis ayant appartenu au banquier italien, Scipion Sardini (1565).
5. Ancienne savonnerie, datant de 1626, à l'emplacement actuel du palais de Tokyo, transformée ensuite en orphelinat.

La population des internés de « l'Hôpital général » passe de 2 672, en 1657, à 5 000 en 1663 et à 10 000 en 1701. Cependant ceux qui tombent malades ne sont pas traités sur place et sont dirigés vers l'Hôtel-Dieu. L'incendie d'une grande partie de cet établissement en 1772, causant de nombreux décès et des dégâts matériels considérables, va diminuer ses capacités d'accueil et avoir deux conséquences importantes : l'obligation de créer des infirmeries dans les établissements de l' « Hôpital général » et l'accélération de la réflexion sur l'architecture hospitalière des nouveaux hôpitaux déjà entamée par les encyclopédistes.

Certes, il existait déjà des petites infirmeries, notamment à la Salpêtrière, pour des internés en attente de leur envoi à l'Hôtel-Dieu. Mais en 1754 un arrêt du parlement de Paris interdit ces transferts pour les malades incarcérés dans les Maisons de force [1], c'est-à-dire les femmes de la Salpêtrière et les hommes de Bicêtre. En 1780 la construction d'infirmeries de taille suffisante devient obligatoire et l'admission à l'Hôtel-Dieu de tous malades venant de la Salpêtrière et de Bicêtre est proscrite. Ceci va aboutir progressivement à une médicalisation véritable des établissements de l' « Hôpital général ».

La controverse sur la reconstruction de l'Hôtel-Dieu ou son remplacement par quatre hôpitaux, aux limites de la capitale, donne lieu à des discussions passionnées pour définir la meilleure architecture hospitalière. Dans les années 1780, à Paris, il en existe quarante-huit, hébergeant 35 000 personnes dont seulement 6 000 malades pour un peu moins de 700 000 habitants. À côté de structures considérables par le nombre de places – Hôtel-Dieu, ancienne Pitié, Salpêtrière, Bicêtre – et d'ailleurs surchargées, d'autres, comme La Charité, ont une capacité plus limitée, sans parler des nombreux établissements privés qui n'en comportent que quelques dizaines.

Le chirurgien Jacques Tenon, qui avait travaillé huit ans à la Salpêtrière, devenu membre de l'Académie des sciences, publie en 1788 des *Mémoires sur les hôpitaux de Paris* où il préconise de façon générale « une distribution d'hôpital par pavillons ou bâtiments parallèles » afin de favoriser une meilleure aération et la prévention des contaminations. Pour reconstruire l'Hôtel-Dieu il propose « un

1. Dans son *Mémoires sur les Hôpitaux de Paris* (éd. 1816, chez Méquignon, Paris), Jacques Tenon écrit à propos de la Salpêtrière : « Au centre de cet Hôpital est une Maison de force pour femmes, comprenant quatre prisons différentes : le commun, destiné aux filles les plus dissolues, la correction, à celles qu'on juge ne s'être pas autant oubliées, la prison, réservée aux personnes retenues par ordre du Roi, & la grande force, aux femmes flétries par la justice. »

modèle inspiré de l'infirmerie royale de Stonehouse à Plymouth », qui, en fait, « ne sera appliqué à Paris qu'autour des années 1850 [1] ». Cependant, l'argent manquant pour le transférer ailleurs, Louis XVI et Necker ne retiennent pas ces recommandations, décidant de procéder simplement à une réhabilitation : « on améliorera, on perfectionnera, mais on ne détruira pas [2] ». Il comporte alors vingt-cinq salles, mille six cent vingt-quatre lits, dont huit cent soixante-quatorze à une place, permettant de coucher deux mille quatre cents malades, et pour Jacques-Antoine Dulaure, « les salles sont vastes, bien aérées, les lits convenablement espacés [3] ».

Lors de la période révolutionnaire, on assiste à la diminution drastique du nombre d'hôpitaux : passant de quarante-huit à vingt-deux en 1799 pour quinze mille hébergements. Et ce pour deux raisons : vente de certains d'entre eux et diminution des ressources liée à l'abolition des privilèges. Par ailleurs, depuis 1793, des dispositions ont été prises pour qu'il n'y ait qu'un malade par lit et qu'ils soient séparés les uns des autres par une distance de trois pieds. Il faudra cependant attendre l'Empire pour que ceci devienne une réalité.

À la fin de la Terreur, une réorganisation aboutit à la création des hospices municipaux – administrés par des commissions de cinq citoyens – financés par l'octroi (loi du 16 vendémiaire an V, 7 octobre 1796), et, en 1801, le Conseil général d'administration des hospices est fondé. Composé de onze personnalités, présidé par le conseiller d'État, préfet de la Seine, le comte Frochot, il va gérer les hôpitaux parisiens et les secours à domicile jusqu'en 1848 ; en effet, la loi du 10 janvier 1849 le remplace par l'Assistance publique : c'est-à-dire, aux mêmes fins, (Art. 1er), essentiellement, un directeur unique, nommé par le ministre de l'Intérieur, sur proposition du préfet de la Seine, assisté d'un conseil de surveillance, à titre consultatif. Le directeur a la tutelle des enfants trouvés, abandonnés et orphelins ; il a aussi celle des aliénés (Art. 3).

---

1. Jacques-Antoine Dulaure, *Histoire physique, civile, et morale de Paris, depuis les premiers temps*, Paris, Baudouin Frères, 1826. En effet, Lariboisière, commencé en 1846 – avec un don de la comtesse de Lariboisière de 2 600 000 francs – et ouvert en 1854, sera un hôpital avec des unités fonctionnelles et des services installés dans plusieurs pavillons isolés, simplement reliés ensemble par une de leurs extrémités, une disposition permettant de mieux aérer, de séparer les malades, et d'isoler certaines pathologies. Avec en particulier des salles de trente-deux lits seulement, cet hôpital sera considéré comme un modèle.
2. Cité par Jean Cheymol et René-Jean Cesar, *Hôtel-Dieu de Paris : treize siècles d'histoire… panégyrique ou réquisitoire*, p. 12.
3. Pierre Vallery-Radot, *Deux siècles d'histoire hospitalière*, Paris, Dupont, 1947, p. 54.

Pendant le Consulat, autour de 1802, les hospices sont rebaptisés hôpitaux. En particulier, nous limitant à ceux dans lesquels Nélaton sera amené à pratiquer : l'Hospice de l'Est (1792), dans les bâtiments d'une ancienne abbaye relevant de Citeaux, devient l'hôpital Saint-Antoine, l'Hospice de l'Enfant-Jésus (1724) sera l'hôpital des Enfants malades, tandis que l'Hospice de charité des paroisses de Saint-Sulpice et du Gros-Caillou (1778), ou hospice de l'Ouest en 1792, est renommé hôpital Necker.

L'enseignement médical

La formation théorique et pratique ainsi que l'exercice professionnel et le statut social des médecins et des chirurgiens étaient jusqu'au milieu du XVIIIe siècle totalement différents. Les futurs médecins n'intégraient les cours prodigués par la Faculté de médecine qu'après avoir obtenu un diplôme de maître ès arts, une sorte de baccalauréat ; ces formations étaient des cours magistraux en latin, sans démonstrations anatomiques compte tenu des réticences fortes de l'Église, opposée à la dissection des corps. Ensuite l'obtention de grades successifs leur permettait de passer le doctorat et ainsi de professer, ce qui était considéré comme un art. La première Faculté de médecine, édifiée rue de la Bûcherie, non loin de l'Hôtel-Dieu, et achevée en 1481, comportait une grande salle au rez-de-chaussée pour l'enseignement et les soutenances de thèses et, à l'étage, une salle de réunion pour l'assemblée de ses docteurs.

Les élèves chirurgiens entraient, eux, en apprentissage, soit chez un maitre-chirurgien, soit comme compagnon dans un hôpital où s'effectuaient des opérations. Bénéficiant d'un enseignement théorique, s'appuyant aussi sur de la pratique, ils postulaient pour le titre de maître en chirurgie, nécessaire pour exercer leur métier. Les chirurgiens de « robes longues [1] », regroupés en 1278 dans la confrérie de Saint-Côme et de Saint-Damien, n'ont été autorisés officiellement à enseigner qu'au début du XVIIe siècle ; après de nombreuses péripéties, ils organisent une école de chirurgie, obtiennent d'Henri IV des subsides pour la formation de dix élèves et vont financer eux-mêmes, pour son développement – suivant en cela l'exemple italien des « théâtres anatomiques », notamment à Padoue en 1584 – la

1. Par opposition aux chirurgiens de « robe courte », dont la pratique chirurgicale était limitée (mettre des ventouses, saigner, ...).

construction d'un petit amphithéâtre carré, voisin de l'église Saint-Côme, inauguré en 1616.

Quatre ans plus tard, le médecin Riolan le Jeune étrenne à son tour une autre salle de cours dans la Faculté de médecine. De 1691 à 1694, en raison des progrès réalisés en chirurgie, du développement de leurs compétences et de l'augmentation de leur influence, les chirurgiens font construire pour l'École de chirurgie, par l'architecte Charles Joubert, un nouvel auditorium, beaucoup plus grand, sur un terrain voisin, obtenu du couvent des Cordeliers [1]. Il devient en 1731 le siège de l'Académie royale de chirurgie créée par Louis XV, alors que l'amphithéâtre de Riolan, détérioré par les crues de la Seine, est reconstruit en 1744 par l'architecte Louis Barbier de Blignières – un bâtiment en rotonde, avec cent quatre-vingt places – pour être inauguré à nouveau un an après par le grand anatomiste danois Winslow, les emblèmes de la médecine, coq, dragon, pélican, salamandre servant de motifs décoratifs…

Cette compétition entre médecins et chirurgiens s'appuyant sur des projets pédagogiques différents est arbitrée par la royauté en faveur de ces derniers : la création, dans l'environnement de l'Académie royale de chirurgie, par un arrêt du conseil du Roi le 4 juillet 1750, d'une École pratique « où les élèves puissent journellement pratiquer sous la direction des maîtres de cette école ce qui leur aurait été enseigné dans les cours » en est une première concrétisation officielle. Germain Pichault de La Martinière, son président, lors de la construction de ses nouveaux locaux, par Jacques Gondoin, sur l'emplacement du collège de Bourgogne, de 1769 à 1774, « ajouta à ses frais, pour augmenter l'utilité de l'école, deux nouvelles chaires à celles qui existaient auparavant ».

En décembre 1774, un deuxième acte royal va dans le même sens, avec la fondation dans les bâtiments de l'Académie d'un hospice de six lits réservés aux hommes et aux femmes atteints de « maux graves et extraordinaires ». Ce Collège de Chirurgie a une double mission : le traitement des affections graves des indigents et l'instruction des élèves. Enseigner au lit du malade, une idée proposée par Pierre Hunauld, doyen de la Faculté de médecine d'Angers en 1716, était déjà expérimenté depuis le milieu du XVIIIe siècle à Leyde, Édimbourg, Vienne et Pavie. Agrandi à vingt-deux lits, en 1783, par des libéralités conjuguées de Louis XVI et de La Martinière, cet hos-

1. Ordre institué par saint François en 1208.

pice devait être transféré dix ans plus tard, de l'autre côté de la rue – aujourd'hui, de l'École-de-Médecine – dans le couvent des Cordeliers désaffecté. Supprimé à la Révolution [1], puis rétabli [2] et appelé Hôpital des cliniques sous Charles X [3] – avec trois chaires : médecine (98 lits), chirurgie (54 lits), accouchement [4] –, en particulier grâce à Mathieu Orfila, il est ouvert et confié aux Hospices civils de Paris en décembre 1834. On y étudie des cas pathologiques originaux, rares et compliqués, pouvant présenter un intérêt particulier pour l'enseignement ; chaque professeur a son amphi. Cet établissement, comme nous le verrons plus loin, sera dirigé ultérieurement par Nélaton.

Cette nouvelle forme d'enseignement clinique, au lit du malade, est ensuite développée dans deux hôpitaux parisiens. Tout d'abord, à l'hôpital de la Charité, par Jean-Nicolas Corvisart – élève de Louis Desbois de Rochefort, initiateur de cette méthode en 1780, interrompue par sa mort en 1786 –, nommé en 1788 professeur de la première école clinique médicale. Puis par Pierre Joseph Desault – ayant lui aussi côtoyé Desbois de Rochefort –, chirurgien à la Charité de 1782 à 1785, avant de l'être à l'Hôtel-Dieu où il crée en 1787 une prestigieuse école clinique d'enseignement. Ces avancées donnent lieu à un projet de réforme de l'instruction, avec notamment « des démonstrations anatomiques effectuées par le professeur et ensuite complétées par des dissections de cadavres exécutées par les étudiants de leurs propres mains, et d'autre part des conférences faites à l'hôpital au lit du malade, suivies par une discussion sur les cas rencontrés [5]», conduisant à un rapport présenté par Talleyrand fin 1791 à l'Assemblée constituante. Or, celle-ci avait vécu ; elle est remplacée par la Convention Nationale, qui, se radicalisant, non seulement n'entérine pas le projet proposé mais supprime la délivrance des diplômes, les facultés, les Académies, et enfin les corporations des métiers.

Cette attitude extrémiste entraîne une prolifération de charlatans et une dégradation de la qualité des soins donnés, notamment aux armées. Antoine-François Fourcroy, médecin chimiste, député à la Convention, alerte le Comité de salut public de ces conséquences dra-

1. Frimaire an IV.
2. Architecte, Henri-Alphonse de Gisors, AN, J 16/6661. Inspecteur, Antoine-Augustin Cournot.
3. Commencé en 1832, complètement terminé en 1846, ayant cependant ouvert en décembre 1834.
4. 39 lits ; transférée à l'Hôtel-Dieu en 1837.
5. Pierre-Louis Laget, *Le développement de l'enseignement clinique à Paris et la création de l'école clinique interne de l'hôpital de la Charité*, dans *In Situ*, *Revue des patrimoines*, 17 / 2011, n°10.

matiques et est chargé en juillet 1794 d'organiser une « école Révolutionnaire de l'art de guérir ». Le 4 décembre, il propose la création de trois écoles de santé – Paris, Montpellier, Strasbourg – où les élèves « exécuteraient des dissections anatomiques, s'exerceraient aux opérations chirurgicales, effectueraient des expériences de chimie. En outre ils observeraient les malades au lit des patients et suivraient la conduite des traitements qui seraient administrés à ces derniers [1]». Chacune dispose de douze chaires, donc de douze professeurs et d'autant d'adjoints, nommés [2] ; les études durent trois années. Il y a alors deux cent cinquante-huit « praticiens » à Paris [3], chiffre à comparer avec trois cent dix en 1792 et quelques milliers aujourd'hui.

Pour aller en ce sens, il est prévu qu'à chaque école soient affectés des hôpitaux proches. Étant donné que dans la capitale l'École pratique de dissection [4] et l'Hospice du collège de chirurgie avaient continué à exister malgré la suppression de l'Académie royale de chirurgie et que les écoles cliniques de la Charité et de l'Hôtel-Dieu avaient perduré, gagnant même en notoriété compte tenu de l'effondrement des autres structures, ces institutions servent de base pour l'organisation de la nouvelle école de santé : Corvisart est nommé professeur de clinique interne – maladies relevant de la médecine –, Desault professeur de clinique externe – maladies relevant de la chirurgie –, devant par conséquent l'un et l'autre porter un « grand costume » pour les examens, les thèses et les prestations de serment, un « petit costume » pour les leçons.

Juillet 1797, les trois Écoles « de médecine » sont intégrées à la nouvelle Université.

En 1803, le 10 mars, sous l'influence de Corvisart : « nul ne peut embrasser la profession de médecin sans avoir été examiné et reçu suivant le mode prescrit [5] » par la loi. Ceci signifie : quatre années d'études dans les écoles avant de se présenter aux examens – au nombre de cinq – pour être docteur en médecine ou en chirurgie, et une thèse, en latin ou en français. Puis, à partir de 1808, accéder à

1. Pierre-Louis Laget, *id.*, n° 17.
2. Décret du 14 frimaire an III (4 décembre 1794). Les adjoints sont supprimés en 1823.
3. APHP, B2PER.
4. Fondée en 1750.
5. J. C. Sabatier, *Recherches historiques sur la Faculté de médecine de Paris*, Montpellier, Louis Castel, 1835.

ces grades nécessite d'être titulaire du baccalauréat ès lettres, et, en plus, ès science, en janvier 1823 [1].

Conformément au décret du 17 mars 1808, l'École de médecine de Paris prend le nom de Faculté de médecine de l'Académie de Paris, son directeur ayant le titre de doyen et, après 1810, les professeurs sont nommés à l'issue de concours. La Restauration supprime cette condition ; elle crée le corps des agrégés [2] laissant place à l'arbitraire du Roi, jusqu'à ce qu'en 1823 [3], le Conseil de la Faculté décide de revenir au système antérieur : plus de cooptation, des agrégés sont installés progressivement, nommés pour les vingt-quatre premiers et sélectionnés ultérieurement par concours, augmentation du nombre de chaires passant de douze à seize. Le ministre choisit les professeurs parmi les trois agrégés présentés par la Faculté.

En 1824, par ordonnance royale du 26 août, la Faculté de médecine entre dans le ressort du ministère de l'Instruction publique. L'ordonnance du 5 octobre 1830 abolit l'agrégation et rétablit le concours pour les chaires des facultés, dont un arrêté du 6 novembre fixe le nouveau règlement, avec trois genres d'épreuves : une appréciation des titres antérieurs, deux leçons orales, d'une heure chacune, sur un sujet de clinique et la discussion publique d'une thèse imprimée ayant été tirée au sort. En 1840, le gouvernement rétablit l'agrégation. En 1852, une nouvelle réforme devait intervenir : les seules conditions pour devenir professeur seront l'âge, le doctorat et deux ans d'enseignement [4].

Ce cadre général ayant été tracé, venons-en maintenant à Auguste Nélaton.

---

1. Ordonnance royale du 5 juillet 1820. Sera révoqué par Louis-Philippe le 18 janvier 1831. AN, AJ/16/6356.
2. Chargé d'enseignement sous la houlette d'un professeur.
3. Ordonnance royale du 2 février.
4. Philippe Vichard, *L'évolution du recrutement magistral en médecine de 1803 à nos jours : progrès ou régression ? Histoire des Sciences médicales,* tome XXXII, n° 4, 1998.

Première partie

La chirurgie, voie royale

Chapitre I

Jeunes années

Né à Paris, au 4, boulevard des Filles-du-Calvaire [1], le 17 juin 1807, Auguste Nélaton est le second fils d'un Alexandre-Pierre-François, tapissier, né le 23 août 1769, et de Marie-Louise Lauriau, née le 1er mai 1779, fille de Louis Lauriau, marchand « cordier » ou « corroyeur » – « marchand cordier de l'Académie royale de Musique », en 1792 [2] – habitant 357, rue Saint-Denis [3], l'ancienne « Voie royale ».

La boutique de sa grand-mère maternelle se serait appelée « Marchandises fabriquées et de corderie ». En 1781, cette maison Lauriau avait construit un « escalier qu'on peut plier et développer à volonté [4] » et elle fabriquait des rouets « pour filer et retordre en même temps ». Pour Alexandre – veuf vers 1802 –, c'est son second mariage, probablement contracté en 1804.

Nélaton est un nom répandu en Franche-Comté. Se qualifiant de nobles au XVIIe siècle, ils ont été nombreux à Quingey [5] et à Dole. Le grand-père d'Auguste, Jean-François, « bourgeois de Paris » – fils de Nicolas, laboureur à Dole, et d'Alexis Viennet –, serait né à Liesle dans le Doubs, en 1727, alors que nombre de journaux, lors de son décès, signalaient le chirurgien comme « originaire de Normandie » ! Juin 1807, c'est, après des alliances avec les Turcs et les Perses, la victoire de Napoléon contre les Russes, le 17 à Friedland. Glorieuse page

1. Proche du couvent du même nom, fondé en 1633 par le père Joseph, éminence grise du cardinal de Richelieu et supprimé en 1790.
2. Étienne Moreau-Nélaton, *Le Mémorial de famille,* 1918.
3. Présente dans l'*Almanach du Commerce de Paris* de 1798, alors domiciliée rue du Temple, de 1813 et dans le *Bazar Parisien ou Choix annuel des premiers manufacturiers, fabricants, artistes, mécaniciens et inventeurs de Paris,* de 1826. En 1826, 1827, 1828, elle figure dans l'*Almanach des spectacles.* En 1833, on peut relever qu'elle a cédé son activité – « pour l'Opéra et autres grands théâtres, fabrication de cordages en cuivre et en fer, assortiment de fils et ficelles pour toutes fabriques » – à une veuve Prévost. En 1837, cette maison est reprise par un M. Tampied qui précise qu'il est notamment cordier de la maison du Roi.
4. *Catalogue général des collections du conservatoire royal des arts et métiers,* de 1818, p. 37 et 57.
5. Un notaire en 1830 ?

qui devait se terminer par la rencontre avec le tsar, et le traité de Tilsit, le 8 juillet. La Prusse est « dépecée ». Pour la France, c'est l'apogée. L'Europe est partagée entre les deux empereurs : Napoléon et Alexandre.

Peu après, en 1809, son père, qui avait été auparavant – 1795-1796 – soldat dans les armées de la République, quitte son commerce de tapissier pour entrer au service de l'administration militaire, comme « aide garde magasin », une sorte d'agent comptable. En 1811, après s'être porté volontaire à plusieurs reprises, et, au terme d'une affectation à Saint-Omer, où les temps étaient durs – stagnation du commerce, fermetures d'usines, cherté du pain et hiver rigoureux –, il est incorporé dans la Grande Armée ; en juin, c'est la campagne de Russie, puis, Moscou, le 13 octobre. Là-bas, ce sera la neige ; le 19, la ville est évacuée, la retraite commence. Pendant toute cette période, sa femme et ses enfants restent à Saint-Omer, à l'exception de l'aîné qui après avoir obtenu une bourse va au collège d'Amiens.

Mais ils ne devaient plus revoir leur père. Si au début quelques nouvelles se succèdent normalement, assez régulières, progressivement elles deviennent de plus en plus rares, avant de cesser complètement. Plus tard, l'armée l'aurait signalé comme « n'ayant pas reparu depuis Wilna [1] », où les Français, après avoir franchi la Bérézina, étaient arrivés en décembre au nombre de quarante mille dans le plus grand dénuement, par un froid mortel, pour y être attaqués par les Russes. Pourtant, lors de la mort d'Auguste, en 1873, plusieurs journalistes devaient faire état d'un père disparu à Waterloo !

Les ressources de la famille diminuent ; pour autant, Madame Nélaton ne se laisse pas abattre ; citons Étienne Moreau-Nélaton : « elle prend l'aiguille, énergique et adroite, elle se crée une clientèle, et assure le nécessaire au foyer ». En 1821, elle revient à Paris, dans sa belle-famille, rue Saint-Denis. Auguste a quatorze ans ; devant travailler sérieusement, il est admis dans « l'excellente pension Savary [2] », qui envoyait ses élèves suivre leurs cours au lycée Bonaparte, devenu Royal Bourbon [3] sous la Restauration. De l'établissement Savary, il passe à la pension Vertut, une institution dont les élèves remportent de nombreux prix au lycée. Il a parmi ses ca-

1. Vilnius aujourd'hui.
2. Du nom de son fondateur, ouverte en 1805, passage Sandrié.
3. Impérial Bonaparte de 1805 à 1814 ; ensuite Royal Bourbon, jusqu'en 1848… et, aujourd'hui, Condorcet (depuis 1883).

marades Louis René Villermé, qui devait être médecin comme lui, auteur de nombreux travaux sur la condition ouvrière, et le futur général Favé [1] qu'il soignera en décembre 1870. Surtout, il y a pour tuteur répétiteur Achille-Pierre Requin, brillant étudiant en médecine, dont la chambre aurait été garnie de pièces anatomiques, qui par la sympathie mutuelle existante entre eux, aurait pu être à l'origine de sa vocation. Cet « ancien », devait être son collègue, à la Faculté de médecine – où, Auguste, bachelier es lettres [2], s'inscrit en 1828 – et, plus tard, un habitué des dîners chez les Nélaton.

La Faculté, réformée par Laennec en 1823, dispose – pour environ deux mille étudiants inscrits – de vingt-trois professeurs titulaires et trente-six agrégés, sélectionnés par concours : vingt-quatre en exercice, douze en stage, pour les seconder. Parmi ces derniers, huit sont dans la section chirurgicale, dont trois plus particulièrement chargés de la « clinique ». Nélaton va désormais travailler activement pour préparer les concours d'externat puis d'internat. On a ainsi raconté comment, à l'approche des examens, couché sur une planche, placée entre deux chaises, et tenant son livre au-dessus de sa tête, il apprenait ses cours ; au bout d'un certain temps, le lecteur et le livre étaient précipités sur le plancher ; réveillé, vite il se remettait au travail et l'aube le retrouvait étudiant encore ; cette planche terrible, était, selon ses propres mots, sa « planche de salut » !

Internat et externat

Depuis le XVIe siècle il existe dans les hôpitaux parisiens ou de province, comme Montpellier puis Lyon, des « compagnons internes », logés – couchés à trois dans le même lit – et nourris sur place, pour aider le médecin et le maître barbier ayant la charge de plusieurs centaines de malades ou indigents, sans pouvoir être présents à temps complet. Cependant, peu nombreux, ces postes étaient attribués au choix par leur supérieur et pour une durée variable. Le règlement *Ordre et devoirs des compagnons-chirurgiens de l'Hostel-Dieu de Paris* détaille précisément leur emploi du temps. Il y avait aussi des « commissionnés », les futurs externes, qui ne logent pas sur place.

À la fin du XVIIIe siècle, le chirurgien Jacques Tenon, sous l'influence de l'Académie royale de chirurgie, préconise une réforme de

1. Un « moulin à paroles », pour Bourbaki, en 1867 (Maxime du Camp, *Souvenirs d'un demi-siècle : la chute du Second Empire et la IIIe République*, Ligaran).
2. Certificat accordé le 2 juillet.

l'enseignement – jusqu'alors hétérogène entre dans la traditionnelle faculté de médecine et l'École de chirurgie – fondée sur l'enseignement pratique. La Société royale de médecine, sous la conduite du docteur Félix Vicq d'Azyr, propose en 1788 un *Nouveau plan de constitution pour la médecine en France* et suggère la création « d'élèves internes [...] cette ressource déjà ouverte à la chirurgie doit être commune à toutes les parties de la médecine ». Mais la Révolution arrive avec, nous l'avons vu, la suppression des facultés, la disparition de l'obligation d'études légales et la fermeture des académies, aboutissant ainsi à une situation délétère pour la population jusqu'au rapport de Fourcroy, déjà évoqué, sur « l'établissement d'une école centrale de santé à Paris » avec un internat départemental.

Cette École de santé devient l'année suivante une École de médecine, localisée dans les locaux de l'ancienne Académie de chirurgie ; le 24 février 1801, regroupant tous les établissements hospitaliers parisiens, le « Conseil général des hospices » est créé. Le 10 février 1802, le *Règlement général pour le Service de Santé dans les Hôpitaux de Paris* institue l'internat, pour lequel le premier concours a lieu le 13 septembre ; une quarantaine de candidats [1] se présentent, vingt-quatre sont retenus [2]. Ne peuvent concourir que les externes et les élèves attachés aux comités de bienfaisance, s'ils ont moins de vingt-cinq ans ; afin de compenser certaines vacances de postes, les premiers recalés peuvent obtenir pour un an le titre d'interne provisoire. Le concours comporte une épreuve écrite [3] et une épreuve orale. L'internat dure normalement deux ans, pouvant être prolongé de deux années pour ceux dont les services [4] sont satisfaisants. Les fonctions d'interne cessent par la réception au doctorat.

L'interne est un élève logé, payé cinq cents francs par an, et cent francs seulement s'il est nourri, c'est-à-dire lorsqu'il est de garde. Disponible pour son « patron », il suit la visite dont l'horaire est réglementé, tôt le matin, et il tient le cahier de visite. Aidé par l'externe,

1. Selon l'AAIHP, ce serait 64... En 1808, 65 candidats pour 25 places ; en 1809, 46 candidats pour 15 places. (Docteur A. Finot, *Le premier concours et la première promotion de l'internat des hôpitaux de Paris, www.biusante.parisdescartes.fr/sfhm*).
2. Charles Coury, *L'Hôtel-Dieu de Paris, op. cit.* Onze sont affectés à l'Hôtel-Dieu (dix médecins, un chirurgien). Ce dernier est Baffos que nous verrons plus loin.
3. En 1831, l'élève lit sa copie en séance publique devant le jury de sept membres, sous la surveillance d'un autre concurrent et passe une épreuve orale, dans les mêmes conditions. Le choix des services, pour une année, se fait théoriquement selon le classement mais, en pratique, la tradition de retenir ses places à l'avance, directement auprès des chefs de service les plus prestigieux, entraine une certaine injustice.
4. *Arrêté du Conseil général des Hospices du 16 décembre 1807.*

car le personnel infirmier de l'époque est peu instruit, il veille aux prescriptions et à l'alimentation des malades ; il écrit ou supervise différents « bons » et prend des notes : « nom du malade, jour d'entrée, caractère général de la maladie, le genre de sa terminaison, une indication sommaire du traitement et le résultat de l'ouverture du cadavre, le cas échéant [1] ». L'étude de ces cahiers est à la base des progrès considérables de la médecine au XIXe siècle. Dans les services de chirurgie les opérations ont lieu le matin, l'interne y assiste et apprend les « techniques » de son maître. Effectuant la contre-visite l'après-midi, il peut modifier des prescriptions à condition d'en rendre compte le lendemain et il doit « visiter une ou plusieurs fois, dans l'intervalle des visites, les malades [...] indiqués par son chef [2] ».

La création de l'internat permet de faire appel à des élèves formés au contact direct de leur maître et assurant la permanence des soins, car les médecins et chirurgiens titulaires ne sont à l'hôpital que le matin ; la médicalisation de l'hôpital se développe et ces internes en sont les piliers. Le passage dans l'un ou l'autre hospice est réglé suivant les vacances [3] de postes. Si l'interne est en congé – soit un à deux mois par an, suivant la distance à laquelle il se rend – la moitié de ses appointements appartient à l'externe qui le remplace. Enfin, il reçoit un stère de bois chaque hiver.

Les externes, institués en 1802 également – près de trois fois plus nombreux que les internes – sont « subordonnés aux internes, ils les aident, les suppléent, voire les remplacent provisoirement. Ils suivent les visites des chefs et se conforment à leurs ordres ; ils ne doivent en aucun cas s'absenter plus de quatre fois par mois. À la cinquième absence, ils sont radiés et ne peuvent représenter le concours. Leurs absences sont consignées par les internes [4] ». Pour pouvoir présenter l'externat – avec deux concours par an –, il faut avoir plus de dix-huit ans ; le candidat est interrogé sur les éléments de l'anatomie, de la médecine et de la chirurgie. La durée de l'externat est de trois années [5].

1. Jacques Fossard, *Histoire polymorphe de l'internat en médecine et chirurgie des hôpitaux et hospices civils de Paris,* volume 1, CPBF, 1982, p. 64.
2. *Administration générale de l'assistance publique. Service de Santé,* Paris, Dupont, 1856, p. 21.
3. *Code administratif des hôpitaux civils : hospices et secours à domicile de la ville de Paris,* Volume 2, Paris, Huzard, 1824, table matières, p. 487.
4. Jacques Fossard, *Histoire polymorphe de l'internat en médecine et chirurgie des hôpitaux et hospices civils de Paris,* CPBF, 1982.
5. *Encyclopédie des Sciences médicales,* MM. Alibert, Barbier, Bayle, Baudeloque, Bousquet, Brachet...,1835.

Le premier concours a lieu en 1803. Cent cinquante élèves sont nommés dont près de la moitié est affectée à l'Hôtel-Dieu (quinze en médecine, cinquante en chirurgie). L'idée est d'avoir un aide-chirurgien pour dix malades.

Chez le seigneur « et maître »

En **1830**, à vingt-trois ans, Nélaton est élève externe dans le service du célèbre Dupuytren, à l'Hôtel-Dieu récemment reconstruit. Il tente le concours de l'internat à la fin de l'année mais n'obtient que le titre d'interne provisoire.

Guillaume Dupuytren était le chirurgien chef de cet hôpital depuis l'âge de trente-huit ans. Après en avoir été l'assistant, il avait succédé en septembre 1815 à Philippe-Jean Pelletan qui y avait rempli pendant deux décennies la même fonction. « Cet homme est un maître véritable, et il a le pouvoir [1] ». Par exemple, « Monsieur vous avez été désigné pour me remplacer quand je m'absenterai ou quand je tomberai malade », dit-il à Jean-Nicolas Marjolin, son second, et il ajoute « je vous préviens que je ne m'absente jamais et que je ne suis jamais malade ». « Réputé pour son orgueil, son appétit d'honneurs [2] », il avait une certaine idée de lui-même : « Je me suis trompé quelques fois, mais je crois m'être trompé moins que les autres [3] ».

Né en Haute-Vienne, nommé 1er chirurgien du Roi, admis à l'Institut de France, fait baron en 1821, il est considéré comme un praticien génial, un remarquable professeur, bien que froid, égoïste, cynique, intolérant, terrible despote, n'admettant, selon la profession, que des admirateurs et des élèves. Comme l'a si bien écrit l'Américain Astley Paston Cooper Ashhurst, s'inspirant d'Alexander Pope : « Master Dupuytren was dead ; for thirty years, like the Turk, he had borne "no brother near the throne" [4] ». On a dit qu'à l'hôpital, suivi par cinquante étudiants ou visiteurs, il ne parlait qu'aux malades, « ne

1. www.medarus.org.
2. Anne Carol, *Une sanglante audace, les amputations du col de l'utérus, au début du XIXe siècle en France*, Gesnerus 65 (2008) 176-195, p. 191.
3. *The Life and Times of Guillaume Dupuytren*, Bruxelles, Paul Wylock, 2010, p. 62. Un décès sur quatorze opérations, "*One death for every fourteen operations*".
4. Le Maître Dupuytren était mort ; comme le Turc, il n'avait supporté "aucun frère près du trône", Paul Wylock (1777-1835), University of Pennsylvania, *Medical Bulletin*, vol. XX, 1908, p. 246. Allusion aux Sultans de l'Empire ottoman ou à d'autres dictateurs, avec une citation du poète Alexander Pope (1689-1746) écrivant « Should such a man, too fond to rule alone, Bear, like the Turk, no brother near the throne », dans son *Epistle to Dr Arbuhnot*, II. 197-198, 1735.

condescendant à entendre les élèves que pour ce qui concernait leurs seuls devoirs de collaborateurs, donnant des ordres, préférant être craint plutôt qu'être aimé ». Un seigneur, un clinicien remarquable et un opérateur sans pareil : « S'il éprouve, comme tout autre, des douleurs ou émotions du médecin, Dupuytren ne se laisse jamais entraîner dans des sensibleries communes, il consacre plusieurs heures par jour à l'enseignement, prodigue sa science au secours des déshérités et pour ses étudiants [1] ». Il déclare que « le linge blanc est dans le traitement le plus grand élément de succès [2] ».

Voici d'ailleurs une anecdote illustrant bien le personnage : « Dans une circonstance catastrophique, une jeune fille étant morte de l'opération, on le voit pâlir, puis méditer intensément et se trouver aussitôt, avec un à-propos sensationnel et un génie d'observateur, plus maître de lui que jamais, prêt à faire devant l'auditoire encore bouleversé, une admirable leçon sur les causes de cette mort, causes jusqu'à lui inconnues [3] ».

Inflexible, de caractère difficile, à l'hôpital de sept heures du matin jusqu'à onze heures, pour quatre-vingts francs par mois – plus un petit pain –, ayant exécuté et perfectionné nombre d'interventions chirurgicales, il est avant tout professeur et praticien. On lui doit notamment la cicatrisation de l'intestin dans les hernies étranglées. Il avait voulu être riche, vœu exaucé : il amassa une fortune considérable et offrit un million à Charles X exilé. Dans son amphithéâtre – quatre cents places, des gradins, une table d'opérations – il y avait une inscription en lettres énormes, « Sa Majesté Charles X a visité l'Hôtel-Dieu et cet amphithéâtre le 4 novembre 1824 » avec sur les portes « Vivent les Bourbons ». Pour se faire pardonner de sa réussite financière [4], insolente, ont estimé certains, il a par son testament légué à la Faculté de médecine une somme importante – deux cent mille francs [5] – permettant la création d'un musée d'anatomie pathologique, justement nommé en son honneur le musée Dupuytren [6].

1. www.medarus.org.
2. *Id.*
3. *Id.*
4. 7 millions à sa mort.
5. En fait, il avait prévu que ce legs soit employé à l'institution d'une chaire d'anatomie pathologique interne et externe. (Testament olographe en date du 21 octobre 1834, « Je lègue à la Faculté de médecine de Paris une somme de 200 000 francs, affectée à la création d'une chaire d'anatomie pathologique interne et externe »). Dupuytren a donné son accord au partage de son legs entre un musée et la création d'une chaire, sans croire devoir changer les termes de ses premières dispositions.
6. 15, rue de l'École de Médecine, 75006 Paris.

En conclusion : « celui qui porta pendant plus de vingt ans, d'une main si ferme, le sceptre de la chirurgie française [1] », celui que ses élèves devaient appeler « Monsieur le baron », que Jacques Lisfranc appelait « l'assassin du bord de l'eau [2] », était un homme d'exception, « le premier des chirurgiens, le dernier des hommes [3] », dont les succès soulevèrent de terribles jalousies, un grand maître auprès de qui tout jeune, motivé, souhaitait pouvoir apprendre.

Nélaton travaille beaucoup. Dans l'ancien amphithéâtre de la Pitié [4] on le vit souvent « prolonger seul ses dissections jusqu'à la nuit tombée ». La table de dissection, en fonte ou en bois, devait être creuse, son couvercle était percé de trous, et son intérieur était mis en communication avec une cheminée [5].

Il est probable qu'en cette année 1830, le jeune Nélaton [6] a participé activement à l'accueil des nombreux blessés pendant les journées de troubles de juillet : plus de deux cents pour le seul 29, puis en trois jours, près de quatre cents et deux mille au cours de l'émeute dans l'ensemble des hôpitaux [7], dont trois cents ont succombé. Donc, une période extrêmement dure qui, pour reprendre les termes de Prosper Ménière, cité par *La Gazette médicale* (1930, n° 7), n'a pas empêché Dupuytren, à la rentrée de reprendre « son cours, comme si aucun évènement ne s'était produit depuis son dernier cours ».

Enfin, le 14 décembre 1831, parmi cent dix-huit, dont Barth que nous retrouverons plus loin, Nélaton est un des vingt-cinq admis [8]

---

1. A. Martin-Lauzer, *Revue de Thérapeutique médico-chirurgicale*, 1869, p. 644. À comparer avec « La chirurgie ne cessera jamais de vous ranger parmi ceux qui ont été la gloire de la profession », de Astley Cooper.
2. Paul Labarthe, *Nos médecins contemporains*, Paris, Lebigre-Duquesne, 1868, p. 34.
3. Pierre-François Percy (1754-1825), cité par Charles Coury, dans *L'Hôtel-Dieu de Paris*.
4. L'ancienne Pitié, annexe de l'Hôtel-Dieu, avait, depuis 1803, un amphithéâtre de dissection sous la direction de Serres, anatomiste et par ailleurs médecin-chef de cet hôpital.
5. Alexandre-Jean-Baptiste Parent du Châtelet, *Hygiène publique ou Mémoires sur les questions les plus importantes*, volume 2, Paris, Baillière, 1836.
6. L'externe est « chargé d'un grand plateau, nommé l'appareil, doit avoir sous la main tout ce qui est nécessaire au pansement ». (Prosper Ménière, *L'Hôtel-Dieu de Paris en juillet et août 1830*, Paris, Charles Heideloff, 1830, p. 265).
7. *Journal du Docteur Prosper Ménière*, Paris, Plon-Nourrit, 1903. Et : à la Charité, 165 blessés reçus, 50 morts ; à Saint-Louis, 152 blessés, 39 morts ; à la Pitié 108 blessés, 9 morts ; à Beaujon, 89 blessés, 31 morts ; à Saint-Antoine, 77 blessés, 13 morts ; à la Maison de Santé, 51 blessés, 12 morts ; à Necker, 57 blessés, 13 morts etc. (Prosper Ménière, *L'Hôtel-Dieu de Paris en juillet et août 1830*, Paris, Charles Heideloff, Urbain Canel).
8. 6e de la première série. Derrière Barth, Désir, Grisolle, Hache et Maisonneuve, mais il n'a aucun prix (cf. *Procès-verbaux des concours pour la nomination des élèves internes et externes en médecine et en chirurgie, des hôpitaux et hospices civils de Paris pour l'an 1832, distribution des prix pour l'an 1831*, Paris, Huzard, 1832, p. 101-110-111). À noter que dans cette promotion on relève également : Jean Marie Henri Pillore, Jean Hippolyte Pauly.

« interne définitif » (voir illust. p. 341). Lors de leur admission, le docteur Jean-André Rochoux, « un anticontagionniste convaincu [1] », déclare à ces jeunes « Vous rentrez Messieurs dans la véritable voie des fortes études médicales, en attachant à l'anatomie toute l'importance qu'elle mérite [2] ». Avec comme question écrite, à traiter en trois heures, « Décrire la région inguinale en y comprenant le canal crural et le canal inguinal. Exposer le diagnostic des tumeurs de cette région », et à l'oral, le 7 novembre, en dix minutes, « Décrire le cordon testiculaire et les parties qui le forment. Exposer les figures du varicocèle et de l'épiplocèle », Nélaton avait commencé à passer les épreuves en octobre précédent.

1832, LE CHOLÉRA, PREMIÈRES ARMES

Nélaton est alors pendant un an à la Salpêtrière, boulevard de l'Hôpital – appelée à cette époque Hospice de la Vieillesse-Femmes – où l'on recevait les femmes âgées, indigentes ou atteintes d'affections graves, les épileptiques et les aliénées. Bien qu'envahie par les cholériques, l'épidémie n'y a pas trop frappé : deux cent cinquante morts au 20 juillet et, en cumulé, « on ne compta que cinq cent quarante-six malades et trois cent vingt-huit décès [3] ». La maladie était à Londres en février, à Calais le 15 mars, et dix jours après à Paris. Dès le 2 avril, il y a cinquante-quatre morts dans son hôpital, soixante-quatre le lendemain. Les chiffres sont semblables chez Gabriel Andral, à la Pitié, et chez Pierre Rayer, à la Charité.

Arrêtons-nous quelques instants sur cette terrible page. Du 26 au 31 mars, soixante-trois décès sur cent malades se produisent toutes les vingt-quatre heures. Ou encore, d'après les statistiques tenues alors par l'ensemble des hôpitaux : trois cent soixante-quatre morts, un mort pour 2,5 malades, allant jusqu'à un pour 1,1 malades, chez les hommes, entre le 26 mars et le 6 avril !

Pour l'anecdote rappelons qu'au début de la catastrophe qui va ravager la capitale, le 1er avril, Casimir Perier, président du Conseil depuis un an, accompagne le duc d'Orléans à l'Hôtel-Dieu pour visi-

1. Jean Théodoridès, *Dupuytren et la rage*. Anticontagionniste : celui qui soutient qu'une maladie n'est pas contagieuse, lorsque d'autres la regardent comme telle.

2. *Procès-verbaux des concours pour la nomination des élèves internes et externes en médecine et en chirurgie pour l'an 1832 et distribution des prix pour l'an 1831*, Paris, Huzard, 1832, p. 85.

3. *Revue des deux mondes*, t. 89, 1870, p. 324. Et, Maxime Du Camp, *Paris, ses organes, ses fonctions et sa vie dans la seconde moitié du XIXe siècle*, Hachette, 1875, p. 264.

ter des malades. Au moment d'entrer dans la salle, il est saisi d'une sorte de pressentiment.

« - Monseigneur, n'entrons pas ici.

- Monsieur, répond le duc d'Orléans, le vin est tiré, il faut le boire ».

Cette visite de l'héritier du trône, n'hésitant pas à braver les dangers, aurait eu un grand effet sur les populations. Atteint par ce mal le 8 avril, Perier devait mourir le 16 mai, au terme de dures souffrances.

> Et pourtant, les chefs de l'Hôtel-Dieu, en remarquant que la plupart des médecins qui soignaient les malades n'avaient pas attrapé le choléra, ont annoncé que la maladie n'était pas contagieuse ; il n'est pas venu à l'esprit des contemporains de penser que la maladie pourrait être propagée dans d'autres milieux. C'est pourquoi les responsables n'ont pas essayé de mettre en quarantaine les malades et ils n'ont jamais soupçonné qu'un des principaux dangers était l'eau contaminée [1].

Le 3 avril, on recense mille cinquante-deux personnes attaquées par la maladie ; sur ce nombre, trois-cent-quatre-vingt-quinze devaient mourir ! « Au lendemain de l'épidémie qui frappa Paris, Trousseau se plaignait, dans une lettre à Bretonneau : "Savez-vous bien que c'est une effroyable maladie. Nous avons eu de 12 000 à 14 000 morts les 10, 11 et 12 avril ; les journaux ne pouvaient pas dire la vérité, c'eût été affreux. Mais dans nos hôpitaux, c'était désespérant : j'ai eu à l'Hôtel-Dieu un lit dans lequel quatre malades sont successivement morts dans l'espace de sept heures…" [2] ».

Frappés par le « choléra-morbus », les gens disparaissent par centaines. Le 30 avril, la *Gazette médicale de Paris*, journal hebdomadaire consacrant désormais la presque totalité de ses pages à l'épidémie, dénombre au total dix mille deux cent soixante-quinze admissions dans les hôpitaux, et plus de 50 % de décès ! Tandis que les médecins et leurs internes s'affairent au chevet des cholériques, parvient de la rue la sinistre phrase « Mort aux médecins ! Mort aux carabins ! Mort aux assassins ! [3] ». En fait, la plus grande incertitude règne sur la cause et donc sur le traitement de l'épidémie : laudanum, punch additionné de camomille, vésicatoires, charbon, eau froide ou bain à trente-deux degrés selon les services, saignée et sangsues en cas de collapsus… ? Certains médecins « n'ont observé aucun fait qui puisse

---

1. Lauren Wechsler, *Le choléra en 1832 et à notre époque*, biochem118.stanford.edu /Projects/2002 OSP/Wechsler.pdf.
2. Medarus.org, *Portraits de médecins.*
3. *Ibid.*

les autoriser à soupçonner le choléra contagieux ». Contagieux, pas contagieux ? Il y a deux écoles, de vives polémiques. Le peuple ne sait plus à quel saint se vouer ! Pour la seule année 1832, six cent soixante-seize femmes et six cent seize hommes sont admis à la Charité, et à l'hôpital Saint-Antoine – trois cent vingt lits – le taux de mortalité atteint 47 %. Sur mille cinq cents médecins parisiens, il y eut trente morts. Le Roi ne va plus à Saint-Cloud, décommande les réceptions prévues pour le jour de sa fête le 1er mai et sa famille reste dans la capitale.

Et Nélaton ? Dans tout cela ? Alors que la maladie a disparu, en septembre, l'Administration générale des Hôpitaux, Hospices et Secours à domicile de Paris, sous la plume de son vice-président, n'ignorant ni le dévouement dont il a fait preuve par la constance de ses soins auprès des malades de l'Hospice de la Vieillesse-Femmes, ni qu'il en avait encore prodigués à l'hôpital temporaire de la Réserve [1] – créé à l'occasion de l'épidémie –, accuse réception de son « noble désintéressement [...] montré en refusant de recevoir l'indemnité extraordinaire attribuée aux élèves internes appelés à secourir les Pauvres atteints du choléra ». Ce n'est pas tout. Il est même décidé de lui témoigner une bienveillance particulière et de l'assurer que le souvenir [2] de sa conduite sera gardé en portant « à la connaissance du public, par la voie des journaux, la déclaration qu'il a faite avec son noble abandon ».

La Réserve – établissement provisoire de huit cent lits, confié à vingt-deux médecins, parmi lesquels Ménière, Sanson, Rostan, Caillard, etc. encadrant une centaine d'élèves –, était effectivement ouvert depuis le 13 avril. Le 10, huit internes volontaires, dont Nélaton [3], avaient été entendus par le préfet de la Seine, auquel ils avaient écrit :

> Monsieur le Préfet
>
> Chaque jour voit s'étendre les progrès de l'épidémie et diminuer le nombre d'élèves appelés à secourir les pauvres. Des cholériques vont être placés dans des Greniers d'abondance, plusieurs médecins de la Salpêtrière dirigeront cet hôpital. Favorisés que nous sommes par le rapprochement de ces deux établissements, nous serons heureux de

---

1. Dans les bâtiments du Grenier d'Abondance, entrepôt construit en 1807 pour l'approvisionnement des boulangers en céréales dans le quartier de l'Arsenal. Lors de l'épidémie il servit temporairement d'hôpital, boulevard Bourdon, installé par l'architecte Gau.
2. Courrier du 10 septembre 1832, baron de La Bonnardière, Vice-président, Administration générale des Hospices civils de Paris. Archives privées.
3. Étoc Demazy, Beau, Alégre, Nélaton, Bottu, Lemasson, Bergeon.

donner sous la direction de nos maîtres des soins à ces malades. Dès à présent, Monsieur le Préfet, l'administration peut disposer de nous : jeunes encore, nous pouvons réunir un nouveau service à notre service de chaque jour, nos forces ne nous démentiront point [1].

Pour conclure, retenons d'abord que Nélaton en a réchappé et que « le rapport officiel, publié en 1834, fera état de dix-huit mille quatre cent deux décès pour Paris [2]. Pendant toute cette période quatre hôpitaux entiers ont été réservés au traitement des malades : Beaujon [3], Saint-Antoine, Saint-Louis et Cochin [4], cependant que des ambulances, baraques provisoires et postes des secours sont établis dans les rues, tenus jour et nuit par des étudiants en médecine. La maladie touche les couches laborieuses de la population et l'idée d'un complot des riches contre les pauvres prend naissance ; des "empoisonneurs" sont ainsi battus à mort, jetés dans la Seine ou pendus à des lanternes. [5] »

Le 21 février **1833**, il reçoit une note de la préfecture du département de la Seine, signée du préfet lui-même : « Sa Majesté vous a désigné, par ordonnance royale du 6 février 1833, pour recevoir la médaille décernée par la Ville de Paris à l'occasion du choléra [...] pour le dévouement et l'humanité dont vous avez fait preuve pendant la durée de l'épidémie ». En mars, il revient à l'Hôtel-Dieu, dans le service de Pierre-Marie Honoré, celui qui devait être en 1847 un des promoteurs de l'anesthésie, faisant inhaler à une de ses malades des vapeurs d'éther.

Dès ces toutes premières années, l'« ascendant [6] » qu'il devait exercer toute sa vie se manifeste déjà, comme le montre ce témoignage de son confrère Paul Diday, le chirurgien chef de l'Antiquaille de Lyon [7] :

À la salle de garde de l'Hôtel-Dieu, au milieu des futurs grands hommes de tous calibres, qui du soir au matin s'affirmaient bruyamment dans ce rez-de-chaussée légendaire, toujours l'entrée d'Auguste faisait sen-

1. Paul Delaunay, *Le corps médical et le choléra en 1832*, Tours, Imprimerie Tourangèle.
2. 95 000 morts en France.
3. Ancien hospice Beaujon fondé par le financier du même nom (1782/1784) pour des orphelins, temporairement intitulé Hôpital du Roule par la Convention (1795), devenu hôpital sous le Consulat.
4. L'ancien Hospice Saint-Jacques – l'hospice du sud –, créé en 1780.
5. Stéphanie Le Quellec, *Histoire des Urgences à Paris de 1770 à nos jours*, thèse pour le doctorat en médecine, 2000. Le chiffre de 18 402 se retrouve dans l'ouvrage de Maxime Du Camp, *Paris, ses organes, sa fonction et sa vie dans la seconde moitié du XIXe siècle*, Paris, Hachette, 1875.
6. Guyon, *Éloge*, 1876.
7. *Lyon Médical*, octobre 1873, p. 193 et suiv.

sation. À première vue on se sentait attiré par je ne sais quel charme, mélangé d'une sorte de respect, vers ce jeune homme au doux ferme maintien, au regard à la fois si modeste et si assuré. Dès sa deuxième année d'internat, Robert, Lenoir et Michon, faisaient cas de son avis ; Denonvilliers pressentait en lui un rival, les deux Bérard l'admettaient en tiers dans leur laborieuse intimité, Cazaux lui cédait la parole, et, parfois en sa présence, j'ai vu Jean-Paul Tessier lui-même oublier de professer !

Cette déférence que Nélaton obtenait de tous, sans la rechercher, se manifestait en toutes circonstances. Il m'en revient une entre mille. Un jour à onze heures du matin, un homme est apporté à l'Hôtel-Dieu pour une hémorragie grave, suite de la lésion traumatique de la cubitale au tiers supérieur de l'avant-bras. L'interne de garde était présent et c'est lui seul que cela regardait. Néanmoins comme Nélaton se trouvait là, par un mouvement instinctif, tous s'écartent et c'est lui qu'on prie de se charger de l'opération. Ce qu'il fit du reste avec une dextérité remarquable.

Certes, Nélaton travaille beaucoup, pour autant cela ne l'empêche pas de versifier ; en voici une preuve, un sonnet retrouvé dans une revue de l'époque par un certain François Fertiault et repris dans son ouvrage *Drames et cancans du livre* [1] :

Nous montons lentement un sombre boulevard
Froid corridor de boue où se cache le bouge,
Heurtant le réverbère au clignement blafard,
Dont la triste lueur se diffusait en rouge [...]
Ah ! J'oubliais (du diable ô suprême malice !)
Un brancard qui menait une femme à l'hospice
Et dont les porteurs soûls butaient à chaque pas. [2]

1. A. Lemerre, 1900, p. 140.
2. *Chronique Médicale*, 1914, p. 471. Voir la suite dans Annexe *Documents*.

Chapitre II

Premiers pas, le doctorat

Enfants malades, avec Alexis-René Baffos

1834 le retrouve interne à l'Hôpital des Enfants malades [1], dans le service de chirurgie d'Alexis-René Baffos, le chirurgien de Necker [2], « homme d'une très grande expérience », pénétré de cette pensée que ce que l'on acquiert par soi-même est le meilleur des enseignements [3], régulièrement juge au concours d'admission au Bureau central. C'est Baffos qui écrivait à propos du choléra en mai 1832, « Nous parlerons choléra, mais comme d'un ennemi qui ne nous fait guère plus peur, parce qu'il s'en va, que Dieu l'accompagne et l'empêche de nous faire une nouvelle visite [4]». Il lui accorde « une grande confiance » et peu à peu « se repose sur lui des soins de son service [5] ».

Si lors de sa création cet hôpital pouvait être considéré comme un établissement modèle – où régnaient l'ordre, la propreté et la salubrité, et où les enfants avaient classe tous les jours –, il n'en n'est plus de même dans les années 1830 [6] : mauvaise organisation, encombrement, absence d'isolement et contagion y prédominent, avec de l'ordre de trois à quatre mille entrées par an. Cependant, Nélaton est à la hauteur, disant volontiers plus tard que cette année avait été l'une des plus enrichissantes de sa vie [7]. Quittant cet hôpital, alors

1. Cinq cent soixante-huit lits. 3 133 entrées en 1835, 603 morts, durée du séjour moyen 46 jours (FOSS, APHP).
2. Hôpital fondé en 1778 par Madame Necker, épouse du ministre de Louis XVI ; achevé en 1852, il devait être alors consacré à la médecine et à la chirurgie de l'adulte.
3. Béclard, *Éloge de Nélaton*, 1878.
4. Archives APHP, FOSS 706 1.
5. *Éloge* de Guyon à la Société de Chirurgie, 19 janvier 1876 et *Gazette Médicale* 1876, série 4, n° 5.
6. Scarlett Beauvallet-Boutouyrie, *La mise en place des hôpitaux pour enfants malades à Paris (fin XVIIIe siècle-début XIXe siècle)*, dans *Histoire, économie & société*, 2003, volume 22, p. 488.
7. *Idem.*

qu'il s'interroge sur son avenir, Baffos lui aurait dit « Tu n'es qu'un imbécile : fais de la chirurgie [1] ! ». Comment interpréter cette phrase ? Plutôt un compliment ? Il était couramment admis qu'un chirurgien devait savoir un peu de médecine, et qu'un médecin ne devait pas ignorer complètement la chirurgie [2].

Ajoutons que pendant ce stage chez Baffos Nélaton a probablement côtoyé ou au moins entendu parler de Jean Civiale. En effet, celui-ci dont la notoriété augmentait considérablement depuis sa première lithotritie en 1824, souhaitait avoir un service hospitalier « pour pouvoir faire participer les malades et indigents aux bienfaits de la lithotritie [3] ». Bien que n'étant pas issu de la filière universitaire, il est soutenu par Arago et Thénard auprès de Necker, et, en 1829 [4], à son intention, dans cet hôpital, le Conseil d'administration des hôpitaux crée un service temporaire spécial pour les maladies urinaires, gratuit pour les « calculeux indigents » : contre le versement de 39 000 francs, Baffos lui concède d'abord six lits, puis douze [5].

Civiale, « un praticien habile et d'une grande expérience, mais surtout un commerçant plein de zèle pour les affaires [6] », mérite que quelques lignes lui soient consacrées, car, Nélaton et lui devaient s'opposer assez régulièrement au cours de leurs carrières. Ces grands médecins pouvaient éprouver de sérieuses jalousies entre eux. Ainsi, leur confrère, François-Gabriel Guillon, en 1847, enverra cette note à l'Académie de médecine :

> Si je ne me suis pas trompé dans mes calculs, et d'après l'ouvrage même que M. Civiale vient de publier sur la lithotritie, ses 98 guérisons seraient réduites à 50 sur 100. S'il en était ainsi, je le demande, quel cas devrait-on faire des affirmations de M. Civiale ? Je me plais à espérer Messieurs que dans l'intérêt de la science et de la vérité, vous exigerez que M. Civiale vous fasse dresser d'après les notes qu'il a conservées, un tableau nominatif avec les adresses, des 548 malades qu'il a soumis à la lithotritie, afin qu'on puisse vérifier les faits énoncés par lui [7].

---

1. *Ibid.*
2. Raymond Durand-Fardel, *L'internat en médecine et chirurgie*, Paris, G. Steindhel, 1903.
3. J. Civiale, *La lithotritie et la taille, guide pratique pour le traitement de la pierre*, Paris, Rothschild, 1870, p. 3.
4. Année où Civiale opère Antoine Dubois, parent de Baffos.
5. C'est à Necker également que René Laennec inventa le stéthoscope, vulgarisa les règles de l'auscultation, et que Guyon – reçu le premier à l'agrégation – devait créer en 1876 le premier centre mondial d'enseignement de l'urologie.
6. A. Martin-Lauzer, *Revue de thérapeutique médico-chirurgicale*, 1867, p. 447.
7. http://gallica.bnf.fr/ ark:/12148/bpt6k6120090d.r.

Et pourtant, « On ne saurait attribuer à un autre que moi l'introduction de cet instrument dans la pratique[1] » a écrit Civiale qui, d'ailleurs, n'aura de cesse de critiquer Nélaton[2], au sujet du lithoclaste ou brise-pierre !

À propos de cette année 1834, relisons ce que pensait alors sur les hôpitaux et chirurgiens français, le célèbre et richissime Anglais, Astley Cooper, venant de terminer un voyage sur le continent :

> The hospitals are large and well provided, so that the power of seeing practice is very great. Subjects are cheap and easily obtained and the study of anatomy is therefore readily pursued. The surgery in France is that of fifty years ago but is every day improving. There are not good physiologists and therefore, although they have anatomy and practices, they have no principles. The midwifery seems to me to be excellent, and the treatment of the deseases of females good and beyond our own, especially that of Lisfranc. The French are a very early people, and hence it is that they accomplish so much. The surgeons visit their hospitals at seven am in the winter and at six am in the summer and have thus the whole day before them, and those who stay at home in the evening must necessarily accomplish much[3].

C'est décidé, Nélaton sera chirurgien. Le souvenir de Requin, le conseil de Baffos, et l'aura de Dupuytren auraient pu être à l'origine de cette orientation.

Hôtel-Dieu, avec Guillaume Dupuytren, puis Philibert-Joseph Roux

1835[4]. Revenu à l'Hôtel-Dieu, interne, à nouveau auprès du grand maître, dont il est un fervent admirateur, « il avait en quelques sortes grandi à l'ombre et dans le culte de Dupuytren », comme le disait son collègue et ami, Constant Sappey. Malheureusement, ce

1. *La lithotritie et la taille, guide pratique pour le traitement de la pierre*, Paris, Rothschild, 1870, p. 42.
2. *Gazette des Hôpitaux*, 5 janvier 1864.
3. Bransby Blake Cooper, *The life of Sir Astley Cooper*, vol. II, London, John W. Parker, 1868, p. 413. « Les hôpitaux sont spacieux et bien équipés de sorte qu'il est extrêmement facile de pouvoir assister à des démonstrations. Les cadavres sont aisément trouvables, et peu chers, permettant ainsi facilement la poursuite des études d'anatomie. La chirurgie en France date d'il y a cinquante ans, mais elle progresse chaque jour. [...]. L'obstétrique me semble être excellente ainsi que les soins apportés aux femmes, meilleurs que chez nous, en particulier lorsqu'il s'agit de Lisfranc. Les Français se lèvent tôt, ceci expliquant qu'ils en fassent autant. Les chirurgiens visitent leurs hôpitaux à sept heures du matin en hiver et à six heures en été et ont donc ensuite toute la journée devant eux ; ceux qui restent chez eux le soir abattent nécessairement beaucoup de travail. »
4. On dénombre huit mille deux cent soixante-deux étudiants à Paris.

maître devait disparaître le 7 février, après onze jours de grandes souffrances [1]. Il est remplacé par Philibert Roux, chirurgien dont il a été dit qu'il était « verbeux, et diffus » dans ses leçons, mais, qui, à la différence de son prédécesseur, acceptait volontiers de parler de ses erreurs. « On redoutait Dupuytren, on aimait Roux ». En fait, Dupuytren, malade depuis novembre 1833 – apoplexie – n'avait pas voulu interrompre son activité, excepté quelques mois passés à Naples pendant l'hiver.

Au sujet de leur relation, voici une anecdote [2] : un jour, devant avoir besoin, pour l'opération d'une cataracte, d'un instrument que l'Hôtel-Dieu ne possédait pas, Dupuytren envoie Nélaton le demander pour le surlendemain à Lisfranc, qui n'était pas son ami. Celui-ci, « orgueilleux et vindicatif [3] », refuse, déclarant qu'il n'avait rien à prêter à son collègue, qu'il qualifiait « le brigand de l'Hôtel-Dieu », et que lorsqu'on se prétendait si habile, on n'avait pas besoin de recourir à autrui. Effaré par cette entrevue, n'osant pas rapporter ce propos à son maître, l'interne se précipite chez Charrière et lui commande, à ses frais, l'appareil en question ; puis, tout en donnant à l'ouvrier les instructions nécessaires, il introduit une petite modification qui lui semble favorable. Le lendemain, l'instrument est prêt ; le jeune étudiant l'apporte à Dupuytren, et l'opération réussit ; ce dernier demande que l'on en fabrique un semblable pour l'Hôtel-Dieu, alors seulement Nélaton avoua tout [4]. Précisons ici, que Dupuytren, maître de Lisfranc, n'avait jamais soutenu sa candidature à une chaire de pathologie externe, d'où les quatre échecs successifs de celui-ci, 1818, 1820, 1822 et 1834 ! Et, par conséquent une amertume extrême du second vis-à-vis du premier. C'est ainsi que Lisfranc dut exercer longuement, très brillamment cependant, comme professeur libre, devant notamment inaugurer la Pitié, jusqu'alors annexe de l'Hôtel-Dieu, en clinique chirurgicale indépendante en 1836. Usé, fatigué, « de corps et d'esprit », à la fois par l'hôpital et par son immense clientèle – lui-même lithotritié par Civiale [5] –, travaillant de l'aube jusqu'à la nuit, prenant un seul repas par jour, et las du climat professionnel qui l'entoure, il meurt à cinquante-sept ans en mai 1847.

---

1. En septembre 1862, Nélaton achètera un buste de Dupuytren « ciselé et bronze » chez Broquin & Lainé, pour 350 francs.
2. Rapportée dans les journaux après la mort de Nélaton.
3. Anne Carol, *Une sanglante audace, les amputations du col de l'utérus, au début du XIXe siècle en France*, dans *Gesnerus 65* (2008) 176-195, *op. cit.*, p. 19.
4. Étienne Moreau-Nélaton, *Le Mémorial de Famille.*
5. *Revue du Lyonnais,* volume 5, 1852, p. 304.

C'est Lisfranc qui disait : « Quand vient le soir, je suis si las que je me couche, et dors comme un plomb. Qu'irais-je donc faire dans les soirées et dans les bals avec les yeux gros de sommeil ? Les gens du monde qui m'invitent et auxquels je refuse m'appellent amicalement casanier et paresseux ; je voudrais les voir à ma place seulement pendant une quinzaine de jours. Quelles mines ils feraient ! [1] »

Charrière, « fournisseur de la Maison de l'Empereur », que nous avons déjà rencontré, c'était une famille, mais surtout une véritable institution. Le père, Frédéric, né en Suisse en 1803, arrivé en France en 1815, souvent distingué par des prix, des médailles ou par des « encouragements [2] » de l'Académie des sciences, était « le premier artiste de l'Europe », selon le baron Dupin. Son fils, Jules, fournit les écoles de médecine et de chirurgie de France et d'autres pays. En 1851 il sera chargé d'approvisionner la plus grande partie des instruments du tout récent Saint Mary's Hospital à Londres. Charrière, « seuls fournisseurs titulaires de la Faculté de Médecine de Paris », c'était aussi, si l'on peut dire, un catalogue, présentant tous les instruments utilisables par les chirurgiens, classés par type d'intervention, avec pour nombre d'entre eux le nom de celui qui les avait conçus ou perfectionnés. Ainsi, il a été rapporté qu'observateur, Nélaton examinait avec intérêt les outils et les machines de l'industrie, et que plus d'une fois, il lui arriva de faire appliquer à la confection d'un instrument des modifications ou adaptations pouvant être empruntées à ce domaine. Exemples, dans le chapitre « trépan et résections », « grande tricoise à mors excentriques de M. Nélaton, pour couper en un seul temps dans les cavités osseuses » ou encore « Trocart de M. le Professeur Nélaton, pour ovariotomie ».

C'est à cette époque qu'il recueille les premiers éléments sur la tuberculose des os qui sera l'objet de sa thèse. Par ailleurs, un des premiers chirurgiens à les exécuter, dans le cadre des soins pré et post-opératoires, il pratique et observe des transfusions sanguines [3]. « Membre adjoint » depuis 1833 de la Société anatomique [4], fondée par Dupuytren en 1803, il y fait des présentations dont, l'une, en 1835, sur un « déplacement sous-astragalien parfaitement caractérisé » jusqu'alors méconnu.

---

1. *Le Figaro*, 22 avril 1857.
2. Notamment 1 500 francs en août 1837.
3. *Gazette des Hôpitaux*, 18 décembre 1850.
4. Société scientifique médicale (Vice-président, Bérard ; vice-secrétaire, Chassaignac), disparue en 1809 pour renaître en 1826 grâce à Cruveilhier, son président jusqu'en 1873.

« Fondée en 1803 », ceci veut dire très ancienne, antérieure à l'Académie de médecine (20 décembre 1820) et à la Société de chirurgie (1843). Avec quelques internes de sa promotion, comme Barth et Grisolle, Nélaton est aussi membre de la Société médicale d'observation – créée en 1832, par trois étudiants, originaires de Genève et présidée par leur professeur de clinique médicale, Louis – qui publiait les travaux de ses membres avant qu'ils soient diplômés[1].

Les années suivantes le retrouvent travaillant sans relâche ses concours, dans son logement du 2, rue de la Grange-aux-Belles[2], à quelques centaines de mètres de l'hôpital. Il va en effet devoir passer cinq examens – anatomie et physiologie ; pathologie et nosologie ; matière médicale, chimie et pharmacie ; hygiène et médecine légale ; clinique interne ou externe –, suivis par une thèse[3], *Sur la tuberculose osseuse. Affection tuberculeuse des os*. Ayant consacré dix trimestres réguliers à la Faculté, le vendredi 23 décembre 1836, il franchit avec succès ces épreuves : les six professeurs agrégés membres du jury[4], nommés par la Faculté de médecine de Paris, sont « extrêmement satisfaits ».

Quelques semaines après, il reçoit son diplôme de « Docteur en Médecine, pour en jouir avec les droits et prérogatives qui y sont attachés par les lois et règlements, tant dans l'ordre civil que dans l'ordre des fonctions de l'Université », un document signé du 10 mai (voir illust. p. 341), pour le « Ministre Secrétaire d'État au département de l'Instruction Publique, Grand Maître de l'Université[5] », par le conseiller secrétaire du Conseil de l'Instruction publique, Orfila, et délivré par le doyen de la Faculté de médecine de Paris, Gabriel Andral. Et sur sa thèse, « Pour la première fois ce mal redoutable était recherché dans toutes les parties du système osseux et nettement distingué de la scrofule » devait dire Jules Béclard en 1878, dans son *Éloge*, à l'Académie de médecine.

1. Cette Société, qui compta plus d'une centaine de membres, disparut en 1856.
2. Nom d'une ancienne ferme. Déformation de « Grange aux pelles ».
3. Devait être écrite en latin jusqu'en 1830.
4. Sanson aîné, Bérard, Bussy, Beschet, Requin, Nouvel, Monod. AN, AJ/16/6773.
5. Guizot du 6 septembre 1836 au 15 avril 1837.

Chapitre III

1839, agrégé et chirurgien des hôpitaux

N'ayant pas quitté Paris, n'ayant pas pris de vacances, ayant accepté de collaborer à *L'Encyclographie médico-chirurgicale* [1] et n'ayant cessé de travailler à cet objectif, en fin **1838**, au moment où disparaît le grand François Broussais, Nélaton passe le concours de l'agrégation de la Faculté de médecine de Paris [2]. Ils sont dix-huit candidats au début, et onze à la fin... Devant un jury présidé par Roux [3], ce concours comporte plusieurs épreuves : le jeudi 8 novembre, une question écrite, devant être traitée séance tenante, en dix heures, « des grossesses extra-utérines et des secours qu'elles réclament » ; le 5 décembre, après vingt-quatre heures de préparation, il a quarante minutes pour parler de l'érysipèle, et le 3 janvier **1839**, après quarante minutes de préparation, il doit « décrire le pharynx et l'œsophage, et traiter des corps étrangers arrêtés dans ces circuits ». Le 16 janvier, il rend sa thèse écrite – son *Traité des tumeurs de la mamelle* [4] –, en cent cinquante-cinq pages, et la soutient pendant une heure, avec deux « contradicteurs » le 25, avant de terminer le 9 février par une épreuve spéciale sur l'accouchement, « de la version artificielle du fœtus » [5]...

Il est brillant, méthodique et posé à l'oral, clair et précis à l'écrit, des talents qui le serviront toute sa vie ; comme nous pouvons le lire dans *L'Expérience, journal de médecine et de chirurgie* : « On retrouve dans cette thèse toutes les qualités qui ont justement mérité à

---

1. Revue lancée par le docteur A. Lagasquie, 30, place de l'Estrapade. Notons que son nom ne figure plus dans les rédacteurs en 1844
2. Ordonnance du 2 février 1823 et « La Faculté de médecine de Paris [...] sont attachés à ladite Faculté trente-six agrégés, dont un tiers en stage, et deux tiers en exercice, et un nombre indéterminé d'agrégés libres ». (*Code universitaire*, mai 1835, p. 98). Agrégés au nombre de 36, nommés au concours (24 enseignent, 12 suppléent pendant 3 ans). Et il faudra que l'élève apporte un certificat de conduite et de bonnes mœurs, délivré par le maire et confirmé par le préfet.
3. Roux, Marjolin, Velpeau, Sanson, Dubois.
4. Paris, Méquignon-Marvis, Père et fils, 1839.
5. AN, J 16/6320.

M. Nélaton la place qu'il a obtenue dans le dernier concours. Ce jeune chirurgien expose les faits avec une méthode remarquable ; le raisonnement n'est jamais pour lui une arme dangereuse ; le jugement qui en résulte est toujours sage et signale déjà tout ce que l'on peut attendre de son avenir. À ces qualités principales nous en ajouterons une autre que nous estimons infiniment et qui devrait toujours servir de guide : nous voulons parler de la conscience scientifique. »

Pourquoi ce concours? C'est « un mode heureux de candidature pour arriver aux fonctions de professeur », disait Jean-Étienne Esquirol, inspecteur général de l'Université pour les facultés de médecine, lorsqu'il en était le président du jury en novembre 1826 [1].

Le Bureau central

20 février **1839**, après une heure et quart de délibérations des juges, il est nommé agrégé, le premier, avec cinq voix. Sur la même liste figurent, Charles-Pierre Denonvilliers, Pierre-Nicolas Gerdy et Philippe Rigaud. L'agrégé est l'auxiliaire des professeurs. Pour autant sa « course » n'est pas terminée. Le 26 juin, à sa deuxième tentative, car il avait échoué l'année précédente, il est admis comme chirurgien du Bureau central d'admission dans les Hôpitaux et Hospices de Paris, où en principe ils sont six [2]. Le Bureau central, créé par le Conseil des Hospices civils en décembre 1801, auquel on accède par concours depuis 1821 [3], est une structure [4] à la fois administrative et médicale. Installée en mars 1802 pour répartir les malades vers les différents hôpitaux de la capitale, elle est également chargée d'organiser des consultations gratuites : au rez-de-chaussée de l'Hôtel-Dieu, assurées chaque jour de neuf heures à quatre heures de l'après-midi, celles-ci accueillent tous les consultants – malades ou blessés – qui ont ainsi la certitude d'être examinés par un médecin ou un chirurgien. Au terme de la consultation, soit des soins sont prodigués sur place et des potions prescrites pour être dispensées ensuite à do-

---

1. *Archives générales de la médecine*, 1826, vol. 12. L'agrégation de médecine avait été fondée le 2 février 1823.
2. Y sont également : Denonvilliers, Maisonneuve, Chassaignac… (*Almanach royal et national*, 1842).
3. *L'Administration de Paris, 1789-1977*, ouvrage collectif, 1979, p. 84. Actes du colloque tenu au Conseil d'État le 6 mai 1978.
4. Robert Vial, *Histoire des hôpitaux de Paris sous l'occupation*, Paris, L'Harmattan, 1999, p. 53-54 et *Histoire de l'enseignement des hôpitaux de Paris*, L'Harmattan, 1999, p. 130 et Maxime Du Camp, *Les hôpitaux de Paris*, *Revue des Deux Mondes*, t. 88, Paris, 1870.

micile, soit une hospitalisation est décidée et le patient doit alors se rendre dans l'hôpital choisi par le médecin [1], soit enfin des aides financières ou en nature lui sont données dans le cadre des bureaux de bienfaisance.

Le système repose sur des vacations organisées avec des médecins et des chirurgiens, nommés à la suite du concours, néanmoins trop jeunes encore pour devenir chefs de service. Être nommé au Bureau central c'était donc assurer ces consultations gratuites, participer au tour de garde urgences en dehors des heures ouvrables et remplacer des titulaires, lors d'absences professionnelles, de vacances ou de maladies. Ultérieurement, cet organisme gérera les recrutements dans les services ainsi que les avancements des médecins et chirurgiens des hôpitaux de Paris [2].

En effet progressivement le nombre des services, ainsi que leurs effectifs, augmente, notamment avec l'apparition des chefs de clinique en 1823. Par ailleurs [3], les progrès de la médecine nécessitant un accroissement du corps médical, les équipes se multiplient. Une filière sélective sur concours est créée en 1829 : le corps des « médecins et de chirurgiens des hôpitaux » pris exclusivement parmi les membres du « Bureau central », eux-mêmes.

En septembre, Auguste Nélaton se marie avec Marie-Pauline Héluis [4], « une excellente petite femme que j'ai eu le bonheur de rencontrer », « jeune héritière, qui lui apporta une magnifique dot évaluée 70 000 livres de rente [5] ». Sa future belle-famille possède depuis 1812 le domaine du Déluge [6], à Marcoussis, avec : une maison d'habitation, des jardins, un parc, une ferme, des terres labourables,

---

1. Informé par l'administration de la liste quotidienne actualisée des lits vacants.
2. À partir de 1869, compte tenu de l'augmentation de la population parisienne et du nombre de consultants gratuits (363 003 pour l'AP en 1869) et pour éviter de faire traverser tout Paris aux malades, une consultation externe de médecine et une autre de chirurgie ont été ouvertes dans chaque hôpital de l'Assistance publique. Mais le Bureau central persista d'une part pour la prise en charge des urgences, avec un ou deux chirurgiens, de garde à domicile qui pouvaient répondre aux appels des internes des différents hôpitaux et d'autre part pour l'inscription des lauréats des concours hospitaliers et la gestion administrative des carrières.
3. Ordonnance du 2 février. Les chefs de clinique doivent être d'anciens internes, nommés par la Faculté ; ils aident les étudiants pour l'enseignement, deviennent des collaborateurs actifs pour leurs patrons ; cette fonction devenant nécessaire pour concourir au Bureau central.
4. 1818-1898. Son père, Émile Héluis, magistrat en 1814, s'était marié avec Adrienne Césarine Senaire.
5. Paul Labarthe, ouvrage cité.
6. Une ancienne Commanderie des Hospitaliers de Saint-Jean de Jérusalem (1311) après avoir appartenu aux Templiers. Propriété de la famille Senaire en thermidor an 8.

des prés, des bois et surtout une très belle chasse. Quelques semaines après, il est l'un des juges au concours de l'externat, ayant dû à ce titre entendre deux cent dix-sept fois la description du vésicatoire... ! Et, citant les Paré, les Dupuytren, devant les cent soixante-huit étudiants reçus, le 26 décembre, il leur déclare : « Ce n'est pas une méthode, un système qui ont élevé ces grands hommes au-dessus de tous [...] ce qui a fait ces grands médecins, ce qui leur est commun à tous, c'est un profond sentiment pratique ; c'est l'amour des malades [...] je me suis permis de vous adresser quelques conseils, puissent-ils vous être utiles, et puissé-je moi-même, en les suivant, avoir la force de vous donner l'exemple ». Son discours, écouté avec intérêt, suscite de nombreux applaudissements. Ceci ne l'empêche pas, une fois cette mission effectuée, d'aller tirer des alouettes plaine Saint-Denis, où les perdreaux ont disparu...

En mai **1840**, il a une fille, Camille [1] ; la première de six enfants – dont deux devaient disparaître en bas âge –, elle deviendra une artiste peintre, notamment sous l'influence d'Harpignies, et céramiste de grand talent. En dépit de quelques accidents – notamment le tragique décès accidentel d'un des gendres de la famille –, Auguste et Pauline Nélaton connaîtront une vie heureuse, assez calme, dans une aisance financière certaine, fréquentant des artistes, voyant régulièrement quelques amis fidèles, aimant les arts et surtout la chasse. On affectionnait la nature et on peignait, comme l'atteste cette lettre du peintre Auguste Bonheur, en juin 1859, parlant de « Mademoiselle Juliette » pour qu'elle lui « fasse savoir quelle nature d'étude elle désire avoir » et proposant de « lui envoyer chez elle afin qu'elle puisse choisir » ; le maître accueillait amicalement la jeune élève dans son atelier de la rue de l'Ouest, et l'été, installé à Magny-les-Hameaux, dans l'actuel département des Yvelines, il n'était pas loin de ses jeunes disciples du Déluge. Toutefois, le chirurgien travaille beaucoup à la différence de son beau-frère Jean-Émile Héluis, rentier, grand amateur de livres et d'estampes, visitant régulièrement un petit cercle de relations, allant d'exposition en exposition et, à l'opéra ou au théâtre, de première en première. À la fin de l'année, Nélaton a gagné deux mille huit-cent francs.

---

1. 1840-1897. Camille en souvenir de Camille Héluis décédé le 3 février précédent ; elle épouse Adolphe Moreau (1827-1882) ; artiste peintre, élève d'Auguste Bonheur, elle expose plusieurs fois au Salon, dès 1865 ; elle est brûlée vive dans l'incendie du Bazar de la Charité (4 mai 1897).

Hôtel-Dieu, début des leçons

Le 21 décembre **1841**, à la suite d'une « nouvelle indisposition de M. le professeur Roux [...] en sa qualité d'agrégé en exercice, pour suppléer le professeur tant que durera sa maladie », il est affecté à l'Hôtel-Dieu pour y faire des leçons de clinique et il est même invité par le secrétaire de la Faculté de médecine de Paris à s'y rendre « demain mardi sans faute [1] ». Dans cet hôpital, qui gère mille lits, les salles sont spacieuses, la section des hommes est séparée de celle des femmes, on chauffe à l'aide de cheminées et on éclaire avec des lampes à huile ; les lits sont en fer, la garde-robe comprend des chemises, un bonnet de nuit, une robe de chambre et des pantoufles ; la lingerie est changée deux fois par semaine [2]. Il y a deux amphithéâtres, l'un de quatre cents places et l'autre, mieux éclairé, de deux cents, le professeur siégeant au centre. Ici peut se situer cette anecdote, extraite du *Gaulois* daté du 14 septembre 1873 :

> Un jour, dans son service à l'Hôtel-Dieu, il trouva un malade monomane qui se plaignait d'avoir dans le ventre une couleuvre. Nélaton, qui guérissait presque autant par le moral qu'avec son bistouri, juge son homme d'un coup d'œil, l'ausculte et frappant sur l'abdomen du monomane :
>
> - Oui, c'est vrai, je la sens, elle est là ! Mais, continue-t-il, tu es un vieux soldat de l'Empire, tu ne crains pas une opération ?
>
> - Non, non, monsieur Nélaton ; mais, de grâce, enlevez moi mon serpent.
>
> Le lendemain, on étend le malade, les yeux bandés, sur la table d'amputations. Une légère incision est faite au côté gauche de l'abdomen, et, au moment, où le patient pousse un petit cri de douleur, Nélaton, au moyen d'une pince, fait glisser entre les jambes de l'individu une couleuvre qu'on venait d'acheter chez un oiseleur, et la lui montre ensuite d'un air triomphant.
>
> Le malade, se croyant délivré d'un mal qu'il n'avait jamais eu, mais dont il se croyait réellement atteint, poussa un cri de joie, et de ce jour sa monomanie disparut pour toujours.
>
> En racontant cette anecdote Nélaton disait que ce n'était pas là un de ses moindres succès.

---

1. Archives privées.
2. *Les hôpitaux parisiens vus par un médecin roumain en 1841*, par le docteur Vasile Manoliu. (www.biusante.parisdescartes.fr).

Vieillesse-Hommes

L'année suivante, **1842**, alors que la famille habite rue de la Victoire, le lundi 7 novembre, il est nommé chirurgien de l'Hospice de la Vieillesse-Hommes [1], ancienne prison, asile d'aliénés et hospice jusqu'en 1823 – où le docteur Guillotin avait essayé sur « le cadavre » l'instrument dont il fit la promotion – qui devient en 1885 l'Hospice de Bicêtre. Il y remplace Joseph Malgaigne, « un savant », un brillant orateur, né pour être avocat, affecté au tout récent hôpital Lourcine [2], établissement de deux cent vingt-cinq lits, desservi par les Sœurs de la Compassion, spécialement consacré à la guérison des maladies vénériennes pour les femmes ; Malgaigne restera à Lourcine jusqu'en 1845. L'hospice dont Nélaton devient maintenant le chirurgien est ouvert aux vieillards, aux infirmes, avec un asile réservé aux épileptiques, aux idiots et aux aliénés. Cette affectation donne droit à une indemnité annuelle de deux mille francs, mais il « sera tenu d'y demeurer [...] et de justifier chaque mois d'une attestation de résidence pour obtenir le paiement du douzième de l'indemnité ci-dessus [3] » ; les cooptations sont choses courantes à l'époque, les relations avec son prédécesseur, qui a le même âge que lui, à une année près, sont excellentes, comme le montre ce mot :

> Mon cher collègue. Avant que ma succession fût déclarée ouverte, il m'arrivait beaucoup de demandes de places d'externes dans le château dont j'étais commandant. J'ai voulu vous réserver votre choix et n'ai promis à personne. Mais voici cependant un élève qui m'est recommandé par un de mes bons amis. Voulez-vous bien, ô mon successeur, le prendre comme portion de mon héritage ? Je vous en serais bien obligé.
>
> Adieu, usurpateur ; je vous en veux jusqu'au dîner prochain
>
> Tout à vous, Malgaigne

Poursuivons.

Il a été raconté que Nélaton donnait un « nom d'amitié » à chacun de ses instruments de chirurgie : sa sonde s'appelait Louisette, sa scie Lamballe – en l'honneur du docteur Jobert de Lamballe dont la conversation n'était, paraît-il, que médiocrement amusante – et son

---

1. 3 200 lits.
2. Inauguré en janvier 1836, sur le site de l'ancien couvent des Cordelières. À été un hospice pour les orphelins du choléra en 1832. En 1836, destiné aux femmes atteintes de maladies vénériennes (276 lits). Aujourd'hui Paul Broca.
3. Séance du Conseil général de l'Administration des Hôpitaux, Hospices civils et secours à domicile de Paris, du 5 octobre.

bistouri était le président de « section », ou plus simplement « le président » !

En janvier **1843**, avec quelques confrères, difficiles à identifier aujourd'hui – Louis-Auguste Fosse, Antoine-Joseph-Ignace Aloys Kaempfen, Paul-Michel Meurdefroy, Marie-Joseph-Clément Pilliot –, sous la direction du docteur François Édouard Plisson, il fait partie d'une société en participation ayant pour objet la publication, par livraisons mensuelles, d'un ouvrage scientifique périodique intitulé *Journal des Découvertes et des travaux pratiques importants en médecine, chirurgie, Pharmacie, Chimie, Toxicologie, Physique, Histoire Naturelle, Géologie et Astronomie*[1]... il en est même membre du Comité d'administration. Le premier numéro est tiré à deux mille cinq cent exemplaires. Le journal n'a eu que deux années d'existence. Cette parution initiale est encore signalée disponible dans un *Catalogue des Sciences médicales* de 1857 !

En août, le 23, aux côtés d'Auguste Bérard, alors titulaire de la chaire de clinique chirurgicale de la Pitié, de Maisonneuve, Denonvilliers, Malgaigne, Chassaignac, Marjolin, et d'autres[2], « malgré la mauvaise humeur de l'Académie de médecine » – où il y avait une section de « médecine opératoire » –, il est l'un des seize chirurgiens des hôpitaux de Paris fondateurs de la Société de Chirurgie de Paris, avec pour buts « l'étude et les progrès de la chirurgie », pouvoir présenter et discuter des observations cliniques[3], à l'origine de l'Académie Nationale de Chirurgie actuelle (voir illust. p. 342).

C'est l'aboutissement d'un projet conçu un an auparavant, et même déjà envisagé par certains dès 1838. Pour être admis dans cette assemblée, les candidats doivent présenter un mémoire original inédit. Présidée par Bérard – qui en a écrit les statuts et le règlement – sa séance inaugurale a lieu dans une salle de l'Hôtel de Ville mise à leur disposition par Rambuteau, alors préfet de la Seine[4]. Cette société devait prendre le nom de Société impériale de chirurgie en 1865 et de Société nationale de chirurgie en 1875. Les pères de cette initiative avaient regretté que « la fusion des diverses sections de l'Acadé-

1. « Paraissant tous les deux mois, par cahiers de 31 pages, in-4, Paris, l'auteur. Prix de l'abonnement annuel 12 fr, 50 – franco 14 fr. ». Un certain Louis-Auguste Fosse en est administrateur trésorier.
2. G. Monod, Alphonse Robert, Michon, Guersant, Vidal, Huguier, Rigaud, Cullerier.
3. Marcel Guivarc'h, *L'Académie de chirurgie et la Société française de l'Histoire de la médecine*, www.biusante.parisdescartes.fr.
4. C. Chatelain, *Histoire de l'Académie Nationale de Chirurgie*, 2006 (site web de l'Académie de chirurgie).

mie royale de médecine ait enlevé aux chirurgiens la seule réunion spéciale créée depuis la suppression de l'Académie de chirurgie [1] », laquelle, composée de soixante académiciens et d'un certain nombre d'associés, fondée en 1731, confirmée par lettres patentes en 1748, avait été supprimée pendant la Révolution.

Ceci dit, et c'est assez surprenant, aujourd'hui, pas de trace à l'Académie de médecine, aucune lettre ou document quelconque sur cette « scission » ! Avec pour « noble et simple » devise « Vérité dans la science, Moralité dans l'art [2] », la nouvelle société connaît des débuts difficiles, aggravés par la mort de Bérard trois ans après – remplacé par Michon – et les événements de 1848 qui devaient la priver de sa caisse – pillée ! – ainsi que de ses archives naissantes. Peu considérée par l'Université, d'abord hébergée par l'École pratique de la Faculté de médecine, elle se trouve ensuite dans un local de la rue d'Anjou, avec la société philomathique [3], et enfin, plus ou moins ruinée, en 1852, 3, rue de l'Abbaye, dans l'ancien palais abbatial de Saint-Germain-des-Prés, avant de s'installer en 1900 dans un petit hôtel de la rue de Seine dont elle est locataire.

Elle devait être reconnue d'utilité publique le 29 août 1859, changer plusieurs fois de localisation et de nom, pour devenir en 1997 l'Académie Nationale de Chirurgie, située dans l'ancien couvent des Cordeliers. Selon Félix Guyon, « Nélaton fut un de ceux qui, pendant les premières années suivant sa création, suivirent avec une grande assiduité ses séances. Prenant très activement part aux discussions, il y retrouvait l'occasion d'étudier avec ses collègues les questions afférentes à leur pratique chirurgicale ».

Il fait alors paraître – on est en **1844** – le premier volume de ses futurs *Éléments de Pathologie chirurgicale* [4]. Sur les cinq de l'œuvre complète [5], les deux premiers sont entièrement de sa main, tandis que les trois autres ont été terminés par ses élèves, Jean-Alexandre Jamain, en particulier. Il y distingue la *Science chirurgicale* – l'étude de tous les faits observés sur l'évolution des maladies – et *l'art chirurgical* –

1. *Mémoires de la Société de chirurgie de Paris*, tome premier, Paris, Victor Masson, 1849.
2. Aurait été proposé par Malgaigne.
3. Un club d'amis des sciences, fondé en 1788 dédié aux sciences naturelles, mathématiques et physiques qui se réunit en privé tous les vendredis et publie une fois par mois son *Bulletin des Sciences* par la Société philomathique (d'où sont sortis Cuvier, Geoffroy Saint-Hilaire, Blainville, Jussieu, Duméril, ...). Considérée comme l'antichambre de l'Académie des sciences.
4. *Éléments de pathologie chirurgicale*, volume 1, Paris, Germer Baillière, 1868, p. 1.
5. Le tome 1 fait huit cents pages.

l'ensemble de tous les moyens imaginés pour les combattre – « qui consiste surtout et essentiellement dans la pratique des opérations, dans ce qu'on nomme aujourd'hui médecine opératoire. Lorsque la main, seule ou armée d'un instrument intervient dans un but thérapeutique, cette intervention prend le nom d'opération ».

Son objectif est de « donner un guide pour leurs études, et aux médecins un guide qui put leur servir à rappeler leurs souvenirs [...] un résumé de toutes les connaissances qui nous ont paru indispensables pour pratiquer la chirurgie : sans négliger les théories, nous nous sommes surtout occupés des faits ». Pour Jules Péan, cet ouvrage qui se veut complémentaire de celui de Requin – traitant de la pathologie médicale – demeure son œuvre, à la fois par le plan qu'il avait tracé d'avance, un plan fidèlement suivi, et « par la masse considérable des faits, en grande partie empruntés à son expérience professionnelle, par l'ensemble des appréciations et des jugements toujours conformes aux siens et enfin par l'approbation implicite qu'il a donnée à toute leur rédaction [1] ». Il y développe notamment la taille pré-rectale, pour traiter les calculs dans les voies urinaires, un procédé qui à ses yeux présente plus de sécurité que les tailles latérales ou médianes pratiquées jusqu'alors et il y aborde aussi la manière de réussir la lithotritie. Autre sujet sérieusement traité dans cet ouvrage, les luxations qu'il définit ainsi : « un changement permanent dans les rapports naturels des surfaces articulaires des os unis par diarthrose ».

D'ailleurs, Nélaton répète souvent qu'un chirurgien écrit des livres alors qu'il n'a pas encore les connaissances nécessaires, et qu'il n'en n'a plus le temps lorsque l'expérience lui a apporté tous les éléments. Néanmoins, d'après Paul Diday, le chirurgien, dans sa générosité extrême, avait aidé tous les candidats à l'agrégation qui avaient sollicité son avis pour leur thèse ; ne sachant refuser, surchargé de travail, il s'était retrouvé « aux postes de combat [...] Il comptait par son travail acharné, par sa compétence et son altruisme à donner un mémoire quand on lui demandait seulement un conseil. En 1844 tous les candidats à l'agrégation l'appelèrent à leur aide. Il passa la nuit chez l'imprimeur Crapelet pour surveiller la mise en page de dernière heure de leurs thèses... ».

En août de cette année, il a une fille, Adèle Juliette [2].

1. *Gazette des Hôpitaux*, volume 46, n° 2, juillet 1873, p. 1070.
2. 1844-1915. Mariée le 15 février 1866 avec Octave de Bammeville (1835-1866), puis, veuve, en mai 1870 avec Alexis Gustave Revenaz (1835-1896).

SAINT-ANTOINE, 1845.

À la fin du mois de mai, Jobert de Lamballe, passant de Saint-Louis – centre d'études et de soins des maladies de peau – à l'Hôtel-Dieu [1], est remplacé par Malgaigne ; celui-ci quitte son service à Saint-Antoine [2], et Nélaton lui succède le 16 juillet. Là, ses conférences cliniques, avec une parole nette et précise, une voix posée et lente, l'utilisation du tableau noir, permettent d'entrevoir la qualité de son enseignement futur. Desservi par les sœurs de Sainte-Marthe, comme le sont aussi la Pitié et Beaujon, cet établissement, ouvert le 24 janvier 1796, n'avait été réellement aménagé, nous l'avons vu, qu'après l'installation du Conseil général des Hospices, avec la construction de deux ailes, l'une au nord-est et l'autre au nord-ouest, portant à deux-cent-cinquante le nombre de lits disponibles. En 1842, lors de la création d'un second service de chirurgie, ce nombre est porté à trois cent-vingt. Cet hôpital connaîtra une phase importante de développement dans la seconde moitié du XIXe siècle, notamment en 1861 et 1863, années au cours desquelles des aménagements divers et constructions nouvelles devaient permettre une importante augmentation de ses capacités d'accueil.

Et voici un témoignage sur la manière dont il opère, son sang-froid égalant sa dextérité :

> Quand on a fait un diagnostic correct, et que l'on sait où l'on va, disait-il, on ne risque jamais rien. Si vous avez le malheur, en opérant, de couper la carotide d'un homme, répétait-il quelque fois, rappelez-vous qu'il faut environ deux minutes pour que la syncope se produise, et environ autant de minutes pour que la mort ait lieu, ou quatre minutes, c'est quatre fois le temps suffisant pour placer une ligature sur le vaisseau, pourvu que vous ne vous pressiez pas [3].

Ne jamais se presser, tel est le secret de sa célérité ! « Vous allez trop vite mon ami, disait-il un jour à un de ses aides, nous n'avons pas, vous le savez, de temps à perdre [4] ». Cette dextérité opératoire était indispensable pour des interventions rapides réalisées sur des patients le plus souvent non endormis.

---

1. Il y remplace Roux.
2. Il habite alors 38, rue du Faubourg-Poissonnière.
3. *La Liberté* du 24 septembre 1873.
4. Rappelle le mot de Talleyrand « Va doucement, je suis pressé ».

Toutefois, grâce au développement de l'anesthésie [1], Nélaton va bientôt vivre la transformation considérable de la chirurgie à partir des années 1845-1850. Véritable changement, c'est une conséquence indirecte de la découverte du protoxyde d'azote ou oxyde nitreux par Humphry Davy en 1799 en Angleterre, à l'origine du gaz hilarant utilisé dans des spectacles ambulants aux États-Unis. Après avoir assisté à une telle séance, le dentiste américain, Horace Wells utilise ce gaz avec succès dans les années 1842, 1844, et en publie les cas en 1845. Malheureusement une démonstration au Massachussetts General Hospital dans le service du professeur John Collins Warren échoue ; pourtant un autre produit, l'éther [2], avait été utilisé par son compatriote Crawford W. Long en 1842 avec un bon résultat, mais qui ne sera publié qu'en 1849.

Or, après l'échec de Wells, dont il a été témoin, un dentiste non diplômé, William T. G. Morton, contacte le professeur Charles Jackson qui, en 1844, avait montré la perte de conscience entraînée par l'éther. Ce dernier lui dit « Faites respirer de l'éther à vos malades, et vous en ferez ensuite ce que vous voudrez [3] ». Après des tests sur des animaux puis sur lui-même, Morton fabrique un appareil contenant le *letheon* [4] et, le 17 octobre 1846, il réussit une démonstration publique sous l'égide des chirurgiens Warren et Bigelow.

Ces progrès vont rapidement se diffuser. En particulier, en Angleterre, John Snow invente un appareil pour distribuer une quantité d'éther variable, et décrit cinq stades de profondeur anesthésique. En France, où les promoteurs américains viendront présenter devant les Académies leurs travaux, de nombreux médecins, physiologistes ou chimistes font de multiples communications sur l'action d'autres éthers. Le célèbre Magendie, chercheur et expérimentateur, demeure sceptique, accusant ce gaz de pouvoir « provoquer chez les femmes des hallucinations érotiques, susceptibles de tenter l'anesthésiste [5] » ! Pourtant, le 26 décembre 1846, Jobert de Lamballe opère un malade

---

1. Se reporter à Louis Figuier, *Les merveilles de la Science*, Paris, Furne Jouvet et Cie, 1868 et à Marie-Thérèse Cousin, *L'anesthésie réanimation en France : des origines à 1965*, tome 1, Paris, L'Harmattan, 2005.
2. L'éther (ou éther sulfurique) a été synthétisé en 1540 par Valerius Cordus (1515-1544) à partir du vitriol (acide sulfurique) et d '« esprit de vin » (éthanol). Le médecin suisse, Paracelse (1493-1541), signale ses propriétés analgésiques. Son utilisation au bloc opératoire peut être gênée par son caractère très inflammable et volatil.
3. *Comptes rendus hebdomadaires des séances de l'Académie des sciences*, 01-1870, p. 270.
4. Nom anglais que Morton a donné à l'éther parce qu'il ne voulait pas révéler le produit qu'il proposait d'utiliser (mot forgé à partir du nom du fleuve Léthé).
5. Jacques Léonard, *op.cit.*

sous éther avec succès à Saint-Louis, suivi rapidement par Malgaigne dans l'autre service du même hôpital. À tel point que Velpeau, réticent fin décembre, qui avait écrit en 1839 « éviter la douleur est une chimère », fait un rapport positif le 1er février 1847 à l'Académie des sciences, suivi en cela le lendemain, à l'Académie de médecine par Jobert de Lamballe. La propagation est alors très rapide en France et en Europe.

Un nouveau produit va encore accélérer le déploiement de l'anesthésie : le chloroforme [1]. Le 8 mars 1847, le physiologiste français, Pierre Flourens, communique à l'Académie des sciences sur son action anesthésique rapide chez l'animal : une présentation peu remarquée jusqu'à ce qu'en novembre un gynécologue-obstétricien, James Young Simpson, publie une cinquantaine de cas opérés ou accouchés sous chloroforme à la Société médico-chirurgicale d'Édimbourg. John Snow l'administre ensuite avec succès à la reine Victoria lors de la naissance du prince Léopold, en cinquante-trois minutes, le 7 avril 1853 [2].

Cette révolution se développe alors dans tous les services de chirurgie même si la survenue de mort subite, qui reste rare [3], entraîne des controverses, faisant dire à Flourens : « si l'éther sulfurique est un agent merveilleux et terrible, le chloroforme est plus merveilleux et terrible encore ». Les chirurgiens lyonnais comme ceux des États-Unis reviennent à l'éther tandis que les Parisiens, les Anglais et les Allemands restent fidèles au chloroforme. Une commission créée à l'Académie de médecine, présidée par Malgaigne, conclut en février 1849 à l'absence de danger excessif et préconise des recommandations de bon usage. En juin 1853, Alphonse Robert, nommé par la Société de chirurgie rapporteur d'une autre étude sur les accidents de l'anesthésie – « Son rapport fut l'un des plus complets de l'époque [4] » –, admet l'existence de quelques cas de décès non explicables. En 1857, si l'Académie reconnaît ces situations, elle insiste cependant sur le bénéfice global du procédé. En effet, outre l'amélioration du confort due à la diminution des douleurs, la mortalité

1. Un mélange alcool et chlorure de chaux découvert par Soubeiran en 1830.
2. Et la Reine fut « very cheerful and well, expressing herself much gratified with the effect of the drug » (Matthew Dennison, *The Last Princess : The Devoted Life of Queen Victoria's Youngest Daughter*, 2007, p. 2, cité dans *Chirurgeon's Apprentice*, Lindsey Fitzharris).
3. Cependant un peu plus fréquente avec le chloroforme qu'avec l'éther.
4. « Le travail de synthèse et les recherches de Robert marquent en France une étape dans la pratique de l'anesthésie et il est certain que les progrès à venir lui seront dus. » (M. Th. Cousin).

opératoire régresse – passant, par exemple, de 40 % à 25 % pour les amputations de la cuisse en Angleterre – et, en France, le retour à une bonne santé nécessite seulement six à dix jours au lieu de vingt précédemment. Cependant, Nélaton – qui en 1854 avait essayé de faire des anesthésies locales au chloroforme –, évoquant les « agents anesthésiants », donne sa pensée : « ne pas les employer sans une nécessité absolue ; ils doivent être administrés avec la plus grande réserve. Quand l'opération doit être longue, et pour supprimer la douleur pendant toute sa durée, il faut suspendre dès que l'insensibilité est obtenue et revenir si besoin est à plusieurs inhalations successives [1] ».

Mais le chirurgien, au cours de toutes ces années, avec ses responsabilités toujours croissantes, a-t-il trouvé le temps de chasser ? En tout cas, voici une bien sympathique invitation dont nous espérons qu'il a pu l'honorer :

> Au Château de Peny,... septembre 1847
>
> Lundi matin
>
> Nous n'avons pas pu oublier Monsieur que vous nous aviez promis de venir chasser ici lorsque vous en trouveriez le moment. Je viens vous le rappeler, Monsieur, et vous dire que si vous pouviez disposer de quelques instants, vous seriez sûr de trouver mes fils qui seraient très heureux de vous faire trouver du gibier. La chasse est belle dans ce moment, mais il faut le saisir et nous souhaiterions tous que vous puissiez en profiter.
>
> Je serais charmée pour mon compte, Monsieur, de vous voir près de nous et dans de meilleures circonstances que celles qui vous y avaient appelé. Je pourrais vous renouveler moi-même ma reconnaissance des bons soins que vous m'y avez donnés et que je ne puis oublier. Ce serait pour tous un vrai bonheur de vous revoir, Monsieur, et de vous renouveler l'expression...
>
> D. Baronne de Freteau de Peny

1848, Nélaton, vivant de très près les journées des barricades de juin [2], provoquée notamment par la fermeture des Ateliers nationaux, aurait transformé son service en un asile ouvert à tous, quels que soient les partis. Il est très aimé de ses élèves, ainsi que l'atteste cette anecdote racontée par Péan et relatée par Étienne Moreau-Nélaton [3] :

> ... sa femme l'avait rejoint à l'hôpital avec ses filles dont l'aînée, souffrant d'une ophtalmie, requérait la surveillance assidue de son père. Le

1. *Éléments de pathologie chirurgicale*, volume 1, Paris, Germer Baillière, 1868, p. 22.
2. 23 au 26 juin.
3. *op.cit.*

canon tonnait et contraignait les occupants valides de l'hôpital à descendre dans les caves. Mais l'humidité d'une cave semblait contraire à la guérison de son enfant [...] Le séjour à l'hôpital continuait à présenter des dangers, de même que l'évacuation de la petite malade n'était pas à l'abri de risques [...] Les balles sifflaient dans la rue, sitôt que paraissait une forme humaine. Ce fût un élève (Feulard) qui, ayant pris la fillette entre ses bras, franchit le seuil de l'hôpital...

Par ailleurs, ayant été membre d'un jury médical institué pour la classification des victimes en raison de la gravité de leurs blessures, il reçoit des félicitations officielles de la part de la Commission des Récompenses nationales [1] ; enfin, en raison d'un « dévouement courageux montré pendant les journées de juin, en donnant ses soins aux blessés », comme le précise un courrier du cabinet du ministre de l'Intérieur daté du 29 septembre, il est nommé chevalier de la Légion d'honneur (voir illust. p. 343). Le nouveau dignitaire pose cette année-là devant Ange Tissier – élève de Vauchelet, de Scheffer et de Delaroche –, ami de son frère Jules [2]. Cette œuvre va figurer au Salon de 1849 [3] , où l'on pourra remarquer, notamment, quelques paysages de Corot, « la vedette du Salon » pour de nombreux critiques, et de beaux Courbet.

Les 10 et 11 décembre, Louis-Napoléon Bonaparte – revenu à Paris le 28 février, élu définitivement comme député dans cinq départements le 17 septembre [4] – remporte les élections présidentielles.

Nous l'avons vu, le 10 janvier **1849** une loi institue l'Administration générale de l'Assistance publique à Paris. Succédant au Conseil général des Hospices de Paris [5], auquel il était reproché lenteur et manque de clarté. Installée avenue Victoria, elle gère vingt-sept structures hospitalières, douze bureaux de bienfaisance, totalisant de l'ordre de dix-huit mille lits et employant près de trois mille agents.

1. Instituée par arrêté du 5 mai auprès du maire de Paris, en faveur des blessés et combattants des journées de juin 1848.
2. Désiré-François, et Jules dans les usages. Né le 27 janvier 1805. « Il figurera au Salon de 1841 à 1861. Il a traité fréquemment des sujets du XVIe et des XVIIe siècles. On cite aussi de lui des tableaux de l'histoire religieuse » (Bénézit, *Dictionnaire*, Paris, Grund, 1976, p. 681). Il décore avec une Sainte-Trinité le chœur d'une chapelle d'un monastère au Simplon. Il y a un Saint-Étienne de lui dans l'église de Fère-en-Tardenois. Au Salon de 1843, il expose une *Sainte Irène martyre*, « purement dessinée [...] la tête de la sainte a une expression juste et belle. Ce tableau est très bien étudié dans toutes ses parties ». *Journal des beaux-arts et de la littérature*, 25 juin 1843, p. 306.
3. 15 juin aux Tuileries.
4. Francis Choisel, *La Deuxième République et le Second Empire au jour le jour, chronologie*, Paris, CNRS Éditions, 2015.
5. www.aphp.fr. Hôtel-Dieu, Grand Bureau des Pauvres et Hôpital général.

À la fin de l'année, Nélaton passe le concours du professorat [1], avec pour objectif succéder à Blandin – mort en avril précédent – et avoir une chaire de médecine opératoire à la Faculté. Ainsi, il va exposer, en décembre, « les résections articulaires en général », en janvier, « la ponction de la vessie » – « il est très froid, son langage est un peu embarrassé, mais il a l'air sûr de son fait », écrit son beau-frère – et le 7 février, après une autre leçon sur « la résection de l'articulation du coude », il soutient sa thèse sur les « modes opératoires employés au traitement de la cataracte [2] », un sujet qui, pour reprendre ses termes, est « une œuvre d'une immense étendue et qui présente à la fois plus de nouveauté et plus de difficulté qu'on ne serait tenté de le croire à première vue [3] », un domaine où l'on constate qu'indépendamment de la méthode utilisée, les résultats sont presque identiques, et que ce à quoi il faut « s'attacher, c'est de déterminer les cas dans lesquels l'emploi de l'une ou l'autre (des méthodes) paraît offrir des avantages réels » ; autant de questions, en général, tirées au sort dans des enveloppes cachetées et donnant lieu à « argumentation » par d'autres candidats ! Le jury, présidé par Roux, délibère le 21 mars ; malheureusement, Malgaigne, agrégé depuis 1835, dont c'était le quatrième concours, qui n'avait eu que sept voix sur quinze au premier tour, l'emporte sur lui [4], avec huit voix. Pour un observateur, un certain Guillaume Battenberg, si Malgaigne avait été « le plus brillant, hors ligne », Nélaton avait été « plus profond, plus complet, plus mûr [5] »… Notons qu'il y a alors mille trois cents médecins à Paris [6].

---

1. Ordonnance 14 124 du 2 février 1823. « Le professeur d'une chaire vacante sera nommé par concours parmi une liste de trois agrégés adéquatement choisis ». (Alain Ségal, *Une curieuse attestation évoquant la suppression de la Faculté de médecine de Paris le 21 novembre 1822, Histoire des Sciences médicales*, tome XLIII, n° 2, 2009).
2. *Parallèle des divers modes opératoires employés dans le traitement de la cataracte*, Paris, Germer Baillière, 1850. (cf. Jules Eugène Rochard, *Histoire de la Chirurgie Française au XIXe siècle*, Paris, Baillière, 1875, p. 446).
3. Le beau-frère Héluis écrit dans son journal quotidien : « Auguste est très froid et son langage est un peu embarrassé ; mais il a l'air sûr de son fait et de parler en connaissance de cause ».
4. AN, AJ/16/6313. Au second tour, il a 4 voix, Robert en a 3. Avaient été éliminés à l'issue du 1er tour, Lenoir et Jarjavay.
5. Académie de médecine, Ms 831 (1702).
6. Jean Théodoridès.

À Saint-Louis

Toujours en **1850**, alors qu'il a été muté de Saint-Antoine à Saint-Louis, à la suite du décès de Jean-Nicolas Marjolin – « le père Marjolin », comme l'appelaient ses élèves –, tant pleuré par toute la profession, le 25 mars, l'administration générale de l'Assistance publique de Paris lui demande s'il « consentirait » à accepter le titre de chirurgien consultant de la Maison royale de Santé [1], 200, rue du Faubourg Saint-Denis ; il lui est précisé qu'il « ne s'agit pas de consultations régulières, à jour et heure fixes, mais seulement d'assister son confrère de ses excellents conseils dans les cas graves, et toutes les fois qu'il jugera nécessaire d'y recourir [2] ». Il n'est pas seul à assurer ce service : Andral, Rayer, Monod et Denonvilliers, « consultants », comme lui, aux côtés du chirurgien en titre, Demarquay, font partie de la même organisation.

Et voici un de ses souvenirs, raconté en 1870 :

> J'étais chirurgien à l'hôpital Saint-Louis. Une nuit, vers deux heures du matin, l'interne de service frappe à ma porte, me réveille, et un peu effaré, me dit : la jeune malade qui a été délivrée ce matin vient de mourir à la suite d'une abondante perte de sang. J'étais étendu tout habillé sur mon lit, je pus donc me rendre immédiatement auprès de la jeune femme. Elle paraissait morte au premier abord. Je m'approchai d'elle, je pris sa main, j'exprimai le regret de voir une aussi charmante personne mourir presque subitement. Quel dommage ! Me dis-je. Et regardant de plus près, je m'écriai tout d'un coup "Mais elle n'est pas morte". Vous croyez, dit l'interne. "Certainement". Et, en effet, je venais de reconnaître que le cœur battait encore, bien que très faiblement. Quant au pouls, il était insaisissable. Je réfléchis un instant sur ce que j'avais à faire, non sans éprouver une certaine anxiété. Enfin, voyant la chaleur abandonner les extrémités, et la malade marcher cette fois vers une mort certaine, je pris une décision. La pensée d'opérer la transfusion du sang traversa mon esprit. À peine avais-je exprimé tout haut cette pensée que ce fut à qui, parmi les internes qui m'entouraient, m'offrirait de son sang. Je me souviens d'un excellent gros garçon [...] qui me dit je vous en prie, prenez-moi un peu de sang, j'en ai beaucoup, j'en ai trop. Ce brave

1. Connue sous le nom de Maison Dubois, en souvenir d'Antoine Dubois, l'accoucheur du roi de Rome en 1810. Ancienne Maison royale de Santé, ouverte le 1er avril 1816, dans l'ancienne communauté des sœurs grises. Destinée aux personnes malades ou blessées qui ne peuvent se faire traiter chez elles. Les malades y trouvent « à peu de frais des logements commodes et les soins des gens de l'art les plus éclairés ». (*Journal de Paris*, n° 105, 14 avril 1816). Directeur Charles-Étienne-Gabriel Mailfaire, « administrateur de haute distinction, poli, sympathique, fin, gentleman, expérimenté », qui a fait toute sa carrière dans l'administration des hospices.
2. Lettre du 25 mars signée par le directeur de l'Administration générale. Archives privées.

> enfant, c'était Dufour. Son père vit encore ; c'est le docteur Dufour, de Villefranche. Aussitôt je me mis à l'œuvre avec le seul instrument que j'eusse là sous la main ; c'était, en petit, celui que Molière a osé produire sur la scène. Le jeune étudiant fut saigné, et son sang recueilli, maintenu à la température normale qu'il a dans le corps humain, fut défibriné. Alors, j'en pris une certaine quantité dans l'instrument, et ayant ouvert la veine du bras de la jeune femme, j'injectai, à plusieurs reprises, et par petites doses, le sang de mon interne. Bientôt nous constations avec bonheur, on est véritablement heureux, je vous assure, pendant ce moment-là, nous constations, dis-je, que le pouls renaissait comme par enchantement. La chaleur ranimait les membres. Au bout de quelques minutes, la malade ouvrait les yeux et pouvait parler. On la laissa reposer. Le lendemain matin, j'avais hâte de connaître l'état de notre malade. Tout allait à souhait, et les jours suivants le mieux continua. Naturellement, une certaine intimité s'était établie entre la malade et son sauveur. Celui-ci lui disait en plaisantant "Nous ne faisons qu'un, maintenant. Quoique vous fassiez, vous vivez de mon sang. Tenez, il y en a dans cette veine, je le vois, je le reconnais bien, allez". Cela continua ainsi pendant quelque temps. La santé revenait. Chaque jour, à la clinique, on échangeait d'innocentes plaisanteries dans le goût de celles que je vous raconte. Les journaux de l'époque parlèrent beaucoup de ce fait que je communiquai à la Société de chirurgie. Longtemps après, je recevais encore de nombreuses communications de mes collègues de la province. Ils me faisaient part d'essais analogues qu'ils avaient tenté sur des malades et qui avaient pleinement réussi. Naturellement, chaque fois qu'il s'est agi de transfusion, on en a exagéré les bienfaits il est si difficile de rester dans la mesure c'est déjà fort beau ; on veut mieux encore, et le mieux est l'ennemi du bien. De tout temps, il s'est trouvé des vieillards qui ont cru pouvoir puiser une nouvelle jeunesse dans un sang d'emprunt. Mais, chez le vieillard, ce n'est pas seulement le fleuve qu'il faut revivifier, ce sont aussi les canaux du fleuve et le reste [1].

Enfin, « venu faire connaissance avec ses futurs collègues », Nélaton, « qui ne fréquente d'ordinaire ni les couloirs ni les tribunes de l'Académie [2] », y aura également communiqué, en juillet, une note sur les hémorragies artérielles consécutives. Pour lui, « la ligature des deux bouts de l'artère dans la plaie même en pleine suppuration doit être préférée à toute autre manœuvre opératoire [...] toutes ces ligatures ont été suivies d'une prompte guérison [3] ». C'est un point qu'après de nombreuses recherches sur les cadavres, immédiatement après la mort – un grand nombre d'amputés étaient perdus

1. *Le Petit Journal*, 14 décembre 1870.
2. La *Gazette médicale*, n°28, 13 juillet 1850, p. 523.
3. La *Gazette médicale* signale qu'il a notamment fait des essais sur des chiens...

entre le sixième et le quinzième jour – il a défendu avec une grande persévérance.

En août, Louis-Philippe mourait à Claremont en Angleterre. La veille, son médecin, Henri Guéneau de Mussy, un vieil ami de Nélaton, ne lui avait pas dissimulé sa fin très prochaine…

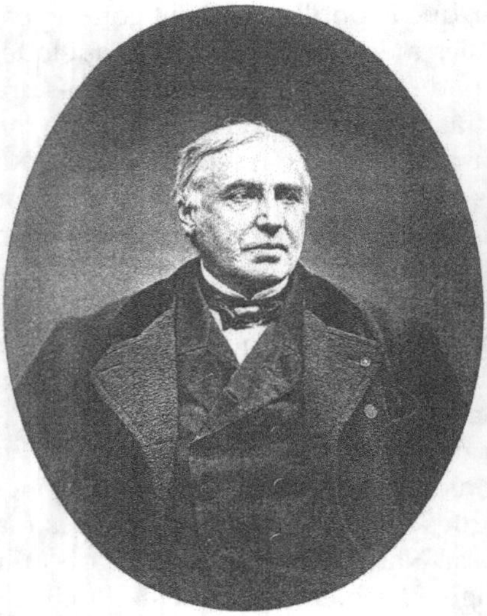

Auguste Nélaton

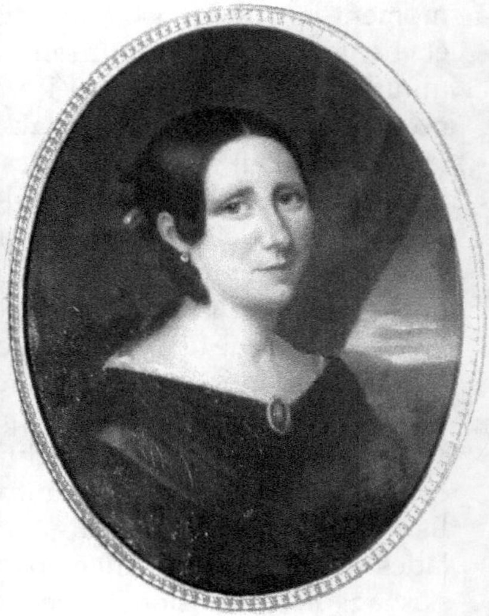

Pauline Nélaton, née Héluis

Chapitre IV

1851, professeur à l'Hôpital des cliniques

Le vendredi 2 mai **1851**, son fils Charles [1], futur chirurgien, vient au monde. Quelques jours après, le 22, à l'issue d'une sévère compétition, dans un concours ouvert depuis le 6 janvier, parmi quinze candidats [2], avec plusieurs épreuves – le 9, une composition écrite, *De l'étranglement au point de vue chirurgical*, le 29 janvier et le 5 mars, un examen clinique en trente minutes de deux malades suivi par une leçon d'une heure, et enfin, le 29 mars, rédigée en quinze jours, sa thèse *De l'influence de la position dans les maladies chirurgicales* [3], soutenue le 23 avril... ! –, au quatrième et dernier tour de scrutin, « ayant obtenu la majorité des suffrages » [4] [5], il est « institué en qualité de Professeur de clinique externe à la Faculté de Médecine de Paris » [6]. Il y remplace Jules Cloquet, permuté à la pathologie, vacante depuis le décès de Marjolin. « Cet homme, on sait que il sait », avait dit un des juges. Un autre aurait murmuré « Oh ! En ce qui le concerne, il peut être élu en toute sécurité, il n'aura jamais beaucoup d'activité privée [7] », pronostic bien hasardeux, comme sa vie allait le montrer.

La *Gazette médicale* évoque cette brillante distinction :

> Un plus spécialement que les autres s'était fait remarquer par tous les mérites d'un chirurgien accompli, instruction solide, jugement droit, association rare de prudence, de hardiesse, et de promptitude dans la décision, habileté dans l'exécution, telles sont les qualités précises qui dési-

1. 1851-1911. Épouse en février 1885 Émilie Mocquard (1854-1933).
2. Douze seulement allèrent jusqu'au bout : Gosselin, Bouisson, Chassaignac, Jarjavay, Robert, Voileemier, Michon, Giraldès, Morel-Lavallée, Richet, Sanson jeune et lui.
3. Paris, Germer Baillière, 1851.
4. Sept voix sur douze. Michon en a cinq. AN, J 16/6315.
5. Les médecins sont indemnisés pour leurs présences aux différentes sessions. Velpeau a assisté à 51 séances. Le concours a coûté 7 036 francs.
6. Décision, signée de Crouseilhes, recteur de l'Académie, datée du 22 mai.
7. Astley Paston Cooper Ashurst, *op. cit.*

gnèrent M. Nélaton aux suffrages de ses juges et ses juges l'ont compris. M. Nélaton est professeur de chirurgie médicale.

Et pour le *Journal des Connaissances médico-chirurgicales*[1], Nélaton a toutes les qualités, « savoir, une sagacité et un bonheur de diagnostic, qui est comme un don naturel, et qui était le génie familier de Dupuytren. C'est ce mérite particulier [...] qui a valu à M. Nélaton les honneurs du triomphe, et qui lui conciliera sans doute les suffrages des élèves auxquels il en livrera les secrets ». C'était le dernier concours ouvert à la Faculté de Paris pour une chaire de chirurgie. En effet, comme nous l'avons vu plus haut, un décret du 9 mars 1852 devait en prononcer la suppression...

Nélaton, à ce stade, après toutes ces épreuves passées depuis 1831, externat, internat, doctorat, Bureau central, agrégation et maintenant professeur, est arrivé ainsi en vingt ans au sommet de la hiérarchie dans sa profession. C'est une position prestigieuse. Il a quarante-quatre ans. Certains de ses confrères, comme Malgaigne, Dolbeau ou Denonvilliers avaient atteint ce niveau, sensiblement plus jeunes, en l'occurrence, respectivement à vingt-neuf ans, trente-sept ans et trente-huit ans, d'autres beaucoup plus âgés comme Jobert de Lamballe, à cinquante-cinq ans.

Ayant été remplacé à Saint-Louis par le professeur Denonvilliers – venant de l'hôpital de Bon-Secours –, nommé le 30 avril, il prend possession le 26 juillet de la chaire de pathologie externe du vétuste hôpital des cliniques[2], rue de l'Observance[3] – aujourd'hui rue Antoine-Dubois –, près du Collège de chirurgie. Rappelons que ce mot « Clinique », du grec κλινική, qui provient de κλίνη, le lit, signifie « qui concerne les malades au lit » ; en d'autres termes, comme déjà mentionné, cette médecine a pour siège le chevet du malade, centre de l'observation, de l'enseignement et de la pratique médicale.

Robert-Fleury, appelé à faire son portrait dans ces nouvelles fonctions, lui demande de porter la robe rouge ornée d'hermine – en principe, « robe de soie cramoisie en satin avec des devants en soie noire, cravate de batiste tombante, toque en soie cramoisie avec un galon d'or[4] » – qui en est l'emblème. Pendant deux ans il a Péan comme

1. *Journal des connaissances médico-chirurgicales*, n° 7, 1er avril 1851, p. 277.

2. 152 lits. Desservi par des surveillantes laïques. un directeur comptable, un chirurgien accoucheur, une sage-femme en chef et un aumônier.

3. Du nom d'une réforme introduite chez les Cordeliers en 1502 qui servit à les distinguer des autres religieux du même ordre. Les Cordeliers étaient appelés ainsi en raison de leur ceinture qui était un cordon noué.

4. *Code universitaire*, mai 1835, article 302, p. 82.

interne et il l'autorise à dispenser des leçons : cinq heures de cours payées par jour, pour une quarantaine d'élèves [1]. À ce sujet, relisons *La Chronique médicale* :

> Un jour, Péan entend son maître, Nélaton, dire après le décès d'un opéré, si c'eut été en ville et dans un milieu riche, nous l'aurions probablement sauvé. Sans hésiter, avec les ressources que lui procuraient ces leçons qu'il donnait, il se trouve assez fortuné pour acheter tous les jours pour ses malades des aliments de choix et des vins généreux, donnant ainsi cet exemple que lorsqu'il s'agit de disputer à la mort une créature humaine, il ne doit pas y avoir de différence, jusque dans un lit d'hôpital, entre un pauvre et un riche [2].

Dans son hôpital, pour Rochard [3] :

> La foule des étudiants, rebutés par les excentricités de Jobert de Lamballe, commençait à déserter l'Hôtel-Dieu ; la vieille réputation de Velpeau ne l'attirait plus à la Charité ; elle se portait à l'Hôpital des cliniques pour y assister aux leçons substantielles, savantes et pratiques du professeur qui la charmait par sa douceur, son affabilité pleine de dignité et de réserve, qui les retenait par ses grandes qualités de praticien. L'attention soutenue, la convenance parfaite avec laquelle Nélaton observait ses malades, la sûreté de son coup d'œil et de son diagnostic nous captivaient au même degré que la remarquable habileté de sa main ; il nous apparaît encore à travers ses souvenirs comme le type le plus complet du professeur de clinique chirurgicale.

Et, pour Félix Guyon, dans son *Éloge* à la Société de chirurgie en janvier 1876 :

> Il déployait un art véritablement remarquable pour préparer son auditoire à l'intelligence des faits qu'il allait exposer et commenter devant lui. Procédant du simple au composé, il ne craignait pas le terre à terre avant de s'élever à la discussion des parties ardues du problème [...] Il exposait aux élèves ses plans opératoires, les aidait à les comprendre en dessinant sur le tableau [...] souvent il se rendait à l'amphithéâtre voisin pour étudier sur le cadavre le terrain opératoire, bien préciser l'opération, et déterminer le rôle de chacun [...] Nélaton y apporte le jugement sûr que lui avaient donné une longue habitude de l'observation, n'ayant perdu aucune des aimables et sérieuses qualités de l'interne.

Propos d'ailleurs confirmé par le docteur Armand Després dans la *Revue scientifique de l'Académie des sciences* [4] :

1. Robert Didier, *Péan*, Paris, Maloine, 1948.
2. *La chronique médicale*, 1910, n° 17, p. 5.
3. Jules Eugène Rochard, *Histoire de la Chirurgie française au XIXe siècle*, *op. cit.*, p. 443-446.
4. Numéro du 27 septembre 1873.

> Il a eu le grand mérite que jouissant d'un grand bon sens et d'un esprit réfléchi, il a pu amener, corriger, compléter des conceptions chirurgicales antérieures. Peu soucieux des théories, il ne se laissait guère séduire que par des essais, et lorsqu'il avait essayé, il saisissait vite le point défectueux d'une opération, et la rendait tout de suite applicable par une modification dont tout le monde disait que cela était bien facile, et cependant, on était forcé de convenir qu'il avait fallu la trouver. [...] ceux qui ont été ses élèves ont appris de lui deux choses : l'art précieux du diagnostic, il y excellait, et l'indication thérapeutique. [...] Jamais il n'opérait ses malades à ses heures, il laissait toujours le temps de la réflexion à son esprit. S'il avait quelques doutes il répétait sur le cadavre les opérations qu'il devait pratiquer, et souvent il apportait alors une modification à son plan primitif, modifications toujours heureuses [...] Nélaton devait captiver la clientèle chirurgicale européenne, il s'y est usé, mais il en a recueilli la gloire.

Il va dès lors frapper les esprits par la rigueur de sa méthode et par l'attention apportée à la formation de ses élèves. Calme, affable, et réfléchi, il les forme à son image, c'est-à-dire : ne rien laisser au hasard, « aller lentement quand on ne peut pas se permettre de perdre du temps » ! Il n'est pas rare que, l'après-midi, il revienne à l'hôpital, pour examiner à nouveau le patient sujet de sa conférence du lendemain [1]. Pour autant il ne néglige pas sa clientèle, il lui consacre même beaucoup de temps, et elle se développe considérablement.

Notons au passage, à la même époque, la loi du 7 août 1851 (article 1er), dite « d'assistance publique » ; elle stipule que « lorsqu'un individu privé de ressources tombe malade dans une commune, aucune condition de domicile ne peut être exigée pour son admission à l'hôpital existant dans la commune » et différencie définitivement l'hôpital – devenant un établissement public, avec un conseil d'administration présidé par le maire –, chargé de soigner les malades, de l'hospice devant recueillir les vieillards et les infirmes.

En novembre, son patient et ami, l'ancien ministre, Jules Dufaure, l'informe que sa femme « a eu le bon esprit d'imiter Madame Nélaton et qu'elle lui a donné cette nuit avec aussi peu de fatigue que possible un petit garçon... »

Cette année, il aura publié des *Leçons sur l'hématocèle rétro utérine* [2] : le diagnostic de l'hématocèle rétro utérine, une tumeur sanguine du bassin, dont il est le premier à donner et le nom et une des-

1. Félix Guyon, *op. cit.*
2. *Gazette des hôpitaux*, 11, 13 et 16 décembre 1851 (recueillies par les internes Bauchet et Gaillet).

cription exacte ; exemple, il en précise le siège, le mode de production, les signes distinctifs, leur développement, autant d'éléments, permettant au chirurgien, dans la plupart des cas, de s'abstenir de toute intervention. À propos de tumeurs, on peut lire dans *Le Boulevard* du caricaturiste Étienne Carjat[1] du 25 janvier 1863, cité par Étienne Moreau-Nélaton dans son *Mémorial de Famille* :

> Une tumeur est cachée dans la triple profondeur de l'organisme ; elle est là, muette, et entourée de tous les mystères qui peuvent mettre en défaut le tact et l'expérience médicale. M. Nélaton porte la main dessus, la palpe, l'interroge ; ses doigts semblent déchiffrer un hiéroglyphe dont lui seul tient la clef. Lorsque l'examen est terminé, le mal est connu, et l'opération ou la guérison viennent attester une fois de plus l'habileté du chirurgien [...] Il réunit deux qualités [...] une main adroite qui exécute avec élégance, sûreté et rapidité les opérations qui ont été conçues par une intelligence supérieure.

Il a aussi décrit *Le mal perforant plantaire*[2] inconnu jusque-là : le pied s'use, se perfore du dehors au dedans, jusqu'aux os, dans tous les points par lesquels il touche le sol. Enfin, tout à fait remarquable, parmi ses anciens élèves, il y a un Américain, Walter F. Atlee, qui, lors de son retour aux États-Unis en 1855, fait éditer les notes prises pendant ses conférences de 1850 à 1854. Ce travail, *Nelaton's clinical lectures on Surgery*, commençait par cette phrase « Le grand nombre d'étudiants de toutes les parties du monde qui s'empresse dans les salles de M. Nélaton, à l'hôpital des cliniques de la Faculté de Médecine de Paris, atteste la valeur de son enseignement[3] ».

À la fin de l'année **1852**, les hôpitaux sont à l'honneur. Après le plébiscite des 21 et 22 novembre[4], le jeudi 2 décembre, à peine l'Empire est-il proclamé qu'un des tout premiers actes de Napoléon III, le lendemain, est une visite « pour ceux qui souffrent » à l'Hôtel-Dieu et au Val-de-Grâce ; il y fait des dons importants, sur sa cassette particulière, vingt mille francs à l'un et dix mille à l'autre pour améliorer le sort des malades[5].

1. Parut de décembre 1861 à 1863.
2. *Gazette des hôpitaux* du 10 janvier 1852 et *La Presse* du 22 janvier 1852. Voir *Éléments de Pathologie médicale*, volume 5, p. 975.
3. « The great number of students, from all parts of the world who crowds the wards of M. Nélaton. »
4. 76,68 % de oui, pour « Le peuple veut le rétablissement de la dignité Impériale dans la personne de Louis-Napoléon Bonaparte, avec hérédité dans sa descendance directe, légitime ou adoptive, et lui donne le droit de régler l'ordre de succession au trône dans la famille Bonaparte, ainsi qu'il est prévu par le Sénatus-consulte du 7 novembre 1852. »
5. « Je veux que ma première visite, comme Empereur, soit pour ceux qui souffrent ».

Très vite, le nouvel Empereur instaure sa Maison médicale, organisée par Achille Fould, avec : un premier médecin, le vieil ami, le fidèle Henri Conneau, compagnon de toujours, dix médecins et chirurgiens ordinaires, parmi lesquels Hippolyte Larrey, le fils de Dominique, chirurgien en chef de la Grande Armée, et Jobert de Lamballe [1], onze médecins et chirurgiens consultants [2], enfin, dix médecins et chirurgiens par quartier [3]. « Les médecins et chirurgiens ordinaires se tenaient à la disposition de l'Empereur, alors que les consultants pouvaient être appelés en consultation, et que les médecins et chirurgiens par quartier devaient assurer un service de permanence aux Tuileries et un service de visite en ville pour toutes les personnes attachées à la Maison impériale. [4] »

Le 30, le grand jurisconsulte, nommé depuis peu président de la Cour de cassation, Théodore Troplong, que nous reverrons plus loin, devient président du Sénat. À cette époque devrait pouvoir se situer l'histoire suivante, extraite du *Boulevard*, déjà cité, rapportée par Étienne Moreau-Nélaton : une fois, pratiquant à l'hôpital une intervention portant sur la mâchoire d'un malade non endormi, celui-ci par un mouvement involontaire, serra entre ses dents le pouce gauche du chirurgien qui continua impassiblement son opération pour dire seulement, lorsqu'elle fût terminée : « C'est fini mon ami. Si maintenant vous voulez bien lâcher mon doigt cela me fera plaisir ». Puis, regardant les empreintes que les molaires avaient laissées sur son pouce : « Ce diable d'homme a de bonnes dents ; ce serait dommage de lui enlever la mâchoire ». Ajoutons pour conclure qu'à la fin de cette année il fait connaître son opinion sur la cautérisation électrique dans le traitement des tumeurs érectiles qu'il avait opérées avec succès : « quatre cas connus ont été opérés par ce moyen sans accident » (*Gazette des Hôpitaux*).

En **1853**, Nélaton soigne son confrère Léopold-Joseph Renauldin, membre de la section d'hygiène de l'Académie de médecine et numismate distingué, qui devait lui écrire :

---

1. Ainsi que : Corvisart, Andral, Rayer, Darralde, Fauvel, Arnal, Paul Dubois.
2. Lévy, Bouillaud, Bérard, J. Cloquet, Velpeau, Vernois, Mélier, Alquié, Lhéritier, Tardieu, Huguier.
3. C'est-à-dire qu'ils n'exercent leur charge – un service de permanence aux Tuileries et un service de visite en ville pour toutes les personnes attachées à la Maison impériale – que trois ou six mois par an. Nommés par deux, ils assuraient cette fonction pendant un mois, logés aux Tuileries.
4. Jean Théodoridès, *Un grand médecin et biologiste, Casimir Davaine, 1812-1882*, Oxford, Pergamon Press, volume 4, p. 34.

> Je ne sais comment vous témoigner ma reconnaissance pour le bienfait que je vous dois [...] Tous les malheurs m'ont donc accablé en même temps à la fois ; mais mon courage n'en n'est point ébranlé ; j'ai tout supporté avec philosophie, et, malgré tant de tribulations ma santé se fortifie de jour en jour. Toutes les personnes que je connais me regardent comme un ressuscité et je ne manque pas de leur nommer celui à qui je dois ma résurrection. Adieu mon sauveur... [1]

Parmi ses clients, depuis quand, nous l'ignorons, il y a aussi Julie Zénaïde Bonaparte – femme de son cousin, Charles de Canino, fils de Lucien, et fille unique de Joseph Bonaparte et de Julie Clary – qui lui avait offert en août, trois chapelets bénis par le Pape : « celui en cornaline est pour Madame Nélaton », quant aux deux autres « Monsieur Charles aura l'obligeance de les offrir à ses deux grandes sœurs ». Elle ajoute dans son mot d'envoi « Pardonnez-moi de vous offrir ce petit souvenir, et ne l'attribuez qu'à la profonde et amicale sympathie que je ressens pour tout ce qui vous touche de près. ». Cette princesse devait mourir, entourée de ses enfants, après onze jours de maladie – une angine gangreneuse –, le 8 août 1854, à Naples où, en principe, elle était allée « se refaire une santé ». On relève en fin d'année, cette annonce : avec quelques confrères, Récamier et Rostan, leur publication à partir d'octobre et pour six francs, d'un journal *La santé universelle*, un guide médical des familles, paraissant le 10 de chaque mois, par cahiers de 32 pages.

Le professeur Roux, que nous avons déjà souvent croisé, disparaît le 19 mars **1854**. Après une messe à Saint-Germain-des-Prés, un énorme cortège se rend au cimetière Montparnasse où plusieurs discours sont prononcés puis, triste année, c'est aussi son vieil ami Requin, très fatigué depuis un certain temps, qui meurt le 31 décembre, des suites d'une sévère fièvre typhoïde. Âgé de cinquante-quatre ans, il était alors président de la Société médicale des Hôpitaux de Paris [2].

Un an plus tard – **1855** –, à Paris, après le voyage de l'Empereur et de l'Impératrice, du 6 au 21 avril, en Angleterre –, sur les Champs-Élysées, c'est l'Exposition universelle. Par une belle et très courte cérémonie, inaugurée le mardi 15 mai – journée grise, pluvieuse et glaciale –, elle fait suite à celle qui avait été organisée à Londres au Crystal Palace quatre ans auparavant. Tenu au Palais de l'Industrie, édifié

---

1. Archives privées.
2. Président pour l'année 1853-1854. SMHP, fondée en 1849 par les médecins des hôpitaux de Paris. L'Association, déjà existante, des médecins du Bureau central en est le noyau. Requin en était membre du Bureau dès la fondation, alors qu'Andral en était le président.

à cet effet, cet ambitieux projet est destiné à démontrer la grandeur et l'excellence de la France [1]. Ayant accueilli plus de vingt-cinq mille exposants, dont douze mille étrangers, cinq millions de visiteurs, provenant de vingt-cinq nations – dont la reine Victoria et le prince Albert, ayant passé, invités par l'Empereur, un merveilleux séjour du 18 au 27 août, dans l'esprit de l'Entente Cordiale [2] –, elle s'achève le 15 novembre. À cette occasion le chirurgien fait partie d'un jury [3] qui lui a permis de conforter des liens d'estime avec quelques autres sommités de sa profession, notamment Rayer. Relevons que cette responsabilité ne l'a pas empêché d'effectuer en septembre un voyage de cinq jours en Angleterre [4].

Très actif dans un pays en pleine expansion, il confie à son beau-frère qu'il met de côté plus de cent mille francs par an. Ce sont en effet des années glorieuses où Paris connait la fusion des compagnies de production de gaz et celle des entreprises de transport urbains [5], où la France voit apparaître la révolution du crédit, avec le Crédit Foncier, le Crédit Mobilier..., des établissements constitués grâce à l'initiative privée. Une révolution qui se poursuivra quelques années plus tard par la création de grandes banques de dépôt – Crédit Industriel et Commercial, en 1859, Crédit Lyonnais, en 1863, Banque des Pays-Bas, et Société Générale en 1864, Banque de Paris en 1869 – et par l'arrivée des compagnies ferroviaires. Notons incidemment qu'en mars, on parle de son frère : « Un artiste fort distingué, M. Jules Nélaton, à qui l'église du Simplon doit déjà de belles peintures à fresque, a récemment doté la maison du portrait de Napoléon son fondateur. L'idée est heureuse, car l'institution est secourable [6] ».

Étudiant l'exophtalmie pulsatile (protrusion du globe oculaire est un déplacement anormal du globe oculaire), le chirurgien prouve

---

1. 95 000 mètres carrés.
2. L'origine de l'Entente cordiale se situe après la visite de la reine Victoria à Louis-Philippe en septembre 1843 au château d'Eu, donnant naissance à l'expression « a cordial good understanding ».
3. XIIe classe. Hygiène, pharmacie, médecine et chirurgie. Président, docteur John F. Royle, Royaume-Uni, professeur au Collège du Roi, membre du jury de l'Exposition de Londres (1851). Vice-président, Rayer. Onze membres en tout, dont six Français : Rayer, Nélaton, Mélier, Bussy, Bouley, Tardieu, Demarquay. Parmi les médailles, Charrière, avec notamment, de conception Nélaton, un appareil pour la réduction des luxations de la mâchoire inférieure et un instrument pour le traitement des maladies des yeux.
4. Remplacé par Paul Broca lors de ses absences.
5. Le monopole des transports de surface – dix-sept compagnies en 1836 – dans Paris *intra-muros* est donc confié à la Compagnie Générale des Omnibus (CGO) pour une durée de trente ans, du 1er juin 1854 au 31 mai 1884. Cette dernière développera un service comprenant 25 lignes, 503 omnibus et 6 700 chevaux (Klervi Le Collen, *Napoléon III*, n° 30, p. 41).
6. *Journal des débats* du 1er mars 1855.

qu'elle peut être due à la rupture intra caverneuse de la carotide; effectivement, à l'instar de tous ses contemporains, il est aussi ophtalmologiste, ainsi que l'atteste son *Parallèle sur les modes opératoires de la cataracte.* Ophtalmologiste, comme le montre également cette histoire contée par Félix Guyon, dans son *Éloge* :

> Un jeune étudiant demande à Nélaton son avis pour une lésion traumatique à l'œil droit; or deux mois auparavant, il avait reçu dans l'œil gauche un violent coup de parapluie. Si celui-ci avait rapidement guéri, l'œil droit ne faisait pas bonne impression au chirurgien. Réfléchissant au mécanisme de la lésion, il imagine que l'embout du parapluie a traversé l'orbite jusqu'à aller léser la carotide interne... et, avec un maillet et un morceau de bois, il fait un essai sur le cadavre pour obtenir la preuve qu'il recherchait...

Et, voici un dernier portrait du professeur dans l'exercice de ses fonctions, sous la plume de Paul Labarthe, dans *Nos Médecins contemporains* [1] :

> Il était un clinicien remarquable. Nul mieux que lui n'excelle à examiner un malade; un coup d'œil lui suffit pour le détailler complètement et pour porter un diagnostic qui est toujours justifié. En tant qu'opérateur, il possède, comme M. Velpeau, une grande habileté; mais il a plus de rapidité et d'élégance que son illustre maître. D'une ingéniosité incroyable, tout ce qui est à sa portée, un morceau de fil, une épingle, un bouchon deviennent entre ses mains habiles autant d'appareils nouveaux et improvisés, qu'il sait utiliser sans avoir recours à tout un arsenal d'instruments toujours efficaces, souvent inutiles. Ennemi de toute méthode et de tout système opératoire préconçu, il varie suivant les cas ses procédés, qui sont toujours d'une étonnante simplicité. Après celles de Velpeau, les cliniques de Nélaton étaient les plus suivies de l'École; la netteté, le choix du mot, le bonheur de l'expression, telles sont les qualités que l'on remarquait dans les leçons toujours faites d'une façon si élémentaire, que l'élève le plus étranger aux études médicales en retenait toujours quelque chose [...] Aimé de ses élèves en général, et souvent appelé en consultation par ses confrères, jamais il ne se départit des règles de la plus exquise urbanité; jamais il ne fit sentir la supériorité du maître, encore moins l'autorité du chef. C'est ainsi que l'an dernier – excusant toujours les fautes et les erreurs – il parvint à sauver la réputation d'un confrère qui soignait son malade comme ayant un abcès de la prostate, tandis que celui-ci était atteint d'une pneumonie [...] Sa vie est très active : réveillé tous les matins à six heures, il prend une tasse de café, sort pour ne rentrer le soir qu'à huit heures; il dîne alors de fort

1. Paris, Lebigre-Duquesne, 1868.

bon appétit, se couche après et s'endort à la lecture du *Constitutionnel* que lui fait sa femme ou son fils [1].

En fait, Velpeau, cité ici, – l'homme qui aimait les calembours, soutenu et recommandé par Bretonneau toute sa vie – avait plus d'éloquence que Nélaton et préférait sans doute la forme au fond, alors que lui, s'il était moins conférencier, était plus « homme du monde » que son assez brusque et plus simple confrère.

Enfin, pour parachever ce tableau, voici sa notation, alors que depuis quatre ans il professe le cours de clinique chirurgicale de la faculté :

> … Le cours est suivi par les élèves avec un empressement toujours croissant. C'est un succès légitime qui s'explique par la netteté et les précisions du professeur ; la méthode et la clarté avec lesquelles il les expose, l'intérêt qu'il sait donner au simple exposé des faits pratiques, la sagacité dont il fait preuve dans la discussion des questions problématiques, la finesse et en même temps la justesse de ses appréciations, la sagesse de ses résolutions et l'habileté qu'il déploie dans l'exécution des opérations.
>
> Grâce à ces qualités, grâce aussi à l'aménité de son caractère, à une réputation de probité scientifique et professionnelle solidement établie, Monsieur Nélaton s'est concilié les sympathies, l'estime et l'affection de ses collègues, s'est créé les relations les plus élevées et a acquis dans le monde médical une des premières positions en attendant qu'il en ait la première ce qui peut-être ne tardera pas [2].

---

1. Paul Labarthe, *Nos Médecins contemporains*, ouvrage cité, p. 28.
2. AN, F/17/21392.

Chapitre V

Au sommet de la hiérarchie

Les honneurs dont il jouit se multiplient : exemple, une invitation aux Tuileries le 1er janvier **1856**. En mars, son confrère Rayer lui demande son soutien pour Jean Martin Charcot qui va passer le concours de médecin des hôpitaux [1] et la baronne Dupuytren le prie de passer chez elle, le plus tôt « étant le mieux », 34 rue Saint-Lazare, cour d'Orléans. En avril, Monseigneur Gaston de Ségur lui adresse deux opuscules qu'il a composés. Trois mois après, alors que la Loire et le Rhône viennent de connaître des crues importantes [2], le samedi 14 juin, par un temps orageux, il va être associé aux festivités du baptême du prince impérial, une grande fête (voir illust. p. 331). Le pape Pie IX, représenté par un « légat a latere », le cardinal Patrizi, est le parrain, la reine Joséphine de Suède la marraine. Tous les immeubles sont pavoisés ; sur le parvis de Notre-Dame, des mâts portant des bannières aux armes de l'Empire ont été érigés, « La place était sablée et jonchée de feuillage et de fleurs, en avant du portail-de l'église [...] on avait construit un porche d'une élégance et d'une légèreté remarquables », et à l'intérieur de la cathédrale, l'assistance est frappée d'admiration, « Ces voûtes d'un bleu tendre parsemé d'étoiles, ces verrières improvisées, qui tamisaient un jour harmonieux et doux, ces tentures d'un rouge vigoureux, faisaient parfaitement ressortir les fraîches parures et les brillants uniformes [3] ». Après la cérémonie, vers sept heures, Leurs Majestés et quatre cent vingt personnes du monde officiel se sont dirigées vers la préfecture pour participer à un banquet donné par la ville [4]. Et, invité à l'issue du dîner à une présentation à l'Empereur et à l'Impératrice, accompagné de sa femme, Pauline et de sa fille Camille, Nélaton se rend à

1. Passé avec succès le 21 avril 1856.
2. Napoléon III s'est rendu à Lyon, par Dijon, puis à Valence, Avignon et enfin Arles et Tarascon dans les tout premiers jours du mois, ainsi qu'à Orléans et Blois, le 6, et Tours le 7.
3. *La Presse* du 15 juin.
4. Céleste Baroche, *Second Empire, Notes et Souvenirs*, Paris, G. Crès, 1921.

cette somptueuse réception [1]. Dans Paris, le dimanche, ce ne sont que théâtres gratuits, superbe feu d'artifice, illuminations aux Champs-Élysées, aux Tuileries et rue de Rivoli ; nombreux sont les étrangers venus dans la capitale pour la circonstance. Le 16, il est nommé officier de l'Ordre impérial de la Légion d'honneur et le 26, il achète un nouveau cheval provenant des écuries impériales, un cheval très fringant, selon son beau-frère Héluis, qui signale qu'avec cette nouvelle acquisition Nélaton a effectué en quatre heures un retour de Marcoussis à Paris.

Alors que vient de commencer à paraître *Madame Bovary* de Flaubert, en feuilletons dans la *Revue de Paris*, le 14 octobre, il est invité au mariage de la princesse Bathilde, petite-fille de Lucien Bonaparte, « aimante et gracieuse personne [2]», avec Louis-Napoléon de Cambacérès, et le dimanche 19, il va chasser chez ses amis Galignani, à Soisy-sous-Étiolles [3], un territoire particulièrement giboyeux.

L'ayant pratiquée pour un cas de syphilis héréditaire, rebelle à tous les soins, il ouvre une voie sur la syphilisation [4], un sujet controversé. Le naturaliste Joseph-Paul Gaimard le félicite :

> Paris, 21 novembre 1856
> Mon cher Monsieur Nélaton
> Permettez-moi de vous présenter mes félicitations et mes remerciements sur votre leçon clinique de ce matin ; sur ce résumé si exact, si honnête, si impartial, si élégant de tout ce qui a été fait jusqu'à ce jour touchant la syphilisation. Cette leçon a dû être recueillie par vos élèves. Je voudrais l'envoyer immédiatement à Mr Boeck, et la communiquer demain au soir, si faire ce pouvait, au Prince Napoléon chez qui j'ai l'honneur de dîner. Seriez-vous assez bon pour m'indiquer à qui je dois m'adresser pour cela.
> Veuillez agréer je vous prie... P. Gaimard.

Appréciation partagée par le grand zoologiste – membre de l'Académie des sciences, et professeur à la faculté –, Isidore Geoffroy Saint-Hilaire, qui pense également au prince Napoléon et lui envoie ces lignes :

1. « Quelques places seront réservées dans les tribunes de la Salle des Fêtes pour voir le spectacle du dîner officiel. Aussitôt que le dîner sera terminé, on se réunira dans la Salle du Trône. On entrera par la place Lobau ».
2. Pierre Napoléon Bonaparte, *Souvenirs, Traditions et Révélations*, Matthyssens, 1876, p. 34.
3. Aujourd'hui Soisy-sur-Seine. William Galignani y avait sa résidence d'été depuis 1827.
4. Sorte de vaccination, par une succession d'application de chancres contre la syphilis, pour rechercher une immunité, qui ne fut jamais trouvée. (Wiktionnaire).

> J'avais espéré trouver dans les journaux médicaux la reproduction de la leçon si remarquable que vous avez faite à votre clinique sur la syphilisation, et dont j'ai eu divers résumés. Ne la voyant nulle part, je vais vous demander si un de vos internes ne l'aurait pas recueille, et ne serait pas disposé à me la communiquer ou à m'en remettre un résumé. Mon désir, si vous n'y voyiez pas d'inconvénient, serait de la remettre à S.A.I. le prince Napoléon qui, dans son voyage dans le nord, s'est occupé avec le plus grand intérêt de cette question et avec lequel j'ai eu l'honneur de m'en entretenir plusieurs fois. Le prince m'a paru désireux d'avoir un complément de documents, et je ne doute pas qu'il ne lui fût agréable de recevoir la communication d'une leçon faite par un des maîtres les plus éminents de la chirurgie.

En vérité, Nélaton était favorable à cette vaccination [1], et en effet le prince Napoléon, après une mission scientifique [2] dans le Grand Nord – Groenland et Laponie –, ayant rapporté certaines informations sur le sujet, devant les succès obtenus par le professeur Boeck, le décora de la Légion d'honneur. Et celui-ci, inconditionnel promoteur de ce vaccin dans les pays nordiques, aurait dit au prince « Vous me décorez Prince, je ne suis que l'écho et le disciple d'un médecin français, qui s'appelle Auzias-Turenne... ».

Comme certains de ses confrères, et en particulier, Bretonneau puis Trousseau, il pratique également la trachéotomie pour combattre le croup. En l'occurrence, il pense qu'il faut attendre que le patient soit *in articulo mortis*, c'est-à-dire qu'il ne faut surtout pas opérer avant la menace de l'asphyxie. Cependant les résultats sont dramatiques : trois guérisons sur onze patients, aux Enfants malades, de 1850 à 1856 [3].

Le mardi 2 décembre, par une journée très froide, avec neige et gel, il est élu membre de l'Académie de médecine [4], dans la section de pathologie chirurgicale, en remplacement de Gerdy, décédé. Sur soixante-dix-huit votants, il obtient soixante suffrages au premier tour. Onze voix s'étaient portées en faveur du docteur Félix Hutin [5]. Cependant « il assista rarement aux séances du docte corps : on a

1. Condamnée en France, la pratique bizarre de la syphilisation connaît un certain succès au Piémont et en Norvège avec le Dr Boeck (lequel ira jusqu'à syphiliser un lépreux en 1862, à titre curatif) (Cl. Quétel, *Le Mal de Naples, Hist. de la syphilis*, 1986, p. 145).
2. Avait quitté Le Havre le 16 juin après le baptême du prince impérial, sur *La Reine Hortense*, yacht de l'Empereur, une expédition commandée par le commandant Camille de La Roncière.
3. Louis Blin, *Du croup et de la trachéotomie*, Saint-Quentin, A. Moureau, 1858.
4. Créée par ordonnance royale le 20 décembre 1820.
5. Chirurgien en chef de l'Hôtel national des Invalides.

dit qu'il avait ses raisons pour cela [1] ». Ajoutons qu'il avait déjà été candidat un certain nombre de fois, 1847, 1849, 1850... et que – intentionnellement ou pas ? –, le 28 novembre, il avait reçu à dîner chez lui quelques académiciens, entre autres Velpeau, Cloquet, Beau, Maissiat, ainsi que son ami Amette, le secrétaire de cette institution.

À la fin de l'année, toujours d'après son beau-frère, auquel rien n'échappait, il aurait gagné cent quatre-vingt-quatorze mille francs.

1857, le samedi 3 janvier, l'archevêque de Paris, Monseigneur Sibour est assassiné vers 5 heures de l'après-midi, dans l'église Saint-Étienne-du-Mont, par Louis Verger [2], vicaire de Saint-Germain l'Auxerrois, qu'il avait interdit et refusé de recevoir dans son clergé [3]. C'est l'époque où l'architecte Sédille est consulté par la famille Nélaton pour construire une nouvelle habitation dans la propriété du Déluge. La première pierre est posée par Charles le 18 avril.

Parmi les malades du chirurgien, il y a la fille du général Foy, Hélène, épouse de l'ancien ambassadeur, Théobald Émile Piscatory : il la délivre d'un grand mal qui lui a fait retrouver un véritable bien [4]... On y note de même le général Lüders – membre de la délégation accompagnant le grand-duc Constantin, frère du tsar, amiral commandant la flotte russe, en visite officielle en France jusqu'au 15 mai – pour « un mal au col de la vessie [5] », et surtout la marquise de Roccagiovine, sœur du prince Joseph Bonaparte, pour laquelle sa cousine, la duchesse d'Albufera, s'inquiète beaucoup :

> Je pars lundi pour la campagne, Monsieur, je voudrais bien savoir ce que vous pensez du genou de ma pauvre cousine, vous avez dû la voir ce matin et lui mettre un autre appareil. Croyez-vous qu'elle en ait pour bien longtemps et espérez-vous qu'elle ne sera pas boiteuse. Cette appréhension m'occupe douloureusement. Je vous recommande bien particulièrement cette chère cousine que j'aime avec une réelle tendresse. Veuillez dire verbalement votre réponse à l'homme de confiance que je vous envoie, et recevez l'assurance...

1. F. R, *La Revue scientifique,* Académie des sciences.
2. 1826-1857. Renan avait été son condisciple au séminaire.
3. E. Ménière, *Le Journal du docteur Prosper Ménière,* Paris, Plon, 1903, p. 309. Verger fut exécuté le 30 janvier.
4. Lettre du 20 juillet, Archives privées.
5. Ces soins se prolongeront au moins jusqu'en 1859...

Une histoire qui se termine bien lorsque l'on lit[1] :

> Mon cher Docteur
>
> Je viens vous exprimer toute ma reconnaissance pour les bons soins que vous avez bien voulu prodiguer à ma femme. Grâce à vous elle est en état de marcher assez bien, et son genou va toujours de mieux en mieux ; pourtant, je crois que plus tard elle aura besoin de vos conseils éclairés pour reprendre complètement l'usage de sa jambe. En attendant, veuillez agréer avec l'expression... A. de Roccagiovine
>
> Paris le 15 janvier 1857

Aux mêmes dates, le chirurgien, qui habite au 1, quai Voltaire, hôtel de Tessé, son troisième logement, infesté de souris[2], dans lequel Bugeaud avait élu domicile avant lui, aurait envisagé l'achat d'un terrain, quai Malaquais, derrière l'École des Beaux-arts pour y faire construire par l'architecte Delaage une habitation dans laquelle il aurait pu résider. Finalement ce projet est abandonné, pour le 125, Champs-Élysées, près de la barrière. Il y achète, pour six-cent mille francs une maison construite récemment par l'entrepreneur Paul Mauduit[3], sur les dessins de l'architecte Paul-Fréderic Levicomte[4] (voir illust. p. 346), un immeuble qui, pour reprendre les termes d'Étienne Moreau-Nélaton, est « remarquable par les cariatides d'Aimé Millet » qui soutiennent le balcon (voir illust. p. 347). Il ne comporte « guère que quatre appartements, mais on se propose de porter le rapport brut à 40 000 francs[5] ». On peut encore le voir aujourd'hui, tout près du drugstore Publicis, apparemment surélevé, mais il n'y a plus de cariatides ; elles auraient disparu lors d'un « attentat de la bande à Baader[6] » ! C'est le début de la fortune. Au même

1. Pour quelques années seulement : « Août 1867, Mon genou, qui est pour moi la grande affaire du moment, va mieux ; je ne puis pourtant pas marcher sans appareil » (Isa Dardano Basso, *La princesse Julie Bonaparte, Marquise de Roccagiovine et son temps*, Rome, Edizioni Di Storia et Letteratura, 1975, p. 364).
2. Marguerite Zimmer, *Histoire de l'anesthésie*, EDP Sciences, 2008, p. 346. C'est là que « son fils, âgé de 7 à 8 ans, s'était amusé à étourdir des souris en les faisant inhaler du chloroforme [...] les faisant tourner sur elles-mêmes elles reprenaient vie, et l'appartement en était infesté [...] il inventa la mise en position en decubitus dorsal en cas d'hypothermie ou syncope », extrait traduit de : James Marion Sims, *The Story of My Life*, D. Appleton, New York, 1885, p. 324-325.
3. Étienne Moreau-Nélaton, *op. cit.*
4. 1806-1881. À qui l'on doit notamment le 120, boulevard de Sébastopol ainsi que la première mairie du 11e arrondissement rue Keller (A. Dugast, I. Parizet, *Dictionnaire par noms d'architectes des constructions élevées à Paris aux XIXe et XXe siècles. Première période (1876-1899)*, Paris, Commission des travaux historiques de la Ville de Paris, 1993, p. 69, n° 3209).
5. Archives privées.
6. 15 septembre 1974, grenade(s) lancée(s) contre le drugstore, signé Action directe ? Ou Carlos (?).

moment, son frère, Jules, le peintre, commençait une construction sur son terrain 37, rue du Faubourg Saint-Denis.

Le 30 avril, la capitale reçoit en grande pompe le grand-duc Constantin, frère du tsar Alexandre II ; toute la ville est pavoisée. L'accueil est empressé, avec notamment, au Champ-de-Mars, une grandiose revue des troupes composant l'armée de Paris et la garde impériale, un opéra à l'Hôtel de ville, une visite au Pré Catelan puis à Brest suivies d'une réception au Palais de justice et de deux grands bals. La Russie voulait se rapprocher de la France. C'est aussi l'année des élections, afin de renouveler le Corps législatif ; dans la capitale, pour la première fois, les 21 et 22 juin, cinq députés de l'opposition sont élus, dont le général Cavaignac qui, refusant de prêter serment, ne siègera pas.

Tandis que Nélaton s'intéresse aux tumeurs des maxillaires (1856-1858) et pratique l'antibiothérapie dont il est un précurseur [1], trouvant que les « appareils prothétiques de métal ou autres substances ne parviennent pas à masquer les difformités du nez que d'une manière imparfaite », initiateur de la chirurgie esthétique, pour réparer les ailes du nez, avec des résultats remarquables, il effectue de la « rhinoplastie par déplacement latéral [2] », précisant néanmoins qu'il fallait bien réfléchir avant de demander une telle intervention.

À la fin de l'année, il a gagné 193 000 francs [3].

1858, janvier débute par un froid extrême. On patine au bois de Boulogne, et le jeudi 14, c'est l'attentat d'Orsini. À huit heures et demie, au moment où l'Empereur et l'Impératrice arrivent à l'Opéra, rue Le Peletier, trois détonations se font entendre. La voiture de Napoléon III est brisée, l'un des chevaux tué. Il y a huit morts, tués sur le coup, et de nombreux blessés. Leurs Majestés assistent cependant à la soirée, les boulevards ont été illuminés, et de nombreuses acclamations accompagnent les souverains pendant leur retour aux Tuileries. Un mois après, Orsini est exécuté. Suite logique de cet incident, le 1er février, un « Conseil privé » est institué, sous la présidence de l'Empereur, avec « les représentants les plus élevés de la religion, de l'armée, de l'administration, les présidents des grands corps de l'État [4] ». Cette instance « deviendra, avec l'adjonc-

1. Académie de médecine, 29 septembre 1857.
2. De lambeaux empruntés à la joue.
3. Un sénateur gagne 30 000 francs.
4. *Le Moniteur* du 12 février.

tion des deux princes français, les plus proches dans l'ordre d'hérédité, le Conseil de Régence, au cas où l'Empereur n'en n'aurait pas désigné un autre par acte public [1] ». Ses membres sont désignés, ce sont : le cardinal Morlot, archevêque de Paris [2], le maréchal Pélissier, duc de Malakoff, Achille Fould, Troplong, Morny, Baroche, le comte de Persigny. Conclusion, le 27, l'Empereur promulgue la loi de sûreté générale, qui permet de punir de prison toute tentative d'opposition et autorise, entre autres, l'arrestation et la transportation d'un individu condamné pour délit politique depuis 1848.

En mai, avec son confrère Adolphe Richard, pour une tumeur au sein, il est auprès de la belle-mère d'Octave Feuillet, Madame Ernest Dubois [3], qui cependant décèdera quelques temps après et son vieil ami Denonvilliers, lui annonçant sa « nomination provisoire aux fonctions d'Inspecteur général de l'Instruction publique pour l'ordre de la médecine, le remercie « mille fois » de son « assistance ».

À l'automne, Jules Péan, futur autre grand maître [4], pour qui, « s'il y a plusieurs moyens d'arriver, je n'en n'ai jamais connu qu'un seul, le travail [5] », l'inventeur, avec Koeberlé, de la pince hémostatique – ou à forcipressure –, réputé pour sa bonté et générosité, que Nélaton apprécie, fait son apparition parmi les invités à chasser au Déluge. Le chirurgien Péan se lève tous les matins à 4 h 30 et travaille jusqu'à minuit. Pour Léon Daudet, c'est un « virtuose du couteau » ; pour Balzac, vu par son personnage de *La Comédie humaine*, Horace Bianchon, Péan opérant : « C'était plus étonnant qu'horrible, cette utile et bienfaisante boucherie, ce défilé de malades endormis, opérés, emportés en un clin d'œil, se succédant sur la table sanglante parmi tout un hérissement clair de lames et de pinces, d'instruments inventés par lui ». Ses honoraires varient en fonction de la fortune de ses clients. Et cela pendant vingt ans. D'origine rurale, fils d'un minotier, il devait devenir un des plus fortunés de sa profession, bâtissant à ses frais une clinique où il opère les malades, dont il craint qu'ils s'infecteraient à l'hôpital, en assure financièrement le séjour, et « Hélas, aussi, les frais d'obsèques ». Le dimanche, son seul jour de

1. Décret du 1er février 1858, article 2.
2. Successeur de Monseigneur Sibour (janvier 1857).
3. Octave Feuillet avait épousé Valérie Dubois (1832-1906), sa cousine.
4. Une fresque dessinée par les internes dans une des salles de garde de l'hôpital Broca représente une parade foraine dans laquelle Péan figure en boucher avec un tablier rougi de sang.
5. Jean Brochin, *Péan*, Paris, Société générale d'imprimerie et d'édition.

repos, il organise de belles battues dans sa propriété des Boulayes[1] en Seine-et-Marne – où, disciple ardent de saint Hubert, il acclimate des chamois, des gazelles, des gélinottes, etc. –, des journées qui se terminent par d'excellents dîners.

Lui et son maître, tous les deux adeptes de la propreté, estiment que l'air est responsable des infections majeures des patients hospitalisés. C'est ainsi qu'il arrivait à Nélaton, le premier sans doute, en France, d'utiliser l'alcool pour désinfecter les plaies, considérant que « toute incision de la peau est une porte d'entrée pour la mort[2] » !

Lorsque son travail le permet, le dimanche, le chirurgien va à la chasse, sa presque unique distraction, primant sur toutes les autres. En compagnie de certains amis, Jacques Maissiat, « un bien bon ami, et un homme dont la conversation est des plus instructives[3] », Amédée Amette, Beau, les Galignani, tous habitués des « dîners Nélaton », il prend son fusil et ensemble ils parcourent le territoire du Déluge. Avec les chiens, on chasse devant soi. Généralement avec succès, car ce sont de très bons fusils. Ou alors, il est invité. Tout à fait exceptionnellement, il s'autorise à prendre quelques journées de vacances. Au fil du temps, ses moyens continuent à augmenter.

La même année, il a effectué de la blépharoplastie ou restauration des paupières et il a été le premier à vulgariser, par son enseignement, les procédés d'autoplastie[4]. Dans ce domaine, déjà en 1853, il avait reçu de Madame Waldeck-Rousseau, la mère du futur président de la IIIe République, une lettre tout à fait gratifiante :

> J'ai de si bonnes nouvelles à vous donner des suites de l'opération que vous avez pratiquée à l'œil de mon fils, au mois de mai dernier, que je ne puis résister au désir de vous en parler.
>
> Le résultat merveilleux que vous avez obtenu se confirme chaque jour ; l'inflammation qui avait continué à apparaître de temps à autre a complètement disparu depuis trois mois ; la paupière s'ouvre toujours un peu moins, la tâche nébuleuse existe encore, mais elle s'est éclaircie et l'œil ne se fatigue pas de la lecture (voir illust. p. 335).

---

1. Échu en 1807 aux Cazin d'Honinctun et le domaine appartint plus tard au docteur Péan.
2. *La Presse médicale*, volume 17, Paris, Masson, 1909, p. 169.
3. *Le Mémorial de famille*, *op. cit.*, p. 98.
4. « Remplacer une partie qui manque par des tissus empruntés au voisinage ou à un point éloigné qui est susceptible d'être rapproché, ou enfin par des tissus que l'on prend sur une personne qui consent à cet emprunt ». (*Nouveau Dictionnaire de Médecine et de Chirurgie*, Paris, Baillière, 1867, p. 212). Une leçon par Nélaton en 1856, reproduite dans la *Gazette des Hôpitaux* du 7 juin. En 1869, ses relevés d'honoraires montrent qu'il se fait payer 2 000 francs.

Précisons que le jeune René (prénom usuel, comme pour son père) Waldeck-Rousseau ayant eu, très jeune des troubles de vision a été d'abord, soigné avec succès pour son œil droit, par un ophtalmologue allemand, Fréderic Jules Sichel, puis, sous la direction de ce dernier, opéré par Nélaton pour l'œil gauche. D'où la lettre ci-dessus. Toutefois, longtemps après l'opération, il y eut une rechute, les choses ont empiré et un œil de verre a été mis en place [1].

Et voici une anecdote relevée dans la presse lors de sa mort :

> Un jeune prêtre, souffrant et menacé de perdre la voix, voulut un jour le consulter, et se rendit auprès de lui.
>
> Après l'avoir examiné, le docteur affirme qu'une opération est nécessaire ; le prêtre le remercia, puis hésitant, un peu troublé, demeure silencieux ; Nélaton le regarde avec bonté, et au lieu de le congédier lui dit : Vous voulez que ce soit moi qui vous opère ?
>
> Le malade s'inclina et acquiesce en rougissant.
>
> Eh bien, dit Nélaton, rendez-vous chez les frères de Saint-Jean-de-Dieu, j'y ai plusieurs malades, et demain je vous y reverrai.
>
> Le lendemain, l'opération se fit avec succès et l'heureux opéré demanda au chirurgien ce dont il lui était redevable.
>
> « Allons donc », répondit le docteur, « entre confrères, on ne parle pas d'honoraires je suis médecin du corps et vous êtes médecin de l'âme, et lui tendant la main, il ajoute, vous prierez pour moi ».

En décembre, alors que la Compagnie du canal de Suez est constituée, on annonce les fiançailles de sa fille Camille avec Adolphe Moreau [2], auditeur au Conseil d'État, fils d'un grand collectionneur de tableaux [3], notamment de Delacroix, ayant des parts dans une charge d'agent de change [4]. Les deux futurs mariés seront confortablement « dotés », sept cent mille francs d'un côté, trois cent mille de l'autre. Le mariage a lieu le 26 février de l'année suivante.

Début **1859**, l'Autriche masse 50 000 hommes en Lombardie et le prince Jérôme Napoléon se marie avec la princesse Marie-Clotilde, fille aînée de Victor-Emmanuel II, roi de Sardaigne. Mai, juin, c'est pour la France, la guerre d'Italie, avec, quatre jours après la vic-

---

1. Courriel de Pierre Sorlin, auteur d'une biographie de Waldeck-Rousseau (Armand Colin, 1966), daté du 8 janvier 2016.
2. 1827-1882. A écrit notamment deux ouvrages, l'un sur Decamps (1869) et l'autre sur Delacroix (1873).
3. Prénom également Adolphe (1800-1859), collectionneur ayant accumulé plus de huit cents tableaux.
4. Qui mourra le 14 mai 1859.

toire de Magenta[1], et le 8 juin, de Milan, ces magnifiques paroles de Napoléon III, à l'intention des Italiens, « Lorsque l'Autriche attaqua injustement le Piémont, je résolus de soutenir mon allié le roi de Sardaigne : l'honneur et les intérêts de la France m'en faisaient un devoir [...] Volez sous les drapeaux du Roi Victor Emmanuel, qui vous a déjà si noblement montré la voie de l'honneur. Souvenez-vous que, sans discipline, il n'y a pas d'armée ; et, animés du feu sacré de la patrie, ne soyez aujourd'hui que soldats ; demain, vous serez des citoyens libres d'un grand pays. »

Le 16 juin, c'est la loi décidant l'agrandissement de la ville jusqu'à la ligne des fortifications, à compter du 1er janvier 1860 et le 14 août, c'est le retour triomphal de l'armée d'Italie à Paris. Les hostilités en Italie prennent fin le 8 juillet, suivies par la signature de préliminaires de paix à Villafranca.

En septembre, appelé par Bathilde de Cambacérès, souffrant d'une cystite chronique depuis quelques temps, il détecte un kyste à l'ovaire. Un traitement « classique » est décidé, elle est désormais suivie par Nélaton, Corvisart, Cruveilhier et d'autres.

1. Télégramme de l'Empereur à l'Impératrice, Novare, 4 juin 1859, Pont de Magenta, 11 h 30 : « Une grande victoire ! Cinq mille prisonniers. Quinze mille ennemis tués ou blessés. À plus tard les détails. »

Deuxième partie

Le tournant

Chapitre VI

1860, La rencontre

Début **1860**, si pour Napoléon III c'est le traité de Turin – reconnaissance du royaume d'Italie, réunion de la Savoie et de Nice à la France, suivies par un voyage officiel en septembre dans la Savoie, les Alpes-Maritimes, en Corse et en Algérie, du 17 au 21 –[1], pour Nélaton, 1860 est une année qui fera date dans sa vie.

Certes il invente une sonde flexible en caoutchouc mou, devenu un terme générique, « la sonde de Nélaton », et il découvre les tumeurs variqueuses des ganglions lymphatiques. À la suite de la venue d'un jeune Américain venu se faire soigner par lui, il en observe une espèce « qui n'avait jamais été décrite, et dont on ne soupçonnait pas même l'existence, une tumeur à laquelle il n'est pas permis au chirurgien de toucher sans exposer le malade aux dangers les plus sérieux[2] ». Malheureusement, le jeune homme devait succomber quelques jours après l'intervention[3]. Et, précurseur dans leur découverte[4], Nélaton s'est aussi intéressé à celles, glandulaires du voile du palais[5] – adénomes de la région palatine –, ainsi qu'à celles, fibreuses, de la crête iliaque[6], qu'il fait connaître et qu'il extirpe. Ses travaux portent également sur le traitement des occlusions intestinales, causes de mort assez souvent observées, par l'entérotomie – ouverture de l'intestin – qui supposait que le chirurgien soit autorisé à faire une incision de la paroi abdominale pour aller à la recherche de

1. Francis Choisel, *op.cit.*
2. *Rapport sur les progrès de la chirurgie*. Paris, Imprimerie Impériale, 1867.
3. D'où sa pensée : toute opération est redoutable chez les sujets atteints de cette singulière affection.
4. En 1847, « opérant une malade que lui avait amenée Récamier » (Ch. Lasègue et Simon Duplay, *Archives générales de médecine*, Paris, Asselin, tome 17, 1871, p. 529).
5. « Pour une division traumatique du voile du palais, employa la cautérisation, à l'angle supérieur de la division avec le fer incandescent d'abord, puis ensuite avec un fil de platine rougi par un courant électrique, et obtint un résultat complet ». (Académie des sciences, 1855/01 – 1855/06, p. 466.).
6. Il publie une leçon sur le sujet dans la *Gazette des Hôpitaux* en février 1862.

l'étranglement ; sur neuf opérations dans des cas désespérés, quatre ont guéri par suture préalable de l'intestin aux lèvres de la plaie, avant son ouverture. Son élève, Henri-Ferdinand Dolbeau, connaîtra des succès semblables en utilisant la même méthode. À noter que Nélaton étudie également les abcès et tubercules des os, ainsi qu'une multitude d'autres points tels que la laryngotomie cricoïdienne, c'est-à-dire « l'ouverture du larynx à travers le cartilage cricoïde ». « Il donna au laryngoscope le titre de véritable conquête de la chirurgie moderne[1] » ... !

Mais avant tout, le dimanche 1er avril de cette année, le dimanche des rameaux, il rencontre pour la première fois l'Empereur. Un tournant, la rencontre qui contribuera à sa carrière !

Ce fut, accompagné par Hippolyte Larrey, au chevet d'un ami de l'Empereur, le général Charles-Prosper Dieu, gravement blessé à Solferino en Lombardie, le 24 juin 1859. Chaque jour en effet Napoléon III prend des nouvelles du général, qui, en fait, donne de sérieuses inquiétudes depuis plusieurs mois. Alors qu'il le soigne depuis un certain temps, Nélaton est prié de se trouver auprès du blessé ce jour-là, précisément à 15 heures[2]. Or, l'Empereur, accompagné du général Leboeuf, son aide de camp, s'y trouve également, remontant le moral du pauvre Dieu et l'embrassant ; au chevet du patient, Nélaton se sent un peu embarrassé par les longs silences, sans conversations, de Napoléon III[3]. Le général, à la tête de ses tirailleurs, renversé de son cheval, était tombé, sérieusement blessé, une balle dans l'aine. Non loin d'ailleurs d'un autre officier général, Abel Douay, dirigeant sa brigade, grièvement touché également au pied gauche[4] et du colonel Gustave-Paul Douay, son frère, colonel du 70e régiment d'infanterie de ligne qui, lui, à l'assaut du mont Cavriana, avait été atteint à la tête par un boulet et devait mourir une demi-heure plus tard à Castiglione. Le général Dieu mourra le dimanche 8 avril, le chirur-

1. Ch. Fauvel, *Traité pratique des maladies du larynx, précédé d'un traité complet de laryngoscopie*, Paris, Adrien Delahaye, 1876, préface.
2. Apparaît dans son agenda absolument *tous les jours* jusqu'au 7 avril.
3. Archives privées. Ceci rappelle que lors de la dernière « série » à laquelle le chef de cabinet, Mocquard participe, en novembre 1864, dans sa conversation avec Julie Bonaparte, marquise de Roccagiovine, pendant le déjeuner, en parlant de l'Empereur, il aurait mentionné que Guillaume le Taciturne devait être plus bavard... (*Princesse Julie Bonaparte, marquise de Roccagiovine et son temps. Mémoires inédits, 1853-1870*).
4. Si la blessure n'est pas grave, elle est délicate. Elle a nécessité les soins du baron Hippolyte Larrey, médecin personnel de l'Empereur qui n'a pu extraire la balle qu'Abel gardera pendant quatre ans. Il recevra la cravate de commandeur de la Légion d'honneur trois semaines plus tard et sera fait grand officier le 24 décembre, à peine six mois après sa participation à la bataille de Solferino (courriel d'Abel Douay du 5 avril 2015.)

gien l'ayant visité pratiquement tous les jours, même les dimanches, et vu pour la dernière fois la veille.

Le 20 mai, nourrissant le projet d'y construire une maison dans laquelle il se réserverait un appartement, il achète pour deux cent mille francs un terrain situé au 1, avenue d'Antin [1], aujourd'hui avenue Franklin-Roosevelt, au coin de la rue François Ier, en face du pont des Invalides. En pierre de taille, avec des « moellons taillés » et de la brique, le tout joint par du ciment romain, le plafond du petit salon ayant été décoré par son frère, elle sera « inaugurée » en janvier 1862 (voir illust. p. 347) ; Émile Héluis note dans son journal que le 11 du même mois il y a été invité à dîner en compagnie de Velpeau – « sans tact et finesse ; ses histoires d'argent » –, Denonvilliers, Noël Guéneau de Mussy [2], Adolphe Moreau et Camille. Le 24 juin, c'est la naissance de sa fille Adrienne Marguerite [3], et le dimanche 29, toute la famille Nélaton déjeune à La Tour d'Argent.

Le 30 juillet, appelé auprès de Bathilde de Cambacérès, dont le kyste détecté un an auparavant avait pris des dimensions importantes, le chirurgien ordonne une ponction ; une autre est effectuée en septembre, et le 31 octobre il porte le diagnostic fatal suivant : « Cette affection doit se terminer d'une manière funeste dans un espace de sept à huit mois. Aucune médication ni la médecine allopathique, ni la médecine homéopathique, ni aucune médication quelconque ne pourront empêcher cette fatale terminaison [4] ».

En novembre, à l'issue d'une consultation effectuée avec ses confrères Jean Cruveilhier, Lucien Corvisart et Jean-Baptiste Bouillaud, l'attestation ci-après est délivrée :

> On peut prédire avec certitude que la nécessité des ponctions se produira à intervalles de plus en plus courts et que la perte d'une si grande quantité de liquide épuisera promptement la malade et amènera une terminaison funeste dans un espace de temps qui, suivant nos précisions, ne dépassera pas huit mois. En présence d'un avenir aussi funeste, il ne reste que l'injection iodée offrant chance de guérison. Les soussignés ne se dissimulent pas les dangers de cette opération, dangers qu'ils croient pouvoir estimer numériquement à deux chances fatales contre

1. À l'emplacement d'un restaurant Petit Moulin Rouge, ou viennent souper les danseurs venant du bal d'à côté, le bal Mabille – ouvert en 1813, a vu la naissance du cancan en 1845 –, avec une entrée rue Jean-Goujon, en grande vogue à l'époque.
2. Cousin d'Henri Guéneau de Mussy, le médecin de Louis-Philippe. Étant étudiant, Noël Guéneau de Mussy envoyait des lettres en Grec à Nélaton et celui-ci répondait en latin… (*Bulletin de l'Académie de médecine* du 16 juin 1885, p. 818).
3. Elle épousera Charles Vergé (1851-1928).
4. *Id.*

une heureuse. Dans cette dernière circonstance les probabilités de guérison radicale comparées aux insuccès seraient très favorables à la condition cependant que l'on n'attendrait pas pour pratiquer cette opération que les ressources de l'organisme soient épuisées par une trop longue opération [1].

Âgé de 53 ans, le chirurgien a une splendide clientèle. Tourner les pages de son agenda de visites, c'est voir défiler le duc de Broglie, le comte de Montesquiou [2], le comte de Montalembert, la marquise de Roccagiovine, le prince de Beauvau, l'ancien ministre Dufaure, le duc de Conegliano, le duc de Padoue, la princesse Augusta Bonaparte, la princesse Charlotte Bonaparte Gabrielli, la princesse Mathilde, Kergorlay, Haentjens, Daru, Becquerel, Thouvenel, le duc de Plaisance, la marquise de Valence, Bartholony, Margueritte, Mocquard, Parieu, etc. etc. C'est aussi une suite de journées pleines, dix à vingt rendez-vous par jour, même parfois les dimanches, pratiquement tous les mois de l'année. Avec éventuellement quelques blancs, en début septembre, c'était la chasse... « Il maniait le fusil comme le bistouri » ! Aller chasser le dimanche au Déluge signifiait un départ matinal de Paris, vers six heures, « en voiture de remise [3] ». En semaine, on imagine que, comme ses confrères, il partage ses journées entre hôpital le matin, à six heures en été, sept heures en hiver, et, l'après-midi, visites à domicile, ou consultations chez lui, avec parfois une opération, aidé par Saurel, utilisant pour ses déplacements une victoria, ce cabriolet à deux places tiré par un cheval, parfaitement adapté pour la capitale. Le cas échéant, son client lui envoie la sienne. Le 14 septembre, c'est l'ouverture de la chasse au Déluge, « ouverture charmante », beau temps, gibier en quantité, on tue quarante-deux pièces. Lui-même en a quatorze à son actif.

L'année se termine avec l'expédition de Chine, une campagne franco-anglaise ; l'empereur Chinois est en fuite, c'est la prise de Pékin, le 13 octobre les soldats chinois et tatars ne peuvent résister devant le millier d'Européens. Le Palais d'été est pillé, avant d'être incendié par les Anglais. Le 24 novembre, un décret impérial apporte quelques réformes dans la Constitution « le Sénat et le Corps-Législatif voteront tous les ans, à l'ouverture de la session, une Adresse en réponse à notre discours » et afin de faciliter au Corps législatif l'expression de son opinion, avant que celui-ci n'ait nommé

1. Archives du château de Montgobert.
2. Probablement Anatole de Montesquiou. Notamment, il le voit en juin 1869, 3 000 francs.
3. « Voiture à quatre places, sans numéro, qui se loue normalement par jour ou par mois » (*Dictionnaire de l'Académie française*, Institut de France, 1835, p. 613).

sa commission, les projets de loi peuvent donner lieu à une « discussion sommaire » au sein d'un « comité secret ». Premier acte de libéralisation du régime impérial [1], premier pas vers l'Empire libéral. De son côté, Auguste Nélaton, ayant économisé cent cinquante mille francs, peut encore acheter pour trois cent vingt-cinq mille francs un immeuble, rue Rougemont cette fois-ci... mais surtout il a rencontré l'Empereur ; une belle et longue histoire va commencer !

Les relations entre Nélaton et la Famille impériale vont désormais se poursuivre et s'intensifier.

En avril **1861** le chirurgien soigne encore la comtesse de Cambacérès, pour son kyste de l'ovaire. Bien qu'il ait lui-même consulté des homéopathes – Aimé-Julien Davet, dans les années 1854-1855, puis Alexandre Dominique Chargé [2] en 1856 –, l'Empereur, s'intéressant beaucoup à cette nièce, éloigne la malade de ces praticiens [3] auxquels, sur les conseils de son mari et de sa belle-mère, Adèle Davout, elle s'était confiée. C'était un ordre formel, « et comme souverain, et comme chef de famille [4] ». C'est ainsi que Pauline, « si bonne et si aimable » à ses yeux, qui s'entend très bien avec elle, la visite souvent et reçoit des cadeaux ainsi que des bijoux. De même, Auguste, rencontrant chez sa malade l'impératrice, a pu s'entretenir longuement avec celle-ci. Optimiste, le 23, le prince Joseph-Napoléon Bonaparte lui envoie ce mot :

> Je ne puis tarder plus longtemps à venir vous exprimer toute la joie que j'ai ressentie pour l'amélioration de la santé de ma sœur Bathilde et toute la reconnaissance que je vous ai vouée, car c'est à votre science et à votre habileté, que nous devons la vie de notre sœur. Ci-joint vous trouverez un petit portrait de moi, que j'espère, vous voudrez bien agréer comme souvenir de la chère existence que vous m'avez rendue. Je parle ici souvent de vous avec le Professeur Mazzoni qui vous a voué un culte...

1. Site universitaire de Francis Choisel. http ://musee.sitemestre.fr.
2. Archives du château de Montgobert. L'Impératrice se faisant soigner par Jean-Paul Tessier.
3. Au sujet de l'homéopathie, Bretonneau disait à Madame de Flavigny, entichée de cette discipline « Je respecte vos croyances, Madame, faites-moi grâce de vos crédulités » (*Journal du docteur Prosper Ménière*, Paris, Plon, 1903, p. 113). Napoléon III avait écrit à Louis de Cambacérès « Je veux que tous les homéopathes ou empiriques soient éloignés de la maison ». Et pourtant, le docteur Barthez écrit : « Il rejette sur les médecins l'insuccès des remèdes. Le somnambulisme, le magnétisme, l'homéopathie, ont un plein succès auprès de lui ; voire même les tables tournantes » (*La Famille impériale à Saint-Cloud et à Biarritz*, Paris, Calmann-Lévy, 1913, p. 21).
4. Extrait de lettre inédite cité dans *cfranquelin.free*.fr et Archives du château de Montgobert, *Les Bonaparte et l'homéopathie* par le professeur Jacques Poulet, extrait de la *Semaine des Hôpitaux*, n° 53/8 du 20 décembre 1968.

Pourtant, la malheureuse Bathilde de Cambacérès lui écrit le 9 mai « Nous ne faisons que nous disputer du matin au soir avec mon mari et je ne sais vraiment pas pourquoi. Je ne lui ai rien fait. Il vous envoie la voiture [...] Votre très dévouée et toute reconnaissante malade. PS. Pourquoi serait-il si dangereux de devenir grosse » (voir illust. p. 336). Et devait cependant mourir le 8 juin à 20 heures dans son hôtel 99, rue de l'Université. « L'enterrement a eu lieu à onze heures à Sainte-Clotilde. Le char était à quatre chevaux caparaçonnés, dix voitures de deuil précédées de celle de la défunte, de celle de l'Empereur et de celle de la princesse Mathilde, le suivaient. L'assistance était nombreuse. L'Empereur était représenté par un de ses chambellans ; la princesse Mathilde par un officier de sa maison [1] ». Cette triste disparition explique la vive réaction de son mari [2], accusant les médecins, notamment Nélaton, d'avoir tué sa femme, en précisant à ses filles :

> Poursuivez de votre haine tous leurs descendants et léguez cette charge à vos enfants. Ils ont assassiné votre mère que j'ai regrettée toute ma vie, parce qu'ils avaient déclaré qu'elle ne guérirait pas, mais qu'ils n'ont pas voulu que je la guérisse malgré eux. Quoi ! Ils savaient que l'iode était mortelle pour elle. Lisez les consultations, et vous verrez que je l'ai fait vivre au-delà du temps qu'ils avaient fixé. L'un deux [3], Nélaton, a osé me dire que votre mère ne pouvait plus vivre, parce que le temps qu'il avait fixé était arrivé (ce propos était tenu au mois de janvier). Je lui ai répondu que si, par amour-propre, il voulait être un assassin, moi qui n'étais pas médecin, je ne me reconnaissais pas le droit d'égorger les gens. Malgré cela, il n'a pas cessé de continuer à ameuter le monde contre moi et dire qu'il n'y avait que l'iode, qu'il avait déclaré mortel pour votre mère un an auparavant. Il a alors changé de langage et a dit qu'il n'offrait pas de danger [4].

La soignant avec de l'iode, pendant plusieurs mois, Nélaton avait visité sa cliente maintes fois par jour ; il lui fallait en effet rendre compte à tout instant de l'évolution de la situation à l'Empereur. C'est du moins ce qu'a laissé entendre ultérieurement Péan, ajoutant que cette tragique histoire ait pu être à l'origine de la décision du chirurgien français d'aller visiter le célèbre Isaac Baker Brown en Angleterre, comme nous le verrons plus loin [5].

1. *Moniteur Belge : journal officiel*, 4e supplément au n° 152 - 1861, p. 2772.
2. Veuf, il se remarie en 1861 avec Élise, fille du comte Thierry de Montesquiou-Fezensac, veuve le 22 août 1868.
3. Rayer aurait également été un des médecins la soignant.
4. *Montgobert, le général Leclerc et les Bonaparte*, p. 134, www.cfranquelin.free.fr
5. Robert Didier, *Péan, op. cit.*

Heureusement cette bien regrettable situation semble être une exception ; tous les clients ne sont pas sévères comme Cambacérès, ainsi que l'atteste, par exemple, parmi de nombreux autres, ce billet non daté d'Antoine Becquerel, un de ses futurs collègues de l'Institut : « Vous m'avez permis de vous offrir un dessin de Girodet, mon parent [1] et ami [...] c'est un souvenir qui vous rappellera que l'homme qui n'oubliera jamais le service que vous lui avez rendu. » ainsi que ces mots de François Bartholony, lui exprimant sa reconnaissance « ... Il y a de bons offices qui ne peuvent se payer avec de l'argent et ceux que vous m'avez rendus sont de ce nombre... »

Au sujet de l'homéopathie [2], évoquée ci-dessus, rappelons qu'elle a été conçue, au début du XIXe siècle, par un médecin allemand, Samuel Hahnemann, déçu par l'efficacité des thérapeutiques médicales de l'époque ; il en expose la théorie en 1810 dans *Organon der Heilkunst*, édité en français seulement en 1845 sous le titre *L'Organon de l'art de guérir*, alors que la thèse de Théodore Boeckel, premier ouvrage publié en France sur ce sujet en 1826, n'avait pas eu grand d'écho. Hahnemann devait également en 1832 conseiller l'usage du camphre, en ingestion, frictions, inhalations, vaporisations, etc [3]. pour détruire les animalcules cholériques.

Cette médecine non conventionnelle reposait sur trois principes : le principe de similitude : il compare les effets déclenchés par une substance, souvent naturelle, chez un sujet sain et les symptômes présentés par le malade ; le principe d'individualisation : il impose une connaissance de la totalité des symptômes du malade, et pas seulement ceux de la maladie ; enfin, troisième principe, ces substances doivent être très diluées, « dynamisées », c'est-à-dire secouées, et administrées en doses infinitésimales. Son efficacité a été controversée ; Armand Trousseau, en 1834, à la suite de Jean-Nicolas Corvisart, administrait des pilules en mie de pain à des patients et démontrait leurs effets identiques à ceux des granules homéopathiques. Néanmoins son développement a trouvé un terrain favorable dans les cercles contestataires et dans les doctrines « utopistes » de Saint-Simon, Fourier, Cabet, qui pensaient que les prolétaires pourraient ainsi bénéficier de remèdes peu coûteux. En 1832, cinq ou six médecins la pratiquaient, près de cent dix à Paris en 1860.

---

1. Cousin issu de germain et ami intime du peintre.
2. Marc Klein, « Aspects historiques des origines de l'homéopathie en France », *Annales homéopathiques françaises*, 1970, pp. 90-105 et Grégoire Chamayou, *Essai contre placebo et charlatanisme*, *Les Génies de la science*, n° 38, février-avril 2009, p. 14-17.
3. Paul Delaunay, *Le corps médical et le choléra an 1832*, Imprimerie Tourangèle, p. 52.

Fermons cette parenthèse, revenons à 1861. Dans son agenda figurent toujours de beaux noms, le marquis de Mailly, la princesse Soutzo, Madame Piscatory, etc. une nombreuse et belle clientèle. Le 1er septembre, par très beau temps, le chirurgien, son frère, son beau-frère, son gendre et un ami font l'ouverture de la chasse au Déluge. Il y eut cinquante-quatre pièces au tableau, peu de perdreaux, par contre beaucoup de cailles.

En novembre, souhaitant se renseigner sur les ovariotomies, interventions chirurgicale, consistant à enlever la totalité ou plus souvent une partie des ovaires – généralement un kyste – pratiquées par Baker Brown, alors qu'en France, il s'agissait d'une opération taboue, « considérée comme une sorte d'attentat [1] », « une effroyable opération à prescrire » selon Velpeau, Nélaton se rend en Angleterre. En l'occurrence, le kyste est une accumulation d'eau qui se constituait dans les ovaires : la malade voyait alors ses fonctions se pervertir, son état général s'altérer, et elle mourrait ; donc, l'idée du chirurgien anglais fut d'aller chercher cette poche par incision dans la partie inférieure de l'abdomen. Et Nélaton, après avoir assisté à une intervention [2] et vu quatre patientes récemment opérées, se voit offrir par Baker Brown une de ses pinces utilisées à cet effet [3]. Ayant apprécié les résultats obtenus, de retour en France, il encourage ses confrères à « se défier des craintes exagérées que cette opération leur faisait concevoir, et il les exhorte à la juger sans prévention. » Il en fait la promotion.

> « En France, malgré deux succès, en 1844 et 1845, deux chirurgiens de la province [4], on persistait à croire et à enseigner que les quelques cas de guérison étaient exceptionnels publiés avec éclat, tandis que l'on gardait silence sur les cas malheureux [...] désireux d'acquérir par moi-même une conviction basée sur l'étude de faits, je me rendis à Londres dans le but d'étudier la pratique de nos confrères Spencer Wells, Tyler Smith, Baker Brown qui me fournirent avec un empressement dont je ne saurais trop les remercier, de nombreuses occasions d'assister à leurs opé-

---

1. Pierre-Augustin Béclard. À noter que d'après le *Lancet* (19 juillet 1862, p. 74), la première ovariotomie a été réalisée en 1781 par Laumonier, la seconde par Vaullegeard en 1847.
2. 21 novembre. Incision de 8 centimètres. Deux tumeurs extraites (l'une le 14 novembre, d'un diamètre de 35 centimètres) par Baker Brown ont été offertes à Nélaton qui les a déposées au musée Dupuytren. (*Bulletin de la Société de chirurgie de Paris*, 1861, tome deuxième, Paris, Masson, 1862, p. 683). En mars 1866 il envoie à Nélaton son dernier livre et en septembre 1871, il écrira au chirurgien pour lui faire part du résultat de ses dernières opérations sur une de ces jeunes opérées, « le cas est d'une rareté extrême » (Archives privées).
3. *Le Figaro*, 15/06/1862.
4. Voyekowski de Quingey (1844) et Vaullegeard, de Condé-sur-Noireau (1845). *Exposé des Titres et des Travaux Scientifiques de M. A. Nélaton*, Paris, Martinet, 1867.

> rations et de suivre les malades opérées. De retour à Paris, j'ai fait sur l'ovariotomie une série de leçons cliniques, qui, grâce à la nouveauté du sujet dans l'enseignement français ont eu quelque retentissement [...] il faudrait que les chirurgiens haut-placés prêtassent loyalement le concours de leur appui moral à ceux de nos confrères qui oseront assumer la responsabilité de ces opérations. Grâce à cet appui mutuel, grâce à de nouvelles et sérieuses recherches, la lumière se fera enfin parmi nous sur cette question si grave et si controversée [...] En présence d'une affection d'une pareille gravité, il faut, quand arrive le moment du danger, mettre en parallèle la gravité du mal et les ressources de l'art [1] », disait-il dans une de ses leçons, ajoutant en d'autres circonstances : « Je crois pouvoir affirmer que l'ovariotomie entrera dans notre pratique, et alors, sur ce point, comme sur tous les autres les chirurgiens français n'auront rien à envier à leurs confrères d'outre-Manche. [2] »

Cet appel est entendu. Le 2 février **1862**, en sa présence et celle de Trousseau, leur confrère Jean-Nicolas Demarquay opère [3] une jeune fille de dix-neuf ans [4], dans le couvent des Augustines, à Saint-Germain, pour échapper au mauvais air des hôpitaux de Paris dont il avait peur. L'opération dure vingt minutes, et la malade, anesthésiée au chloroforme, assura n'avoir rien senti. Malheureusement, c'est un échec, un incident imprévu entraîne la mort en soixante-douze heures. Le fabricant, Louis-Joseph Mathieu, qui avait assisté à l'intervention, décide d'apporter des modifications aux instruments utilisés par les chirurgiens. Quelques jours après, Nélaton, lui aussi, en pratique une ; ce n'est pas un succès. Le 2 juin, Eugène Koeberlé, à Strasbourg, dans l'établissement Sainte-Barbe, à la fois hôpital et hospice, réussit sa première intervention, sur une jeune femme âgée de vingt-six ans, puis une autre quelques jours après [5]. La *Gazette des Hôpitaux* du 12 juillet en fait état [6]. Le 24, Nélaton, avec reconnaissance pour ses confrères d'outre-Manche, annonce à l'Académie une première réussite : une jeune femme de 26 ans, opérée le 17 dans la maison de santé du docteur Duval, avenue du Roule, à Neuilly ; fâcheusement, la patiente devait décéder au bout de vingt et un jours, à la suite d'un tétanos spontané. Le mois suivant, avec Demarquay, installant toujours ses patientes hors de Paris, avenue de Saint-Cloud, près du bois de Boulogne, il continue. Si plusieurs opérations heureuses

---

1. *Id.*
2. *L'Abeille médicale*, tome 19, 1862.
3. Extraction d'un kyste de 15 à 20 kg.
4. Nélaton, qui avait déjà pratiqué des opérations graves en ces locaux, et Trousseau étaient présents. La tumeur enlevée pesait 18 à 20 kilogrammes.
5. *L'Année scientifique et industrielle*, volume 7, publié par Louis Figuier, Émile Gautier.
6. Jusqu'à juin 1864, il en aura pratiqué douze ; neuf ont guéri et trois ont succombé.

sont pratiquées, Nélaton devait cependant préciser « l'ovariotomie, abstraction faite des contre-indications, doit être réservée pour les cas où le danger de mort est certain et peu éloigné [1] ».

Néanmoins, dans l'ensemble, la mortalité post-opératoire reste effroyable. Le chirurgien, souhaitant définitivement éviter l'air néfaste de la capitale, obtient de l'administration de l'Assistance publique un local à la campagne, près de Meudon, en lisière de forêt, loin des miasmes de la ville, « dans l'air salubre qui souffle sur les plaines de l'Ouest ». Or, il y perd successivement dix-neuf opérées avant qu'on ne le ferme ! « Malgré le bon air, les chirurgiens apportaient avec eux leurs instruments, les objets à pansements, leurs mains surtout, leurs mains empoisonnées, et la mort entrait avec eux. [2] » Craignant « l'air mauvais », infecté par des germes, il crée un « champ opératoire », encadré d'alèses, changées souvent, « pour voir clair ». Sur ce point, relisons Béclard, dans son *Éloge* devant l'Académie de médecine : « Il recommença courageusement [...] La deuxième meurt. Il intervient sur les dix-sept autres, [...] et les voisins épouvantés virent sortir successivement dix-neuf cercueils de cet endroit qu'ils appelaient la maison du crime. »

Toutefois, pour Péan, son maître « avait apporté dans cette tentative ses mains empoisonnées et tout un matériel opératoire pénétré de germes de mort » et « son échec était dû au manque de soins consécutifs [...] les meilleurs chirurgiens croyaient qu'ils avaient rempli leur tâche quand l'opération était terminée. Les soins consécutifs étaient négligés ou confiés à des personnes inexpérimentées et peu soigneuses, même après les interventions les plus graves [3]... ». Nélaton devait conclure un jour : « Moi-même sur douze opérations, je compte six succès [...] ainsi de communs efforts ont naturalisé parmi nous l'opération la plus hardie, et nous ajoutons, la plus justifiée de la chirurgie du XIXe siècle... » Ceci dit, alors que certains comme Koeberlé ont fait part de leurs statistiques complètes – « de juin 1862 à octobre 1869, cent vingt ovariotomies, et trente-six morts » –, Nélaton n'a jamais beaucoup communiqué.

C'est également, en ce printemps 1862, que, membre du Jury International des Récompenses de l'Exposition universelle de

---

1. *Ibid.*
2. Marcel Guivarc'h, *Chirurgie médicale et médecine pendant la guerre et la commune, 1870-1875*, Paris, Louis Pariente, 2003 p. 33.
3. Christian Hervé, *Éthique des pratiques en chirurgie*, Paris, L'Harmattan, 2003, p. 74.

Londres[1], pour la classe des instruments de chirurgie, grâce à l'intervention en juillet 1861 du ministre Drouyn de Lhuys, son client[2] et ami, il traverse trois fois la Manche. Il apprécie tout particulièrement l'aide que lui apporte son confrère, Henri Guéneau de Mussy, « ce cœur d'or », sa providence, installé dans ce pays depuis 1848 : grâce à lui « toutes les difficultés sont aplanies ». Pauline l'y rejoint lors de son second séjour, du 28 mai au 2 juin ; le temps est très mauvais en Angleterre, le retour en France se déroule dans la tempête. Drouyn de Lhuys était en effet à la fois un de ses patients et un proche, comme en témoignent ces extraits de lettres :

> Ministère des Affaires étrangères, Paris, le 23 novembre 1864,
> Mon cher Docteur
> Je veux avant de partir pour Compiègne m'acquitter envers vous d'une dette déjà ancienne. Ce que renferme cette lettre serait un paiement bien incomplet, si je n'y ajoutais la nouvelle assurance de ma gratitude très affectueuse.
> Drouyn de Lhuys

> 28 avril 1866
> Cher docteur,
> Je comptais aller vous voir, mais constamment retenu par d'innombrables occupations et ne voulant pas ajourner indéfiniment mon acquit de conscience, je me décide à mettre dans cette enveloppe mon petit tribut, en y ajoutant comme appoint essentiel la nouvelle et cordiale assurance de mes meilleurs sentiments.
> Drouyn de Lhuys

> Samedi
> Cher collègue et sauveur
> Pourriez-vous me venir voir, dûment accompagné demain dimanche soir, ou bien mardi soir ou matin. La chose est assez urgente cette fois. Un mot de réponse indiquant d'une façon précise le jour et l'heure. Tout à vous sincèrement et piteusement,
> Drouyn de Lhuys

> Lundi soir
> Cher Collègue

1. Désignation signée par Le Play, le 15 mars. 65 jurés titulaires (dont Nélaton) et 65 jurés suppléants, répartis dans 40 classes. Décision du 26 mars 1862. Travaux commencés le 7 mai. Résultats proclamés 11 juillet 1862. (www.cnum.cnam.fr, p. 51). Parmi les médailles, Charrière, Odiot, les papiers peints Leroy, ... 5 839 000 visiteurs. 1 611 médailles pour la France qui avait 5 521 exposants. Autres chirurgiens jurés : Cloquet, Tardieu, Demarquay.
2. Apparu dans son agenda en février 1860.

Voulez-vous de moi après demain, mercredi, 10 de ce mois, à 10 heures du soir, dans les conditions accoutumées ? Si cette proposition ne vous convient pas, changez-la en celle que vous voudrez (en exceptant le vendredi et demain mardi, jours où je ne suis pas libre). Le plus tôt sera le mieux.

Tout à vous, Drouyn de Lhuys

Mardi 4 heures

Cher Docteur et Collègue

Me voici à Paris. Demain je préside une foule de choses ? Après-demain jeudi, je puis être à vous soit le matin soit le soir, à l'heure qui vous conviendra. Voulez-vous de moi ?

Veuillez me le faire savoir par un mot adressé rue François Ier m'indiquant le jour et l'heure et soyez assez bon pour prévenir Achate. Si jeudi était impossible, je le regretterais, mais il va sans dire que je prendrais vos convenances et vous attendrai rue François Ier.

Tout à vous, Drouyn de Lhuys

Et cette dernière, lors de la mort du chirurgien :

Château de Sully près Bayeux (Calvados), 23 septembre 73

Madame, Monsieur,

Retiré ici depuis près de deux mois, je suivais avec une anxieuse sollicitude la maladie de Mr Nélaton, sans oser vous écrire. Avec tout le monde, je déplore aujourd'hui, comme une calamité publique le coup qui vient de l'enlever à la France, à la Science, à l'Humanité. Mais une intime amitié, hélas ! Trop tardive, m'avait révélé, dans l'homme de génie, toutes les qualités de l'homme privé. Aussi personne plus que moi n'apprécie toute l'étendue de la perte que vous avez faite. Permettez-moi donc de mêler mes larmes aux vôtres sur la tombe de celui qui était votre bonheur et votre gloire. Puisse-t-il revivre dans son fils, si digne de sa tendresse et de la vôtre !

Veuillez agréer, Madame, avec l'expression de la profonde sympathie de Mme Drouyn de Lhuys, l'hommage de mon respectueux dévouement

Drouyn de Lhuys

Fermons cette longue parenthèse sur cette merveilleuse relation de confiance.

En effet, c'est exact, quelques mois auparavant, en 1861, il avait bien « voulu témoigner le désir de faire partie du Jury » et, en réponse, il lui avait été assuré que « son nom se trouvait naturellement placé en première ligne », devant être ainsi, le jour venu, « mis sous les yeux de S.A.I. le Prince Napoléon, qui ne manquera pas d'apprécier les titres que vous donne votre haute position scientifique. [1] » S'il est expert et considéré dans son métier, Nélaton a aussi la réputation d'aimer les arts ; par exemple, en 1868, il achète pour 6 000 francs une composition, peinte pour lui par Ferdinand Humbert représentant Ambroise Paré implorant la pitié du duc de Nemours pour des malheureux mourant de faim et de misère [2] ; cet artiste fait également un portrait de Pauline qui sera exposé au Salon de 1867.

Il faisait du grec, un de ses amis aurait « surpris chez lui une tragédie en quatre actes, en vers qu'il destinait au théâtre Pompéien [3] ». Nous l'avons vu, la chasse devant soi, avec son chien, les battues entre amis, le passionnaient ; « il avait l'œil aussi sûr que la main ». Il est très riche ; son beau-frère – qui, nous l'avons noté, ne travaille pas, vit de ses rentes, déjeune avec des amis, tient des comptes journaliers au centime près, achète des livres et des gravures, fait des promenades à cheval ou en voiture, visite des artistes, des galeries de tableaux et ne rate pas une première au théâtre ou à l'Opéra – est sans doute un peu envieux. Le surveillant sans cesse de près, il écrit dans son journal que Nélaton gagne 230 000 francs, qu'il encaisse des loyers pour 90 000 francs, et qu'il économise ainsi maintenant 200 000 à 220 000 francs dans l'année !

Au sujet de ses honoraires, *Le Moniteur médical*, cité par le journal *La Croix* du 24 octobre 1910 relate cette anecdote :

> Nélaton fut un jour mandé auprès d'un financier notoire : « Tenez », lui dit ce dernier, en se déchaussant tranquillement, « j'ai là un cor dont je souffre beaucoup et je n'ai confiance qu'en vous pour me l'enlever ». Nélaton fait la grimace, mais s'exécute et, sans mot dire, extirpe le cor. Le lendemain, le financier recevait une note d'honoraires ainsi libellée, pour une opération chirurgicale 6 000 francs. Au tour du financier de faire la grimace. Il tente de discuter, mais Nélaton obtient gain de cause avec tous les rieurs de son côté, faisant entendre à l'homme de finance qu'un chirurgien n'est point un pédicure et, qu'au surplus, si l'opération ne valait pas 6 000 francs, la leçon les valait bien. Avec quelques leçons de tact à 6 000 fr. le cachet, ce financier a pu devenir un homme sortable.

Le studieux chirurgien ne semble pas beaucoup sortir le soir. Si quelques habitués, comme Jules Cloquet, Péan, les Mocquard,

1. Il avait probablement (?) également demandé à Bixio d'intervenir pour lui, comme le montre ce petit mot daté du 16 juillet 1861 « Parlez en plutôt à Drouyn de Lhuys pour votre nomination, cela doit aller tout seul. Si contre mon opinion vous trouviez chez lui de l'hésitation faites-moi signe ».
2. *L'Union médicale* du 2 juillet 1868, p. 3. Et *Le Mémorial de famille, op. cit.*
3. Paul Labarthe, *Nos Médecins contemporains*, ouvrage cité, p. 29. Mais cette affirmation laissait un peu sceptique son petit-fils Étienne Moreau-Nélaton.

viennent régulièrement partager un repas avenue d'Antin, s'il leur arrive de recevoir des personnalités, Jules Dufaure, par exemple – ce jour-là, avec Antoine Becquerel –, et si l'on relève dans son agenda quelques dîners chez des confrères, pour autant, les Nélaton ne sont pas des mondains. Par contre, il y a le dîner de famille tous les lundis, c'est un rituel. Et, de temps en temps cependant, le ménage passe une soirée au théâtre, profitant notamment de la loge offerte par Baciocchi, celui qui, selon Viel-Castel, avait « longtemps alimenté le lit de son maître de toutes les femmes ou filles que convoitait la luxure impériale [1] ». Il eût été difficile de ne pas en user car le super-intendant des spectacles était un de ses clients. En effet, Baciocchi assistait à toutes les premières, recevait régulièrement les auteurs alors qu'en l'occurrence le Second Empire avait été particulièrement riche en matière de spectacles, « le principal loisir des français [2] », la distraction favorite des Parisiens. D'une manière générale, cette époque a connu une très grande production théâtrale. Comme le dit l'historien Jean-Claude Yon, « on veut rire, s'amuser, se distraire [3] ».

Retour à 1862. Revenu de son troisième voyage à Londres, le 30 juin, Nélaton, après avoir pu constater au cours de ces dernières semaines qu'il n'avait pas le pied marin, est appelé « en toute hâte » auprès du maréchal sénateur Magnan, un des premiers exécutants du coup d'État du 2 décembre 1851, qui s'est brisé une côte en faisant une chute dans sa salle de bains… toutefois, selon *La Presse* du 1er juillet, « Cet accident, heureusement, ne présente pas toute la gravité qu'on aurait pu craindre ».

Le 3 juillet, le président de la Section française du Jury international, Michel Chevalier, doit lui rappeler « que le premier juillet était la date fixée pour la remise des rapports. Beaucoup de nos collègues ont déjà en effet accompli leur tâche, mais il nous reste encore à recevoir plusieurs manuscrits parmi lesquels est le vôtre. Il est cependant indispensable que nous ayons tout le 15 juillet au plus tard. […] les rapports qui n'auraient pas été remis le 15 juillet seraient exposés à ne pas trouver de place dans la publication. Permettez donc que je vous recommande instamment de faire remettre votre manuscrit le plus rapidement possible… »

Ce « rappel à l'ordre » est efficace : une lettre dactylographiée – très rare à l'époque –, datée du 29 novembre, lui signale qu'il trouvera

1. Horace de Viel-Castel, *Mémoires sur le règne de Napoléon III*, Paris, Robert Laffont, p. 1027.
2. Jean-Claude Yon, *Les Spectacles sous le Second Empire*, Paris, Armand Colin, 2012.
3. *Le Second Empire, politique, société, culture*, Paris, Armand Colin, 2004.

au Palais de l'Industrie l'exemplaire de la collection, en six volumes, des *Rapports des Membres de la Section française du Jury international sur l'Exposition universelle de 1862*, qui lui est destiné ; et, comme les autres membres, il est remercié pour sa contribution. Relevons que 1862 c'est aussi la première année que son fils, Charles, prend un fusil : le 7 septembre, il devait tuer un lièvre, trois cailles et quatre perdreaux...

Chapitre VII

1862, Garibaldi, la preuve de la balle

29 août **1862**, dans le massif de l'Aspromonte, face aux troupes régulières, s'opposant à son entrée dans les États pontificaux, après dix minutes de combat, Garibaldi est blessé à la jambe gauche, dans la cuisse et dans l'articulation du pied. Cette nouvelle a un retentissement énorme, non seulement en Italie, mais dans de nombreux autres pays, tout particulièrement en Angleterre qui soutient et finance la cause du célèbre *carbonaro*.

Une glorieuse page va s'ouvrir pour le chirurgien. Après ses succès dans le sud, la Sicile et Naples, n'ayant qu'une idée, occuper Rome, mettre fin au pouvoir temporel du Pape, et rattacher ses États à l'Italie, avec ses mille volontaires, ses chemises rouges, Garibaldi combat en irrégulier pour l'indépendance et l'unité de sa patrie. Véritable héros national, il est considéré comme un « demi-dieu » dans son pays, d'où les répercussions de cette affaire, et la célébrité du chirurgien français, au-delà des frontières, dans toute l'Europe. En effet, Nélaton, appelé à La Spezia au chevet du blessé, y arrive le mardi 28 octobre.

L'histoire commence les 3 et 4 septembre : une première consultation, par plusieurs chirurgiens italiens – Porta, de Pavie, Rizzoli, de Bologne, Zannetti, de Florence, Prandina, de Chiavari, Di Negro, de Gênes et Riboli, de Parme – avait amené à la conclusion que la balle n'avait pas pénétré, qu'elle était ressortie. Cependant la fièvre persistant, les médecins commencent à s'interroger. Grande émotion en Angleterre, un financement sur base volontaire y est réuni pour voler au secours du blessé, de crainte qu'il puisse ne pas être correctement soigné. Bien que non invité, le célèbre Richard Partridge – « minute in detail and hesitating in execution [1] » – est désigné pour se rendre sur place et y procéder à un second examen. Toutefois, ainsi que l'at-

1. « Minutieux dans le diagnostic, hésitant dans l'exécution ».

teste cet extrait du *British Medical Journal* du 20 septembre, il n'y avait pas eu vraiment unanimité pour cette mission, « It is to be hoped that Mr Partridge will have been enabled to carry out this somewhat delicate mission in a satisfactory way. Garibaldi has no doubt been receiving the best surgical aid that Italy can afford him ; and, prima facie, it would appear presomptuous that a foreigner – such as Mr Partridge is among Italians – should come, without being sent for by any one in authority for the apparent purpose of seeing what the doctors are doing, and of correcting whatever is wrong in their proceedings [1] ». Arrivé le 16 septembre, après avoir examiné Garibaldi, partageant l'avis général des chirurgiens italiens, il [2] déclare lui aussi qu'il n'y a plus de balle dans le pied [3] et que la blessure guérira, sous réserve que la jambe reste au repos. Alors que, pur hasard des circonstances, une véritable surprise, à Paris, Nélaton reçoit un long courrier daté du 23 septembre, d'un de ses anciens élèves, un Hongrois, le docteur Maurice Herczeghy, lui décrivant la situation, lui demandant instamment de venir voir « l'illustre blessé » et lui proposant d'être son guide de Turin à Varignano où se trouvait Garibaldi [4] :

Le chirurgien accepterait bien volontiers de se rendre au chevet du blessé, toutefois il ne saurait quitter Paris sans avoir reçu une invitation officielle en bonne et due forme.

Pendant ce temps-là, sur place, le 9 octobre, les professeurs Zannetti, Tommasi et Gherini publient un autre bulletin : l'état général est bon, excepté une grande faiblesse, conséquence de ses souffrances et d'un si long confinement dans son lit [5] ; Garibaldi souffre de rhumatismes dans les articulations ; le résultat sera positif, bien qu'une certaine ankylose puisse demeurer à l'issue de la guérison [6].

Après qu'un certain nombre de télégrammes eussent été échangés, dont celui-ci du blessé lui-même, « 26 septembre, professore Nélaton, Vostra visita sara gradita. Garibaldi », la lettre officielle tant

---

1. *Annals Royal College Surgery*, 1953, vol. 13, p. 266-269.
2. *Lancet* du 8 novembre 1862. « Il faut espérer que M. Partridge aura été convenablement habilité à entreprendre cette assez délicate mission. Garibaldi a sans aucun doute reçu la meilleure aide chirurgicale que l'Italie puisse lui apporter ; et, à première vue, il serait présomptueux qu'un étranger – comme l'est M. Patridge parmi les Italiens – vienne, sans y avoir été invité avec pour seule raison apparente de voir ce que les médecins font et pour corriger ce qui ne conviendrait pas dans leur démarche. »
3. « The bullet did not enter the joint nor affect a lodgment elsewhere ». (*Ann. roy. Coll. Surg, op. cit.*).
4. Lettre dans Annexe 3.
5. Lit spécial à inclinaison variable offert par les anglais (Lady Palmerston), arrivé sur place le 29 septembre.
6. *Lancet*, 18 octobre 1862, p. 486.

attendue, signée par les docteurs Enrico Albanese, Giuseppe Basile [1], Pietro Ripari et Prandina, arrive enfin le 24 octobre :

> Maintenant nous sommes heureux de vous dire qu'on prépare un concile général auquel seront invités les professeurs Porta, Rizzoli, Zanneti, Bertani, Partridge, et d'autres. Et nous vous déclarons que nous serions flattés de vous voir ici. Nous espérons donc que vous répondrez à notre appel. Vous serez averti par un télégramme du jour fixé pour la consultation des savants professeurs. En vous attendant...

Muni d'une recommandation du ministre des Affaires étrangères, Drouyn de Lhuys, le chirurgien peut alors partir. Néanmoins, pour le blessé, au fil des jours, une septicémie s'installe, amenant ses médecins à ne plus exclure une éventuelle amputation.

Deux heures du matin, le mardi 28 octobre, c'est-à-dire cinquante-neuf jours après la blessure, Nélaton, accompagné par le docteur Antonio Vio-Bonato, débarque à La Spezia. À huit heures, entouré de MM. Albanese, Prandina, Giuseppe Basile et Ripari, il voit le général et procède à l'auscultation, qui, telle qu'il la relatera ultérieurement, illustre déjà parfaitement les qualités que ses confrères lui ont toujours reconnu : pédagogie, clarté, logique, calme, et voulant éviter la souffrance [2].

Ce faisant il informe Garibaldi : l'amputation ne sera pas nécessaire, la balle pourra facilement être extraite. Et le blessé répond : « J'aime encore mieux cette solution que l'autre et je vous en remercie beaucoup. » [3] Nélaton envoie alors chez lui un télégramme : « Vu Général, beaucoup espoir, retour vendredi matin, prévenir Caillard [4] rue de l'Université et Saurel ». Malgré tout, sur place, une sorte d'expectative prévaut, l'ensemble des médecins italiens [5] décide d'attendre...

Le chirurgien français et le docteur Vio-Bonato quittent La Spezia, par la mer à huit heures du soir [6]. Dès son arrivée dans la capitale, Nélaton tient à ce que tout doute résiduel sur la présence de la balle puisse être levé. Voilà comment il est mis sur cette voie : « M. Emmanuel Rousseau me donna un moyen simple et pratique : il

1. 1830-1867 (?). Albanese et Basile n'ont jamais été convaincus que la balle était sortie.
2. Extrait de son communiqué en Annexe 3.
3. Docteur Cabanès, *Le Cabinet secret de l'Histoire*, Paris, Albin Michel, 1905.
4. Médecin de l'Hôtel-Dieu ?
5. Arrivés trois jours après ? Selon Jules Auguste Béclard, *Notices et Portraits*, Paris, Masson, 1878, p. 311.
6. *Lancet*, 6 novembre.

consistait à introduire dans la plaie un corps de petite dimension capable de rapporter une empreinte métallique reconnaissable à tous ses caractères ». Quelques jours après, il adresse aux médecins italiens un stylet – fabriqué par Mathieu et Charrière – « terminé par une olive en porcelaine blanche, non vernie [1], sur laquelle, par un simple mouvement de rotation, le projectile, imprimant une tache, devait révéler sa présence [2] ».

Le 29 octobre, seize hommes de l'art, avec des opinions toujours assez partagées, sont réunis auprès de Garibaldi. S'alignant sur l'avis de deux d'entre eux, Cipriani et Albanese, et surtout sur celui de Garibaldi, ils veulent bien finalement convenir que la balle est toujours là, d'ailleurs confortés dans ce diagnostic par Richard Partridge – accompagné par le célèbre professeur russe, Nicolaï Pirogoff [3] – qui avait changé d'avis depuis sa première consultation [4]. Garibaldi exige que la balle soit extraite selon les prescriptions du chirurgien français.

Introduit le 22 novembre, le stylet de Mathieu et Charrière ressortit « noir tout autour presque de la périphérie du petit globe de porcelaine, et la chimie nous a donné de la poudre de plomb pur, produit de ces tâches noires [5] ». En fait, Zannetti, qui avait tenté, sans succès, l'utilisation d'un galvanomètre et d'un courant de pile, par contact fermé avec la balle, obtient ainsi la certitude recherchée. Le lendemain, le dimanche, après introduction d'une éponge pour dilater son trajet, après que Garibaldi ait réagi, « Per Dio ! C'e ! », la balle est extraite. Richard Partridge, quant à lui, repart, bien rétribué (680 livres) ; en revanche sa réputation devait en souffrir, et sa crédibilité fondre ; il mourra pauvre, en 1873. Par contre, Nélaton recueille les honneurs, refuse les honoraires qui lui sont proposés, s'estimant « heureux et fier d'avoir sauvé la vie à l'illustre général homme de cœur qui l'avait si souvent exposée pour une si noble cause, celle de l'émancipation et de l'indépendance [6] » et reçoit le télégramme suivant en provenance de Pise, daté du 23 novembre :

---

1. Connu sous le nom de « biscuit ». Signalons qu'à la suite de l'attentat contre le président des États-Unis, A. Garfield, en juillet 1881, sur la suggestion de Robert Lincoln (fils aîné d'Abraham Lincoln), alors secrétaire d'État à la Guerre, le docteur D. Willard Bliss fut appelé. Il utilisa une sonde Nélaton ; il ne détecta rien et eut beaucoup de difficultés à la retirer. Le président mourut le 18 septembre.
2. Béclard.
3. *Le Temps*, 7 novembre 1862.
4. *Ibid.*
5. Lettre de Pietro Ripari, datée du 22.
6. Paul Labarthe, *Nos Médecins contemporains*, *op. cit.*

« Balle[1] extraite de la blessure de Garibaldi, d'après l'assurance de votre diagnostic, garantie par le résultat de votre stylet. Honneur à vous.

Le Préfet de Pise, Torelli », (voir illust. p. 335).

Ainsi qu'une lettre de Zannetti :

> Monsieur Chirurgien et Professeur
>
> Honoré de votre part d'une très distinguée affabilité, lorsque j'eus le plaisir de vous rencontrer à La Spezia, ayant vous eu la complaisance d'y visiter notre général Garibaldi, je tiens de mon devoir d'adresse de ces deux lignes. Et elles ont pour but de vous apprendre que dimanche 23 novembre, je suis réussi à prendre et à extraire la balle qui était logée dans le chemin de la plaie à quatre centimètres environ de la blessure extérieure [...] certainement que votre petite sonde terminée en porcelaine m'a été utile car la tache noirâtre imprimée là-dessus par un contact avec la balle, et chimiquement reconnue faite par le plomb, avait-elle bien convaincu moi et tous mes confrères de la existence et de la ubication de ce corps étranger.
>
> La balle était conique et aplatie dans sa partie plus large et vide en dedans.
>
> Le général, bien content, se trouve de jour en jour, amélioré et il nous laisse à espérer que bientôt il pourra être guéri.
>
> Veuillez bien mon respectable professeur, m'excuser de vous avoir peut être dérangé avec ma lettre, mais veuillez aussi la considérer comme un petit témoignage de ma plus haute estime. Votre dévoué, Ferdinando Zannetti, 25 novembre.

L'année se termine, lorsqu'arrive un courrier du général Garibaldi, une lettre très correcte, un chef d'œuvre, chacun y trouve son compte :

> Mon bien cher ami
>
> Je vous dois une parole d'amour et de gratitude. Votre apparition à La Spezia m'apporta bonheur et, si jamais quelque doute avait pu traverser mon imagination malgré les soins fraternels et savants des chirurgiens qui me soignaient, à votre entrevue si éminemment sympathique et à votre parole si sublimement encourageante, je n'ai plus douté de ma guérison. Je suis beaucoup mieux depuis l'extraction de la balle opérée avec tant d'habileté par notre illustre compatriote, le Pr. Zanetti à l'aide des instruments que vous avez eu la bienveillance de m'envoyer.
>
> Demain on m'appliquera un bandage fixe et j'espère pouvoir bientôt me mouvoir sur des béquilles.

---

1. Une balle de 22 grammes.

Que Dieu vous bénisse, ainsi que ces hommes vertueux dont les principes humanitaires ont honoré l'homme éminent de la science et le bienfaiteur,
Votre dévoué G. Garibaldi [1]

Enfin, plus tard, à une date inconnue, Menotti, le fils du héros italien, de passage à Paris, viendra déposer un mot chez le chirurgien : « I mei complimenti e ringraziemente pur tutto che faceste per mio padre... » [2].

On assiste alors à un concert de louanges, de toutes parts. C'est la gloire ! Pour reprendre les mots de son ancien élève Éloi-Alfred Boulongne, médecin major à l'hôpital militaire de Rome, « Nous avons été fiers de voir un de nos anciens maîtres jeter sur la chirurgie française un lustre aussi éclatant, ces médecins russes et anglais auraient besoin d'aller pendant quelques années sur les bancs de l'hôpital des cliniques, là ils apprendraient à ne pas établir de diagnostic au jugé ».

De très nombreux pays, les confrères lui écrivent : félicitations, questions, hommages et même suggestions techniques, comme celle de l'emploi d'un galvanomètre [3]. La profession est aux anges. Citons le docteur Lambron : « Le corps médical en est joyeux et fier [...] sœur Constance va très bien depuis la dernière opération que vous avez bien voulu lui faire [...] le polype n'est point revenu et l'air passe très bien par la narine [4]... ». Pour le député de l'Aisne, Alexandre Quentin-Bauchart :

> Dix-sept médecins avaient été consultés. Les incisions faites au pied n'avaient pas amené l'extraction de la balle, et finalement les médecins avaient quitté La Spezia, estimant qu'il n'y avait pas de projectile dans la blessure. Un célèbre praticien anglais, le docteur Partridge fut appelé. Tel était l'enthousiasme qu'excitait Garibaldi de l'autre côté de la Manche, qu'il fut ouvert une souscription pour couvrir les frais de voyage de l'Esculape britannique. Il n'y vit pas plus clair que les autres. De guerre lasse, on fit venir le docteur Nélaton, qui tenait alors le premier rang parmi les chirurgiens français.

1. Pise, lettre du 3 décembre. En 1866, Garibaldi envoie son portrait « en pied » à Nélaton, en guise de remerciement et de calembour. Le chirurgien l'accroche dans son cabinet de consultation. *Le Figaro* du 27 mai 1866.
2. « Me trouvant à Paris je voulais vous exprimer mes compliments et remerciements pour tout que vous avez fait pour mon père. Désolé de ne pas vous avoir trouvé chez vous je vous prie d'accepter mon salut affectueux. Votre très reconnaissant, Menotti Garibaldi. »
3. A. Favre, professeur à la Faculté de Marseille.
4. Que nous retrouverons plus loin auprès du prince impérial.

Du premier regard, il reconnut avec une précision absolue, le point où la balle s'était logée... [1]

Le photographe Nadar n'est pas en reste, lui demandant dans un courrier enflammé, de bien vouloir accepter de se faire photographier pour l'ajouter à sa *Galerie des Figures contemporaines* et ajoutant : « Permettez-moi de vous offrir mes sentiments personnels de gratitude profonde pour le service que vous avez rendu à tous les amis inconnus de l'homme qui est la plus pure et la plus noble figure de c^{e} siècle. Je ne parle pas de la gloire que vous avez jetée sur notre école française de médecine [2] ». Un peintre italien, passionné, lui fait parvenir par transporteur « le portrait du vaillant capitaine », il l'accepte, sans pour autant retourner en échange « ce qu'il jugerait convenable », et c'est son frère, Jules, qui, à la suite de cette insinuation [3], envoie cinq cents francs à l'artiste inconnu... ! Les « chemises rouges » de Garibaldi, enthousiastes et reconnaissants, voudraient le récompenser, bien qu'ils n'en n'aient pas les moyens. Aussi suggèrent-ils de voter pour que le chirurgien soit élu député à l'Assemblée. Il semble que le docteur Nélaton, purement professionnel, ait répondu : « Une balle dans le pied, c'est mon travail de la retrouver. Peu importe à qui appartient ce pied. Vous me dites qu'il est celui de l'ami du peuple, Garibaldi ; à la bonne heure, en voilà une affaire. Pour moi c'est une balle dans un pied, pas plus ; mon intérêt s'arrête au genou. » Il avait fallu quatre-vingt-cinq jours pour arriver au terme de l'épisode, peu de temps dans une vie, mais... un instant clé dans l'histoire d'Auguste Nélaton.

Cet événement attire sur son nom l'attention de l'Europe entière [4] : « il devint alors le chirurgien le plus répandu et le plus populaire du monde », dira Guyon. Dans les rues de la capitale, un couplet de chanson vient même illustrer cette mémorable épopée : Garibaldi, à qui on demande sur l'air du *Pied qui r'mue* [5] :

Ah ! Dites-mé, qui vous a ôté (bis)
La ball' que vous aviez dans le pied ? (bis)

Répond sur le même air :

---

1. *Études et Souvenirs sur la Deuxième République et le Second Empire, 1848-1870*, deuxième partie, Paris, Plon-Nourrit, 1902, p. 327.
2. Lettre du 4 novembre. Archives privées.
3. Lettre d'un certain Ricco, de Parme, du 26 janvier 1863.
4. Jean-Casimir-Félix Guyon, *Éloge*, Paris, Masson, 1876.
5. Refrain de la *Ronde du Pays de Caux*, rengaine normande.

Monsieur, c'est Nélaton
Quand je le vois, j'ai le cœur bien aise ;
Monsieur, c'est Nélaton
Qui m'a retiré la balle du talon.

Et les sondes de porcelaine, appelées aussi parfois « sondes Nélaton », ont été réalisées en grand nombre après ce succès, faisant partie pendant longtemps au XIXe siècle des équipements des chirurgiens militaires.

Cependant, objectivité oblige : avant de clore ce chapitre, il nous faut citer un extrait de lettre de Riboli à un de ses confrères français, le docteur Guépin, de Nantes, datée du 31 octobre 1862 à Asti :

> Nélaton amené par les médecins de la cour (Riperi, Prandina, Albanese, Bazile) [...] tous ceux qui avaient visité Garibaldi devaient être présents à la consultation. Mais M. Nélaton a avancé d'un jour son arrivée et il est parti par conséquent la veille de la réunion de tous les médecins italiens. Il a cependant laissé son opinion par écrit, et la réunion des médecins n'a voulu en prendre connaissance qu'après avoir elle-même fixé sa décision. La consultation eut lieu à midi. Nous étions dix-sept. Nous entrâmes presque tous dans la chambre du général, qui assis sur son lit mécanique (envoyé d'Angleterre par la poste en 3,5 jours) tenait la jambe étendue dans l'appareil que j'avais placé. Le professeur Porta (de Pavie) présidait la réunion ; il a en Italie la réputation de Velpeau en France, Pizolli, Zannetti [...] entouraient le général. La veille M. Nélaton l'avait exploré avec le stylet [...] Porta introduisit également le stylet [...] le stylet ne pénètre pas ; il rencontre une résistance [...] il propose une exploration digitale [...] mais le malade s'y refuse [...] Porta sans rien dire mit le petit doigt dans la plaie, pas assez profondément pour sentir la balle. Le malade, très contrarié, se plaint de trop souffrir et s'oppose à l'exploration complète [...] le malheur veut que les médecins qui le soignent le traitent avec trop de gants blancs [...] réunis dans une chambre voisine, nous avons conclu, malgré l'insuffisance de l'exploration, que le projectile était resté dans la blessure, ceci établi, nous avons lu l'opinion écrite de M. Nélaton qui conclut de même...

Et l'auteur de conclure en sous-entendant que, si les médecins italiens avaient été seuls, entre eux, dès le début, sans les étrangers, Garibaldi aurait vraisemblablement été guéri plus tôt ! Autre écho intéressant, en 1913, celui d'un certain docteur Théophile de Valcourt, de Cannes, ancien externe attaché au service de Nélaton : «... Nélaton recevait d'Édimbourg une lettre et un petit paquet, le tout provenant du professeur Sims. Celui-ci envoyait des tiges séparées de "laminaria digitata", plante marine écossaise, dont l'usage chirurgical était inconnu en France la laminaria, grâce à laquelle la dilatation fut obtenue, la balle extraite, et Garibaldi rendu à la circulation [1].»

Ces deux derniers passages illustrent combien il y avait alors de rivalités, de jalousies, de concurrence ou susceptibilités, à la fois entre les pays et entre les médecins, comme l'avait souligné d'ailleurs, à l'époque, le *Lancet*, au sujet de Richard Partridge, venu auprès du blessé sans y avoir été invité, mais uniquement, parce que – nous l'avons vu – très influencé, et financé, par un fort *lobby* anglais en faveur de Garibaldi.

Enfin, pour terminer sur une note pittoresque, rapportons cette « histoire » : en 1862, on attribuait au duc de Devonshire l'offre de 25 000 florins faite à Garibaldi pour la balle extraite de son pied [2]. Or, si Garibaldi avait eu à se séparer de la balle d'Aspromonte, il est à croire, rapporte l'auteur de cette rumeur, qu'il l'aurait offerte plutôt à Nélaton à titre d'honoraires... Avec cette précision apportée dans l'anecdote : « Le duc de Devonshire était un multimillionnaire qui avait encadré la somme, destinée à un tableau de Raphaël qu'il voulait acheter, en billets de banque placés les uns à côté des autres et formant un tableau d'un million, car l'œuvre de Raphaël était allée à la National Gallery ! [3] »

Parvenu au terme de ce glorieux épisode, fruit complet du hasard, il nous faut conclure. Grâce à cette brillante intervention, Nélaton est désormais célèbre en France ; illustre, sa réputation dépasse les frontières ; sa clientèle déjà nombreuse et aisée augmente encore, il va devenir un habitué des fêtes impériales, aux Tuileries, à Saint-Cloud, et même à Compiègne, dans le cadre des fameuses « séries » [4]. Gloire et richesse vont à partir de maintenant aller de pair.

---

1. Il semble confirmé que l'algue laminaire ait une capacité de dilatation utilisée dans certains pays lors des avortements.
2. *Daily Alta California,* volume 15, Number 4741, 16 February, 1863. Et *Le Monde illustré* de juillet 1862, p. 387.
3. *Chronique médicale,* 15 juillet 1912, p. 427.
4. « La première série de la saison était d'essai : on y réunissait les gens sérieux, les femmes ennuyeuses, les invités par devoir. La seconde, au contraire, rassemblait l'élite [...] c'était la série élégante, d'où cet échange entre deux dames de la cour : – Êtes-vous de la série élégante ? – Non, ma chère, je suis de la vôtre... ». George Poisson, « Napoléon III en vacances », revue *Napoléon III*, n° 29, déc. / janv. / fév. 2015, p. 33.

Chapitre VIII

1863, dans l'entourage du pouvoir

Début janvier **1863**, il est prévu que Nélaton se rende en Égypte pour soigner le vice-roi Saïd Pacha – le quatrième fils de Méhémet Ali –, une somme de 150 000 francs a même été convenue pour un séjour de quinze jours au Caire ; mais au moment où il va quitter la France, la mort du pacha survient. Ce chef d'État souffrait depuis longtemps d'une fistule, entraînant des pertes de sang, que seule une intervention chirurgicale aurait pu réduire. Le 17, le consul, Monsieur de Beauval, avait fait savoir que le vice-roi était très malade, et le lendemain, effectivement, c'était fini [1] ! Son neveu, Ismaïl lui succède.

À la fin du même mois, des symptômes inquiétants s'étant manifestés dans l'état de la malheureuse ballerine Emma Livry – victime quelques semaines auparavant [2] d'un incendie lors d'une répétition de *La Muette de Portici* [3], dans les coulisses de l'Opéra de Paris –, appelé auprès d'elle en consultation, « l'éminent chirurgien » déclare qu'il ne faut pas désespérer. Toutefois, au début de juillet, la danseuse n'est plus en mesure d'agir ou de se déplacer, elle peut seulement encore recevoir ses amis ; Nélaton suggère alors un changement d'air et la fait transporter à Neuilly où sa mère a loué une maison de campagne. Le 26, avec Velpeau, ils essayent, sans succès, de la sauver : elle devait décéder ce jour-là, après huit mois de douleurs. Nélaton ne l'avait pas quittée durant sa dernière nuit. « Les frais occasionnés par les obsèques ont été soldés par le ministère de la Maison de l'Empereur [4] ».

1. Jean-Jacques Luthi, *Égypte et Égyptiens au temps des vice-rois (1801-1863)*, Paris, L'Harmattan, 2003.
2. 15 novembre 1862. A enflammé son jupon à un bec de gaz.
3. Opéra de Auber, sur un livret de Scribe et Delavigne, créé en 1828 à l'Opéra de Paris.
4. *La Presse* du 14 août.

« Sur le rapport de notre bien aimé cousin, le Prince Napoléon, Président de la Commission… », par décret du 24, en raison de sa participation au Jury de Londres l'année précédente, il est promu au grade de commandeur de l'Ordre impérial de la Légion d'honneur. Invité aux Tuileries, il reçoit cette décoration des mains de l'Empereur, qui s'entretient quelques instants avec lui, notamment au sujet de Garibaldi. Il lui est néanmoins demandé « d'adresser à la Chancellerie, le récépissé du versement à la Caisse des Dépôts et Consignations à Paris, ou à la Caisse du receveur des finances de votre arrondissement, d'une somme de quarante francs pour l'expédition de votre brevet », et même, d'après une autre lettre, soixante francs !

La clientèle devient magnifique. On y note en particulier la duchesse d'Hamilton, une cousine de Napoléon III, le nom de Chasseloup Laubat[1], famille avec laquelle il va nouer des relations d'amitié durables comme le montre cette lettre reçue en mars 1873, « Mon oncle, M. le Marquis de Chasseloup Laubat est mort subitement dans la nuit de samedi à dimanche. Ma tante connaissant l'amitié que vous portait mon pauvre oncle a tenu à vous apprendre elle-même le douloureux évènement. Quant à moi, Monsieur, qui n'ai pas oublié que c'est à vos bons soins que je dois d'être encore de ce monde… ». En fait, l'ancien ministre, Chasseloup Laubat, était mort après une heure de souffrances à l'issue d'une journée de travail à Versailles ; or, déjà malade, malgré les avertissements de ses médecins, il avait tenu à assister quelques semaines auparavant à l'enterrement de Napoléon III.

Pour Nélaton, c'est la gloire. Célèbre, il est désormais de toutes les réceptions : le dimanche 8 février, dîner au Palais-Royal, invité par le prince Napoléon et sa jeune épouse, la princesse Marie-Clotilde. Le 11, il se rend rue Saint-Lazare chez le sculpteur Dantan jeune et y pose pour son buste[2]. Notons au passage que cet artiste avait déjà reçu pour la même raison Orfila, Marjolin, Jobert de Lamballe, Double, etc. autant dire nombre de ses confrères.

---

1. Celui de la famille du ministre de la Marine. Marguerite de Chasseloup figure dans l'agenda dès juin 1860, avec cette précision, « à son hôtel », ainsi qu'une invitation à utiliser sa loge à l'Opéra si elle peut lui permettre de passer une soirée agréable… et cette lettre de novembre 1863, « Madame Chasseloup qui avait commencé à nourrir son enfant a dû y renoncer depuis trois semaines. Elle souffre beaucoup depuis quelques jours… »
2. Après sa mort, Pauline Nélaton offre ce buste (ou un autre ?) à la Faculté de Médecine de Paris ; elle en est remerciée par le doyen, Wurtz (9 juillet 1874).

Le 27 mars, sans usage du chloroforme, il extrait une balle enfouie depuis vingt-six ans – à la bataille de Barbastro entre les carlistes et les troupes de la reine – « en lo alto del hueso humero izquierdo [1] » du général espagnol Pierrard, avant d'être appelé, en mai, par le duc d'Aumale à Lausanne [2] pour le soulager d'une entorse. On peut imaginer que celui-ci était en Suisse car son fils, Condé, installé à Renens, y suivait des cours à l'Académie de Lausanne. À part Nélaton, qui pouvait-il appeler ? Par l'intermédiaire d'Édouard Bocher, fidèle administrateur des biens du duc, le chirurgien reçoit en échange un bracelet [3] que son beau-frère, toujours au fait de tout... estime à dix mille francs.

Ensuite il soigne d'une arthrite Joséphine Fernande de Bourbon, la sœur du roi consort d'Espagne, François d'Assise de Bourbon, habitant à Paris, dans une petite maison, rue Jean-Goujon, qui le remercie en lui envoyant avenue d'Antin une vierge attribuée au Pérugin [4]. C'est ainsi qu'il sera amené à donner une consultation au souverain lui-même lors d'un de ses séjours à Paris, en août 1864 [5], et qu'en janvier 1865, Pauline Nélaton invitera la princesse, « petite, peu jolie, mais aimable » à l'Opéra-Comique, invitation accueillie avec joie :

> Ma bien chère amie, Madame Nélaton,
> Je reçois à l'instant votre bonne et aimable lettre, et je me ferai un vrai bonheur d'aller avec vous car je suis on ne peut plus heureuse lorsque je passe avec vous ainsi qu'avec votre charmante famille quelques instants ensemble. Agréez, je vous prie, chère Madame, l'assurance de ma très sincère amitié et reconnaissance, Votre bien dévouée amie... [6]

La célébrité du chirurgien est telle que, lorsqu'il achète pour 2 770 francs une jument alezane et une paire de chevaux en Bretagne, par l'intermédiaire d'un de ses anciens élèves, le docteur Morvan, de Lannilis, ce dernier raconte dans le courrier annonçant l'expédition des bêtes qu'ayant dit au paysan que l'acquisition était pour le

1. Carlos Rubio, *Historia Filosofica de la Revolucion Espanola de 1868*, Madrid, Guijarro, 1869, p. 375 et *Biografias de los Disputaos a Cortes de la Asemblea constituyente de 1869*, Tomas Alonso, Madrid, 1869, p. 1053.
2. Il a une propriété sur le bord du lac de Genève. On voit dans ses relevés de comptes, le 25 juin, Genève 5 100 francs... à nouveau le 12 octobre, Genève, 5 000 francs et, le 3 novembre, 5 200 francs ?
3. « Car Madame Nélaton est, dit-on, grand amateur de beaux joyaux qu'elle étale volontiers dans une armoire vitrée de son salon ». Alfred-Auguste Cuvillier-Fleury. *Correspondance du Duc D'Aumale et de Cuvillier-Fleury*, Paris, Plon, 1912, p. 332.
4. Étienne Moreau-Nélaton, *op. cit.*
5. Le premier train Madrid-Paris arrive à Hendaye le 15 août 1864. Séjour du 16 au 22, avec bal à Saint-Cloud, le 19, et grandes eaux à Versailles le 21.
6. Archives privées.

compte de M. Nélaton, il s'entend répliquer, « le Docteur Nélaton ? Le médecin de Garibaldi ?». Et, sur une réponse affirmative, voilà le paysan « tout joyeux de l'honneur réservé à son cheval[1]».

Il est alors « le modèle des cliniciens, et l'enseignement officiel de la Faculté de médecine avait rarement possédé un professeur plus clair et plus apte à faire de bons élèves[2] ». En particulier, il va développer un changement dans le mode des pansements : au lieu du classique, cérat[3] et charpie, il emploie l'alcool, parvenant ainsi à diminuer très sensiblement le nombre des décès.

« "Quand vous examinez un malade" avait-il l'habitude de dire, "supposez avant tout la maladie la plus ordinaire : pour affirmer l'existence d'un mal insolite, il faut que l'évidence des symptômes vous force la main". Il ne laissait jamais passer un symptôme sans en rechercher la cause, et plus d'une fois, on le vit, au milieu de l'enthousiasme de ses élèves émerveillés de sa perspicacité, rester mécontent parce que la raison d'être d'un signe était demeurée obscure pour lui ». « Je ne suis pas entièrement édifié, ni satisfait ; il faut voir encore, oui encore » disait-il aussi, comme l'ont rappelé, après sa mort, *Le 19e Siècle*, daté du 23 septembre et *Le Courrier des Alpes* du 25 septembre 1873.

La Presse du 13 octobre 1863 annonce une opération réussie par Nélaton sur le sénateur Théodore Troplong en juillet de la même année. Civiale la revendique, « il est vrai que l'opération a réussi ; je l'ai pratiquée en juillet 1863, et M. Nélaton n'y était pas. Une rectification de cette annonce fut promise par mon très honorable confrère : elle n'a pas été faite[4] »… Excessive et trop rapide médisance, car on pouvait lire le 17 du même mois, dans *Le Courrier des Alpes*, « C'est M. Civiale et non M. Nélaton, comme on l'a annoncé par erreur qui a fait cette opération, laquelle a parfaitement réussi. Cependant l'état de santé de l'honorable président, bien que beaucoup meilleur, laisserait encore à désirer ». Et, pour terminer sur Civiale, la *Revue de thérapeutique médico-chirurgicale*, signale qu'après avoir opéré de la pierre en juin 1862 le roi Léopold Ier, quatre-vingt mille francs lui sont proposés, qu'il en réclame cent cinquante mille et qu'il les obtient[5]. Un an plus tard, l'anglais Henry Thompson – celui qui opérera

1. Lettre du 7 août 1863.
2. A. Després, *Revue scientifique*, 27 septembre 1873, *op. cit.*, p. 289.
3. Pommade à base de cire et d'huile.
4. *La lithotritie et la taille, guide pratique, op. cit*, p. 58.
5. Un ouvrier gagne de l'ordre de 1 000 francs, un sénateur 30 000 francs et un ministre 80 000 francs.

Napoléon III en 1873 – doit recommencer et brise deux pierres avec succès. Il remercie Civiale et est nommé chirurgien extraordinaire auprès du roi, titre que Léopold II lui maintiendra après la mort de son père en 1865. Lorsque Jean Civiale disparaît sa fortune est évaluée à cinq millions de francs. L'actuelle mairie de Garches est dans sa propriété…

Par ailleurs, Saurel et Denonvilliers étant à ses côtés, le chirurgien dirige avec succès une ovariotomie pratiquée par le docteur Daviers, dans la petite ville de Châteauneuf-sur-Sarthe. Cette guérison lui vaut la reconnaissance éternelle de la mairie : son nom est donné à une des rues, celui de Denonvilliers à une autre… En voici le témoignage :

> Cher Maître,
>
> Vous avez su par M. Daviers l'heureuse issue de l'opération d'ovariotomie que vous étiez venu diriger à Châteauneuf. Mais ce qu'on ne vous a pas appris probablement, c'est l'enthousiasme général pour un si beau succès et la popularité de votre nom dans nos campagnes, et de celui de MM. Denonvilliers et Daviers. On n'a pas assez d'éloges et de bénédictions pour ces grands opérateurs qui sont venus ici avec le désintéressement le plus complet et dans le seul but de servir la science et l'humanité. Un si beau dévouement mérite bien certainement d'être inscrit sur un livre d'or de la médecine, parmi les plus beaux faits qui l'honorent, et votre voyage à Châteauneuf vaut à mes yeux votre glorieuse campagne d'Italie.
>
> Cependant je me suis cru obligé à quelque chose de plus spécial, moi qui vous ai gardé la meilleure place dans mes souvenirs d'étudiant, et vous ai voué un tribut de reconnaissance pour vos bons conseils au début de ma carrière.
>
> J'ai disposé de votre nom en l'associant à celui de MM. Denonvilliers et Daviers, j'ai proposé au conseil municipal de Châteauneuf de donner ces trois noms à trois rues de notre petite ville. Cette demande a été acceptée avec acclamation, et si jamais un bon vent vous amène dans notre humble village (ce que je souhaite bien vivement) vous verrez inscrit rue Nélaton.
>
> À l'entrée de la rue principale qui traverse la ville et qui fait suite au pont sur lequel vous êtes passé pour retourner à Angers, la rue qui a été le théâtre de l'opération s'appellera rue Daviers, et la rue transversale qui réunit les deux précédentes prendra le nom de rue Denonvilliers, heureux trait d'union entre les deux principaux acteurs de ce beau fait d'armes chirurgical.
>
> C'est une bien petite pierre apportée au monument que vous élevez par vos grandes œuvres ; mais je serai heureux si vous y voyez la preuve

d'une estime qui remonte à plus de trente ans et d'une sympathie que la dernière entrevue n'a fait qu'accroître,

Votre élève tout dévoué

Ch. Benoist

Châteauneuf-sur-Sarthe 6 décembre 1863

Oserai-je vous offrir les compliments de ma femme qui compte comme un beau jour celui où elle vous a reçu et qui vous garde dans ses souvenirs, comme un type où la plus exquise bonté s'allie au mérite le plus élevé. [1]

Aujourd'hui, décevant constat, les rues Nélaton et Denonvilliers n'existent plus !

Pour l'année, « grâce à la propreté et au pansement à l'alcool, il obtient une baisse spectaculaire de la morbidité et de la mortalité (2,9 % à 3,5 % en 1863) » [2], le taux le plus bas des décès enregistrés par l'Assistance publique [3], alors que son hôpital, situé en face de la Faculté de médecine, jouxtant l'École de Médecine, était particulièrement exposé à l'insalubrité et à l'infection. Écrasé de tâches les plus diverses, il sait organiser des journées harassantes, et cependant son collègue et ami Velpeau raconte « Je ne sais comment fait Nélaton, il n'a jamais l'air pressé [4] ». Ce Velpeau qui disait en 1839, « Scalpel et douleur sont des mots indissociables qui resteront toujours dans la mémoire du patient opéré » ! Et qui, d'après *Le Figaro*, en août 1864, aurait eu cette réaction alors qu'on vantait devant lui les opérations de Nélaton, « Le fait est que c'est une chance d'être opéré par lui », et, aurait poursuivi en levant les bras « Être opéré par Nélaton… et mourir » ! Velpeau enfin, qui à vingt et un ans ne savait ni lire ni écrire, et qui huit ans après était capable de composer une thèse en latin et de la soutenir publiquement !

Parmi ses nouveaux clients, et qui d'ailleurs le sera encore en 1871, apparaît Paul Boudet, chef de section au Conseil d'État, le ré-

1. Vérification faite, en février 2007, auprès de M. Galand à Châteauneuf et de M. Boudet, à Brissarthe (tél. 02 41 69 81 28) : il y a eu effectivement une décision du conseil municipal le 2 octobre 1863 ; la femme en question s'appelait Madame Berthelot, son mari était cloutier, elle était « condamnée » ; Charles Benoist avait proposé de prendre les frais, d'élaboration des plaques et de leur apposition, à sa charge, mais la décision soit n'a jamais été suivie, soit a été annulée depuis : si les rues Nélaton et Denonvilliers n'existent pas, il y a bien un boulevard Daviers !
2. Mirko D. Grmek, *Histoire de la médecine et des sciences biologiques*, 1982, p. 818.
3. A. Corlieu, « L'Hôpital des Cliniques de la Faculté de Médecine de Paris », article paru dans *La France médicale*, 1878.
4. Félix Guyon, *Éloge de Nélaton*, p. 24.

cent ministre de l'Intérieur – successeur de Victor de Persigny depuis mars –, ainsi que le montrent ces quelques lignes :

> Ministère de l'Intérieur
> Cabinet du Ministre
> 10 octobre 1863
> Monsieur,
> Voulez-vous avoir l'obligeance de venir me voir l'un de ces matins. Je désire, quoique bien portant, vous sur quelques détails de ma santé qui me préoccupent.
> Je vous serai obligé de me faire savoir le jour et l'heure où vous pourrez venir. Je me tiendrai à votre disposition.
> Agréez... Boudet. [1]

Et, datée du même jour, il y a cette lettre de Persigny au chirurgien, dans laquelle on peut lire : « Comme j'ai eu l'occasion de parler beaucoup de vous à l'Empereur, Sa Majesté a manifesté plusieurs fois le désir de vous consulter sur sa santé. Je pense que vous ne tarderez pas à être appelé aux Tuileries... ». Le chapitre suivant est annoncé. Avec une question : comment et quand Nélaton et ce ministre se sont-ils connus ? C'est la première apparition de Persigny, le début d'une autre longue histoire. Grâce au docteur Henri Conneau, peut-être ?

1. Rendez-vous a été pris pour le samedi 17, puis décalé ensuite en raison de l'enterrement d'Adolphe Billault.

Troisième partie

De Napoléon III à Thiers

Chapitre IX

Parenthèse, Napoléon III et sa maladie

1864. Alors qu'en janvier, Rayer démissionne de sa fonction de doyen de la Faculté, poste qu'il occupait depuis la rentrée de 1862, pour Nélaton l'année commence bien, sa fortune s'élève à plus de deux millions de francs. Camille de Montalivet, l'ancien ministre de l'Intérieur – en particulier du roi Louis-Philippe –, qui avait de sérieuses difficultés de déplacement, perclus de tous ses membres, saisi de nombreuses violentes crises de goutte, dont la première avait eu lieu plus de vingt ans auparavant, lui écrit en janvier :

Montalivet Lagrange, 6 janvier 1864

Monsieur,

Vous avez mis trop de bonne grâce dans les soins que vous m'avez donnés pour que je ne considère pas comme un devoir, fort agréable pour moi, de vous en remercier de nouveau par écrit.

L'appareil exécuté par Mr Charrière d'après vos instructions a répondu, autant que mon triste état le permettait, aux espérances que vous m'aviez manifestées. Je n'ai pu m'en servir très souvent à cause de l'extrême sensibilité des muscles et des nerfs de mes pauvres jambes ; mais l'effet a été bon toutes les fois que j'ai pu supporter la flexion imposée par le jeu des clefs aux articulations des pieds. Mon invalidité est toujours grande, mais n'est pas absolue : je fais une trentaine de mètres à l'aide de mes grandes béquilles, assurément, ce n'est pas brillant, d'autant plus que je n'arrive à ce résultat qu'avec des efforts douloureux ; mais j'y vois l'assurance de l'accomplissement de votre pronostic, au sujet de la possibilité pour moi de marcher encore à peu près dans les mêmes conditions qu'avant la longue et terrible crise que j'ai subie l'année dernière.

Recevez Monsieur…

Persigny l'avait annoncé... Effectivement, le lundi 25 avril [1], appelé par son confrère Henri Conneau, il est invité à se rendre aux Tuileries, à 11 heures, pour faire « l'état général » de la santé de l'Empereur. Il y est très bien reçu, et Napoléon III est tranquillisé (voir illust. p. 328) ; Nélaton indique à sa famille que celui-ci n'aurait besoin que « d'un peu de repos, avec absence de préoccupations » [2]. Il faut dire que depuis 1852 les milieux officiels évoquent régulièrement les « rhumatismes » et les manifestations arthritiques dont Sa Majesté souffre de temps à autre. D'ailleurs, Conneau avait été « le premier à supposer l'existence d'une lithiase vésicale devant des signes urinaires récidivants accompagnés d'urines troubles. Il hésitait sur le diagnostic de rétrécissement urétral post-blennorragique, mais les sondages et les dilatations avaient déclenché hémorragies et pyrexie [3] ». En 1863, à la suite d'une violente crise, il le sonde, et l'Empereur lui exprime le souhait que l'Impératrice ne le sache pas avant d'ajouter « J'ai besoin surtout de repos, je crois. Car enfin cela n'est pas grave, n'est-ce pas Conneau ? Tu ne penses pas qu'il faille m'opérer ? [...] Et quoique tu aies la main très légère, mon cher Henri, tu m'as fait mal [4] ».

En fait, l'histoire de cette maladie est très ancienne, ses conséquences dépendent de sa localisation : lorsque vésicale, elle s'appelle « maladie de la pierre » [5].

Mais qui est donc cet Henri Conneau ? Relisons ce portrait tracé par Alfred Maury, le bibliothécaire des Tuileries :

> Le docteur Conneau, dont la petite taille et la figure originale avaient tout d'abord piqué ma curiosité [...] tous les matins, ou à peu près, il se rendait près de l'Empereur, dans sa chambre à coucher pour prendre connaissance de son état de santé. Il devait sans doute être très au fait du tempérament de son maître, mais ce n'était assurément, comme beaucoup de médecins italiens, car il avait étudié en Italie, qu'un très médiocre praticien et l'on avait pu dire de lui comme le baron Portal disait de Pariset, « Il sait beaucoup de choses et même un peu de médecine ». [...] ainsi que me le faisait observer un jour au palais des Tuileries le

1. « Tuileries le 24 avril. Monsieur et très honoré confrère, l'Empereur ne pourra vous voir demain matin à neuf heures ainsi que je vous l'avais écrit, mais bien à onze heures. Si cette heure ne vous dérange pas je vous attendrai aux Tuileries. Vous me ferez demander... ».
2. Dans le *Journal* du beau-frère Héluis.
3. Georges Androutsos, *La maladie uro-génitale de Napoléon III*, www.urofrance.org.
4. Hervé Schmitt, *Napoléon III, sa vie, sa maladie et sa mort*, thèse de doctorat, CHU de Lille, 1995.
5. Daniel Grasset, Académie des Sciences et Lettres de Montpellier, 29 juin 2009, qui cite le professeur René Küss : « Tant qu'il y aura des hommes il y aura des calculs ».

> docteur Rayer, peu fanatique de son art, le médecin est moins l'art de guérir que de soigner. Le docteur Conneau n'était en fait qu'une sorte de garde-malade et dès que l'Empereur se trouvait sérieusement indisposé, il faisait venir le docteur Rayer. Quand il commença à être atteint de la maladie qui précéda sa chute il fit appeler d'autres médecins en consultation, le docteur Ricord et le docteur Sée [...] C'est le docteur Conneau qui avait préparé l'évasion du château de Ham, l'Empereur lui en a toujours été reconnaissant [1].

Signalons également qu'après le coup d'État de 1851, un autre médecin aurait déjà donné des soins à Napoléon III : Louis Fleury, qui dirigeait depuis 1846 un célèbre établissement d'hydrothérapie à Meudon [2].

En réalité, pour la première fois, le 1er mai 1853, un agent aux gages du préfet de police Charlemagne-Émile de Maupas consigne dans un rapport secret que le souverain « était toujours dans un état de maladie et de souffrance » et révèle que « la vessie paraissait être l'organe particulièrement atteint [3] ». Par ailleurs, le célèbre professeur Antoine-Joseph de Lamballe, examinant l'empereur en juin 1855, confirme l'atteinte vésicale, ne parle que de « spasmes de la vessie [4] », mais signale la chose à Fortoul.

Précisons que chaque année, de 1856 à 1859 – 1858 étant celle de la fameuse entrevue secrète avec Cavour, l'alliance pour chasser les Autrichiens du nord de l'Italie, le 21 juillet –, pour traiter ses douleurs, Napoléon III fait une cure à Plombières dont les eaux passaient pour avoir des vertus sédatives et diurétiques. Il aime beaucoup cette ville, où sa mère l'avait emmené très jeune ; pourtant ce n'était pas uniquement, disait-on, parce que sa santé y trouvait des secours nécessaires. Pour Alexandre Quentin-Bauchart, en effet, « la société de Plombières et des villes environnantes était admise à présenter ses hommages au souverain, et, s'il faut en croire la chronique scandaleuse, la gracieuse Madame G..., l'astre d'une ville voisine, aurait tout particulièrement fixé ses regards : les plus grands devoirs ou les plus grandes ambitions n'ont jamais préservé les plus grands hommes de cette mystérieuse influence ». Pourquoi Plombières ? En

1. Bibliothèque de l'Institut, *Souvenirs d'un Homme de Lettres*, Ms 2650.
2. *www.urofrance.fr.*
3. Ch. Nauroy, *Le Curieux*, 1er mars 1884. *Ibid.* Repris par Adrien Dansette, dans *Du 2 décembre au 4 septembre*, Hachette, 1972.
4. Marcel Guivarc'h, *Jobert de Lamballe*, Association des Amis du Musée d'Histoire de la Médecine, 2001, p. 128. Et *Revue du Souvenir napoléonien*, Paul Ganière, www.napoleon.org ainsi que dans Adrien Dansette, *op. cit.*

voici peut-être une explication : on lit dans *Les Annales de l'Est*[1] « L'inspecteur des Eaux de Plombières, le docteur Lhéritier a de hautes relations, à la Cour même, et il parvient à attirer sur la station l'attention de l'Empereur ».

En mai 1856, son état se dégrade. Fortoul note : « L'Empereur est visiblement affaibli[2] ». Henri Conneau fait venir de Londres un confrère, le docteur Robert Ferguson. Arrivé à Paris le samedi 3, celui-ci voit l'Empereur deux fois : le dimanche à six heures du soir – Napoléon III étant seul – et le lundi, à 13 heures 30, en présence de Conneau. Son diagnostic est simple : fatigue nerveuse, surcharge de travail et manque d'exercice physique ; s'étant limité à un examen superficiel, il ne fait pas mention de troubles vésicaux. Il prescrit diète, moins de tabac, un bain chaud chaque matin, pas de fruits, pas de pâtisseries, repos et « eaux thermales ». Au moment de quitter le médecin français, il ajoute : « I hear you are the intimate confident of H. M. that you have a sincere regard for him – You will loose your friend and Emperor if you do not stop his exhausting and bad habits. He is on the verge of Epilepsy. It may not be to day, or tomorrow or even this year or the next – but five years will see a great change – and he and his Dynasty may be swept off[3] ».

Napoléon III, remerciant Robert Ferguson, lui donne une tabatière en or et diamants contenant huit mille francs en billets de banque[4]. L'ambassadeur de France en Angleterre, Persigny, reçoit le 15 mai une copie du compte rendu de la visite au gouvernement anglais[5], lequel a fait état de « nervous exhaustion that had a debilitating effect upon sexual performance[6] »... Parallèlement, l'ambassadeur d'Angleterre à Paris, Lord Cowley, en est aussi informé. Com-

1. 1937, p. 80.
2. André Castelot, *Napoléon III et le Second Empire*, Paris, Tallandier, 1975, p. 159.
3. « Je comprends que vous êtes un intime de Sa Majesté et que vous avez beaucoup de considération pour elle – Vous perdrez votre ami et Empereur si vous ne mettez pas fin à ses exténuantes et détestables habitudes. Il est au bord de l'épilepsie. Ce ne sera peut-être pas pour aujourd'hui, pour demain ou même dans l'année, ou l'an prochain, mais dans les cinq ans vous constaterez un grand changement – et lui, ainsi que sa dynastie pourraient être balayées. »
4. MS 4974, p. 7684, Royal College of Physicians, Londres.
5. Roger L. Williams. *op. cit.*, et Library, archive and museum services department Royal College of Physicians, Londres, Ms 414/8.
6. « Fatigue nerveuse qui a une incidence négative sur ses performances sexuelles ». Stephen Clarke, *100 years of annoying the French*, Selina Walker, 2010.

ment Henri Conneau connaissait-il Robert Ferguson [1] ? Nous l'ignorons. L'Empereur part pour Plombières le mardi 1er juillet. Le lendemain, la ville est illuminée, l'accueil est enthousiaste, l'Empereur est acclamé partout. Il s'y plaît et se porte bien [2]. Il en repart le jeudi 7 août.

Cinq ans après, en mai 1861, il confie à Eugénie « les douleurs sourdes que j'éprouve dans les jambes m'inquiètent, parce que je suis persuadé que c'est le symptôme d'un mal qu'on pourrait guérir, si les médecins savaient en découvrir la cause [3] ». Son état continuant à se détériorer, les docteurs Conneau et Andral conseillent des cures à Vichy, dont les eaux, plus minéralisées que celles de Plombières, devraient, espèrent-ils, avoir d'heureux effets à la fois sur l'anémie et sur les troubles arthritiques. Ce devait être une erreur. La première cure a lieu du 5 au 31 juillet. *Le Moniteur universel* affirme « Le but unique du voyage de Sa Majesté est de soigner sa santé ». Le maire, Norbert Leroy, l'accueille : « Puisse le calme que vous trouverez au milieu de nous, puisse l'efficacité des eaux multiplier des jours précieux à la France et si dignes de l'amour de tous [4] ». Napoléon III et son chef de cabinet sont tous les deux logés dans la « luxueuse » villa Strauss [5], à proximité immédiate de l'hôtel des Thermes, loué également pour la circonstance. Mardi 16 et jeudi 18, théâtre. La semaine suivante, le 25, bal des sous-officiers et soldats, le 27, fête au profit des pauvres par la Compagnie fermière, l'Empereur ouvre le bal [6], le 28, théâtre, avec un invité de marque, le roi Léopold Ier. Et le baron d'Ambès, cité par Maurice Gontard [7], d'écrire : « Fleury et Lepic font toujours la noce... Fleury fleurette parfois dans la ville et ramène chez notre Empereur

---

1. Peut être à rapprocher du fait qu'en 1847, à Londres, Louis-Napoléon Bonaparte achète (acte sous seing privé en 1847, 900 livres sterling, 22 500 francs) pour Conneau une clientèle médicale à un docteur Berrier-Fontaine qui sera nommé médecin par quartier de la Maison impériale le 13 février 1864, *Papiers secrets du Second Empire*, volumes 6 à 10, Bruxelles, 1871, p. 20 ; Emmanuelle Papot, dans son *Mémoire sur Henri Conneau* (1999), cite le même montant avec pour sources : Jerrold Blanchard, *The Life of Napoléon III*, London, Longmans Green, 1875, p. 383 et le Fonds Thouvenel, AN 255 AP (192Mi/4). Cependant aucune trace de cette installation ne peut être trouvée aujourd'hui en Angleterre... (« However, I can find no records relating to a London stay by Conneau and no records of a British license to practice for him ». Pamela Forde, Royal College of Physicians, courriel du 7 juillet 2015).
2. Daniel Mallet, *Dans les secrets d'un Empereur*, Paris, Edilivre, 2015, p. 34.
3. Fernand Giraudeau, *Napoléon III intime*, Paris, Ollendorf, 1895, p. 406 et Augustin Cabanès. *Les morts mystérieuses de l'Histoire*, Albin Michel, 1919.
4. Maurice Gontard, *Vichy, l'irrésistible ascension*, 1800-1870, Brioude, Créer, 1998, p. 149.
5. Villa louée 10 000 francs. Du nom du chef d'orchestre et compositeur de valses, Isaac Strauss (1806-1888), neveu du Strauss de Vienne.
6. *Ibid.* p. 151.
7. *Ibid.* p. 153.

une aimable Vichyssoise »... Après qu'un décret ait été signé, le 27, sur l'exécution d'un certain nombre de travaux dans la ville, alors qu'un mot circulait[1] « Si Vichy ne fait pas de bien à l'Empereur, on peut dire que l'Empereur fait du bien à Vichy », l'Empereur envoie une dépêche à l'Impératrice le 28 lui disant « Les eaux me font beaucoup de bien ». Et il quitte la ville thermale le 31. Il a même été écrit que Napoléon III était « Le Haussmann de Vichy ». Il l'a beaucoup embellie[2].

Le docteur Jean-Dominique Alquié, ancien inspecteur général du Service de santé des Armées, devenu inspecteur des eaux de Vichy, dirige le traitement. Toujours présent pendant tout le temps où Sa Majesté demeure dans l'établissement des bains, il a recommandé l'absorption d'eau des sources de l'Hôpital et des Célestins ; au lieu de dissoudre les calculs, celles-ci augmentèrent le taux d'acide urique et, par conséquent, précipitèrent le processus lithiasique. Bue dans l'établissement, l'eau est gratuite, alors qu'emportée à domicile, elle se paye 30 centimes le litre, verre et bouchon non compris. « La durée des bains est d'une heure quinze minutes, y compris le temps nécessaire pour la toilette. »

1862, 1863, 1864, ce même mois voit ainsi revenir régulièrement l'Empereur sur les bords de l'Allier. Si ces séjours ont une influence certaine sur le développement de la ville – ouverture de boulevards, création de parcs, construction d'un casino, d'hôtels –, en revanche, ils n'améliorent pas l'état de celui qui, en outre, « incorrigible jouisseur », y « menait joyeuse vie », notamment avec sa maîtresse, Marguerite Bellanger[3], celle dont le petit chien fut à l'origine de la scène de ménage d'Eugénie le 27 juillet 1863 et de son départ immédiat pour Paris ; celle à qui cette dernière devait déclarer un mois après le célèbre « Mademoiselle ! Vous tuez l'Empereur ! ». Celle qui, d'après Gustave Claudin, journaliste au *Figaro*, cité par André

---

1. Céleste Baroche, *Second Empire. Notes et Souvenirs*, Paris, Crès, 1921, p. 189.
2. Décret du 27 juillet 1861 : développement des voies de circulation, création d'un second parc, construction d'édifices spéciaux et rachat du pont à péage sur l'Allier.
3. M. Dumont, Faculté de médecine de Lyon. 1838-1886. « Une beauté piquante. Il semblait qu'on avait vu cette figure-là sur les lames d'un éventail. Elle était admirablement faite et possédait une taille idéale. » (A. de Pontmartin, *Souvenirs d'un vieux critique*, Paris, Calman Lévy, 1884, p. 170). De son vrai nom, Julie Leboeuf ; elle a un fils de lui, Charles, né « de parents inconnus » (André Castelot, *Napoléon III*, Paris, Perrin, 1999, p. 381) en février 1864 (Pierre Milza, *Napoléon III*, Paris, Perrin, 2004, p. 304) ; elle a habité rue Mogador, rue Pierre-Charron, avenue de Friedland et rue des Vignes (57, 27 ou 1), « discret petit hôtel entre cour et jardin ». Napoléon III l'avait rencontrée en 1860 (ou 1863 ?). En janvier 1861, elle avait été autorisée à s'habiller en homme (pouvoir pénétrer aux Tuileries sans être remarquée ?), *Dictionnaire Hillairet*.

Castelot dans *La Féerie impériale*, « avait une beauté puissante, était admirablement faite et possédait une taille idéale. Quand elle traversait les Champs-Élysées les passants la regardaient, tant elle était gracieuse, campée sur son cheval ». Et sur laquelle enfin, on lit dans *Le Dossier de l'Empire*[1] : « Ses chevaux, ses voitures, ses chiens, ses bijoux et ses toilettes étaient bien connus au bois de Boulogne. Tous les cochers de fiacre connaissaient le confortable et luxueux hôtel de la rue Vernet, situé à une portée de fusil des Champs-Élysées, où, après sa promenade officielle avec l'Impératrice, l'Empereur passait si volontiers des heures de paresse… ».

1. H. Georges, Jules Claretie, *Le Dossier de l'Empire*, Paris, A. Perez, 1870.

Chapitre X

Fin de la parenthèse, retour à 1864, 1865...

Lors de son quatrième séjour, été 1864, la cure, commencée le 7 juillet, est un échec très net ; on signale de fréquents accès de fièvre. Dans ses *Souvenirs*, Alfred Maury, déjà cité, évoque un après-midi où l'Empereur, pris de malaises, étant allé se reposer sur un divan au lieu de travailler, son chef de cabinet, Mocquard, réagit en riant, « C'est un effet des bains », pensant peut-être aux aventures galantes de l'Empereur, avant de finir par s'endormir dans son fauteuil. Or, vers quatre heures, lorsque Sa Majesté alla un peu mieux, Mocquard prit son portefeuille et se leva, disant : « Si Sa Majesté me demande, vous direz que j'ai f... le camp. Ce pauvre Empereur est bien souffrant ! ». Maury ajoute que quelques jours après, le 31 juillet « l'Empereur est souffrant et a l'air abattu ; Sa Majesté devrait faire comme Mocquard et moi qui ne prenons ni vin ni café [1] ». Maigre, affaibli, marchant péniblement, l'Empereur repart le dimanche 7 août pour Saint-Cloud ; à la fin du mois d'octobre, il peut quand même se rendre à Nice, où il rencontre le tsar Alexandre II [2].

Le 2 novembre, à la veille d'un départ pour une mission archéologique au Liban, Ernest Renan adresse au chirurgien une lettre postée de Sèvres, dans laquelle il écrit : « Avant de partir pour un fort long voyage, je tiens à vous remercier des précieux conseils que vous nous avez donnés pour la santé de notre pauvre enfant. L'état est toujours celui que vous avez vu ; le nœud de la colonne vertébrale a diminué ; mais les jambes sont bien affaiblies. Je pars en emportant de ce côté de bien tristes pensées ». En réalité, Ary, son fils, né en 1857, commença, très jeune, à la suite d'une scarlatine mal soignée, à éprouver la maladie de Pott, qui, en dépit de tous les soins que lui avaient fait prodiguer ses parents, devait le rendre sérieusement handicapé pour

1. *La Revue de Paris*, 1910/01-1910/02, p. 339, 343.
2. 28 octobre. À rapprocher de la mission de Nélaton auprès du tsarévitch quelques semaines après.

la vie. À la fin du mois, Nélaton va devoir opérer Madame Duruy ; le courrier de son mari évoquant cette intervention ne permet pas de voir ce dont il s'agit, « Je désire vivement être auprès de ma pauvre femme quand vous ferez la première opération. Demain mardi, je suis obligé d'aller au Conseil à Compiègne. Je vous serais fort obligé de remettre au lendemain pour agir, si vous comptez le faire bientôt... [1] ».

En fin d'année, les 14 et 15 décembre, il soigne Félix Baciocchi, qui ne peut plus ni s'asseoir, ni s'étendre – « on lui brûle le dos avec des fers rouges [...] il va cependant tous les jours au club faire sa partie de piquet [2] » –, qui a des douleurs au bras, et qui, nous l'avons vu, souvent offrait une loge au chirurgien, comme le montre ce petit mot :

> Mon cher Docteur,
> J'ai oublié ce matin de vous offrir la loge des Italiens. Je répare mon oubli en vous transmettant, sous ce pli, le coupon de la dite loge, que j'accompagne de mes affectueux compliments, Baciocchi.

Il est également convoqué par l'Empereur qui souhaite connaître les raisons de la mort de Mocquard, son chef de cabinet, confident et ami depuis toujours, décédé le 9.

C'est à cette époque [3] que, frappé par la difficulté de l'opération chirurgicale de ces tumeurs, il s'est consacré à l'étude et au traitement des polypes naso-pharyngiens (tumeurs dans fosses nasales et pharynx) par l'électrolyse [4] : les tissus interposés entre des aiguilles, représentant les pôles du générateur, enfoncées dans les parties vivantes, ferment le circuit, et le passage de l'électricité désorganise, sépare et crée « une sorte de nécrose réparatrice ». Il est vrai que les procédés les plus ingénieux pour la ligature de ces tumeurs avaient été multipliés à l'infini depuis le XVIIe siècle, mais, pour lui, « Ces manœuvres compliquées n'apportaient rien, il manquait une notion fondamentale, l'on ne guérit ces tumeurs qu'en détruisant leur base

1. Archives privées, lettre du 24 novembre.
2. *Lettres de Prosper Mérimée à Madame de Montijo*, Mercure de France, vol. 2, 1995.
3. Premier essai le 12 février 1864. Pour Dolbeau, « Cette méthode paraît destinée à faire disparaître toutes celles qui l'ont précédée ». Exemples : ligature, arrachement, écrasement, cautérisation... et « ablation partielle » (diviser le voile du palais, reséquer partiellement la voute platine) faite par lui déjà en 1849.
4. Utilisation d'un procédé – « le collecteur » – mis au point par un de ses jeunes élèves, Arnould Thénard (« zèle et habileté des manipulations physiques »), fils du baron Thénard, de l'Institut, permettant l'action graduelle du courant. Nélaton avait commencé par étudier la question sur des animaux.

d'implantation » ; d'où ses "propositions" : elles 1) ne s'observent que chez des jeunes sujets, « tuent fatalement si l'art n'intervient pas » ; 2) c'est par la voûte palatine qu'il est le plus facile de les atteindre, puis destruction par électrolyse. Au cours de l'année il aura expérimenté ce procédé en six séances, de février à mai, à l'Hôpital des cliniques, sur un jeune homme de son service. Entre 1864 et 1865, il aura pratiqué cinq fois sa méthode. Ainsi cette initiative assez originale, rare et à saluer : le lundi 11 janvier 1864, il dépose à l'Académie des sciences un « pli cacheté », dans lequel il a écrit : « J'ai l'honneur de vous informer que j'ai institué une série d'expériences tendant à établir l'action des courants électriques sur les tissus vivants ; je puis affirmer dès à présent qu'un organe ou un tissu soumis à l'influence d'un courant subit une transformation entièrement différente de celle que produit la cautérisation obtenue jusqu'à ce jour. Je ne veux entrer dans aucun détail sur les courants de différentes natures et intensités, que j'ai cru devoir employer, me réservant de donner tous les enseignements nécessaires dans un mémoire explicite. Je crois que ces résultats trouveront leur application dans la thérapeutique chirurgicale, et en particulier dans la destruction des polypes naso-pharyngiens [1] ». En fait, pour un chercheur, pensant avoir fait une découverte ou inventé une nouvelle méthode, les « plis cachetés » étaient le moyen d'en faire le dépôt à l'Académie sous enveloppe scellée. Différente de celle du brevet, cette procédure permettait seulement d'apporter en cas de besoin la preuve de l'antériorité de la trouvaille par celui qui prenait la précaution de déposer ce pli... Cent ans après, l'enveloppe pouvait être ouverte. En l'occurrence, celle de Nélaton le fut par le professeur Merle d'Aubigné le 19 novembre 1986, et celui-ci put découvrir et lire ce qui est au-dessus.

Au 31 décembre, toujours selon son beau-frère, Nélaton a gagné 312 000 francs et sa fortune s'élève à 2 800 000 francs !

1865. Début d'année délicat. Après la soirée à l'Opéra-Comique, avec la princesse Joséphine de Bourbon – « très gracieuse et très causante [2] » –, le mardi 3 janvier, alors que c'est la fin de la Maison Pereire [3], que Malgaigne, « une des splendides lumières de la chirurgie [4] », à la suite d'une attaque pendant une séance par lui présidée, à

1. Dossier aux archives de l'Académie des sciences.
2. *Journal* du beau-frère, Émile Héluis.
3. *Le Figaro* du 12 mars 1865.
4. Velpeau.

l'Académie de médecine, disparaît le 17, le chirurgien est appelé [1] le samedi 28 avec Rayer, à Nice, auprès de l'impératrice de Russie [2] pour soigner Nicolas Alexandrovitch Romanov. Le jeune grand-duc héritier, souffrant de douleurs dans le dos, épuisé, misant beaucoup d'espoirs sur le climat, y était arrivé le 1er janvier. On craignait une maladie de la moelle alors que pour Nélaton, de retour le lundi à Paris, ce n'est qu'une affection rhumatismale. Or le malade devait mourir le 24 avril d'une crise foudroyante de méningite cérébro-spinale. Il était âgé de 22 ans. Le 10 mars, Morny meurt brusquement des suites d'une pancréatite hémorragique, maladie alors mal connue ; dans *La Presse* on lit le mot « anémie ». Trois jours avant, pourtant, son médecin, Rayer, avait dit « il faut attendre, dans quinze jours, nous verrons [3] » et, le jour même, à quelques minutes de l'issue fatale, il avait précisé « Pas encore, il ne mourra pas avant onze heures ou midi [4] ». Or, un mois auparavant, lors d'une visite que lui avait faite Hippolyte de Villemessant, évoquant une de ses douleurs, le duc avait utilisé le mot « grave » ... et le directeur du *Figaro* d'écrire que « dès ce moment il avait l'imagination frappée d'un sinistre pressentiment ». Des funérailles nationales sont organisées le 13 à l'église de la Madeleine. Triste début d'année...

Et, cinq jours après, le soir, Nélaton vient à peine de se coucher qu'il est demandé au bois de Boulogne, à Bagatelle, chez Lord Hertford, pour être prêt à intervenir lors d'un duel entre le comte Adalbert de Périgord et le duc de Doudeauville à propos du nom de Montmorency, l'un et l'autre s'estimant légitimes à le reprendre. Là, « Les deux adversaires s'alignent, le fer est croisé, on se touche de part et d'autre – Un instant ! S'écrie le docteur Nélaton, le sang a coulé ; en voilà assez ; ne me rendez pas mon art trop difficile. Là-dessus, on s'arrête ; le docteur fait les premiers pansements et l'on rentre dans Paris... [5] ».

---

1. « 28 janvier 1865, Monsieur le Docteur, Je télégraphie à l'instant à Nice que vous, ainsi que le Docteur Rayer, êtes disposés à partir vendredi soir. J'aurais l'honneur de vous faire connaître la réponse dès qu'elle me sera parvenue. Une dépêche télégraphique que je viens de recevoir de l'Ambassadeur m'informe qu'il y a depuis ce matin un mieux sensible dans l'état de SAI. B. Tchitchérine ». Nicolas Alexandrovitch, arrivé à Nice le 13 novembre, était cependant allé passer quelques jours à Florence, avant de revenir sur la Riviera, installé d'abord dans la villa Diesbach, puis dans la villa Bermond où fut élevé en 1867 le Mausolée Impérial. (Compagnie Monégasque de Banque, *Les relations entre la Russie et la Côte d'Azur*).
2. Honoraires, 15 000 francs, sur un mois de 33 000 (voir illust. p. 337).
3. Claude Dufresne, *Morny, l'homme du Second Empire*, Paris, Perrin, 1983.
4. Ludovic Halévy, *Carnets*, Calmann-Lévy, tome 1, 1935, p. 60.
5. *Revue de Paris*, tome 9e, 12 février 1865, p. 299.

Le 14 avril, de l'autre côté de l'Atlantique, un certain John Wilkes Booth, un Sudiste, tire sur le président des États-Unis, Abraham Lincoln. Aussitôt, le médecin Charles Augustus Leale se fait apporter une « sonde de Nélaton » pour explorer la blessure, la preuve de la balle est faite, ce qui n'empêchera pas la mort du chef d'État le lendemain matin.

L'Empereur semble ne pas aller trop mal ; alors que la guerre s'intensifie au Mexique, Eugénie assurant la régence, le 29 avril, il part pour un voyage de quelques semaines en Algérie, du 3 mai au 7 juin. L'été arrivé, il ne se rend pas à Vichy mais à Plombières, où il arrive le 19 juillet, pour une cure de trois semaines. Il y a une entrevue avec Bismarck, une simple prise de contact qui devait se poursuivre en octobre à Biarritz. Après être passé par Épinal et Nancy, il revient le 10 août au camp de Châlons [1], le Mourmelon actuel, où il dispose d'un baraquement, assez élégant pour assister aux manœuvres annuelles. C'est là, vraisemblablement le 19 ou selon Madame Carette le 18, qu'ayant ressenti de violentes douleurs, à 7 heures du matin, il se laisse examiner par Hippolyte Larrey, qui avait été appelé par Léon Cuxac – le vieux valet, son « meilleur médecin » [2] – et il lui dit : « J'ai passé une nuit très pénible, mon cher Larrey ». Celui-ci, diagnostiquant la présence d'un calcul vésical, propose de sonder afin d'en avoir confirmation. Napoléon III, prétextant, qu'à plusieurs reprises, le docteur Conneau avait procédé de la sorte, avec régulièrement pour conséquences des hémorragies et de fortes fièvres, refuse d'accepter ce diagnostic… « Nous en reparlerons plus tard ».

Qui plus est, il demande à Larrey la discrétion la plus absolue : « Je vous prie expressément de n'en pas dire un mot, surtout à l'Impératrice » [3]. Larrey s'incline, rappelant à Sa Majesté que le respect du secret professionnel lui interdit toute indiscrétion.

Le lendemain, l'Empereur, accompagné par l'Impératrice, part en voyage; c'est un dernier pèlerinage à Arenenberg, trois jours. D'après Madame Carette, cette visite « fut un enchantement. Jamais l'Empereur ne s'était montré aussi gai, aussi satisfait [4] ». Au retour, le 24, les chevaux ayant été effrayés par le sifflet d'une loco-

---

1. Madame Carette, *Souvenirs Intimes de la Cour des Tuileries*, Paris, Paul Ollendorf, 1890. Certains auteurs situent cet évènement en 1864 et non en 1865. Devant 30 000 personnes, le camp de Châlons avait été inauguré en 1857 pour assister aux manœuvres de l'armée.
2. D'après le docteur Barthez.
3. Madame Carette, *op. cit.*
4. *Ibid.*

motive, un accident survient. La princesse Anna Murat [1], Madame de Montebello, Mademoiselle Bouvet – future Madame Carette, citée plus haut – faisaient partie de l'expédition ; Nélaton est convoqué en toute hâte à Neuchâtel. Il y avait un bras fracturé (Montebello), une clavicule brisée et une côte enfoncée (Bouvet)... Un convoi spécial, avec des lits, est organisé pour rapatrier les blessés, parmi lesquels figure le valet de l'Empereur, qui, touché au pied, avait failli subir une amputation [2], avant d'être rétabli par Nélaton. Le 27, ne jugeant plus sa présence nécessaire, le chirurgien repart pour Paris [3]. Précisons toutefois que dans un premier temps, Napoléon III avait appelé Jobert de Lamballe. Celui-ci n'étant pas dans la capitale, c'est à Nélaton qu'il incombât de le remplacer. « Cet incident naturel qui ne permit pas à M. Jobert de Lamballe de déployer son zèle et son habileté, lui porta un coup très sensible, et il en parlait souvent avec des regrets d'une vivacité exagérée. Dès ce moment les signes de trouble cérébral qui ont « conduit l'infortuné médecin dans la maison du docteur Blanche [4] » devinrent visibles [5]. Le mois suivant, l'agenda de Nélaton montre que le 13 il reçoit Elisabeth Howard, « celle qui fit l'Empereur » et lui demande 7 000 francs d'honoraires [6] (voir illust. p. 337).

Bismarck, venu à Biarritz au début d'octobre – du 3 au 12 – pour lui présenter son plan de réorganisation de l'Allemagne, trouve un Napoléon III pâle et indécis : « il n'est plus que l'ombre de lui-même », et « d'une grande incapacité méconnue [7] », ne donnant que des demi-réponses. Tandis que le choléra, qui avait débuté le 15 octobre, sévit dans le Midi, à Toulon, Arles, et Marseille, le 18, le chirurgien est à nouveau appelé auprès du chef de l'État, à Saint-Cloud. Il y reste pour le déjeuner avec Leurs Majestés et les ministres.

---

1. 1841-1924. Une des cinq enfants de Lucien Murat. Mariée avec Antoine de Noailles, duc de Mouchy, le 19 décembre.
2. Céleste Baroche, *Second Empire, Notes et Souvenirs*, Paris, G. Crès, 1921, p. 288.
3. Facturé 20 000 francs selon *Le Monde illustré* du 17 février 1866.
4. Le 17 novembre.
5. « L'une des manies qui travaillent aujourd'hui son cerveau malade est la préoccupation d'exercer quand même l'art où il excellait. Il tâte le pouls des pensionnaires, les interroge avec cette brusquerie qui lui était familière, et, s'exaltant peu à peu, il finit par vouloir les opérer et leur couper bras » (*La Presse*, 30 août 1865).
6. Le 2 août 1866, elle lui faisait part que : ses « règles sont venues ce matin, en avance de quatre jours ; je crains donc que mardi ne soit trop tôt pour la cautérisation, quoique habituellement elles ne durent que deux jours... »
7. *Napoléon III, l'homme, le politique,* Actes du colloque organisé par la Fondation Napoléon, Collège de France, amphithéâtre Marguerite de Navarre, 19-20 mai 2008. L'Empereur avait promis sa neutralité dans la rivalité Prusse / Autriche et de pas intervenir en faveur de cette dernière, attendant en retour des compensations, territoriales.

Nélaton voit d'autres clients. Par exemple, il soigne aussi Auguste Mimerel de Roubaix, industriel, homme d'affaires et sénateur depuis 1852, président du conseil général du Nord, qui lui témoigne une reconnaissance infinie, « cette affabilité, cette sympathique compassion, ce dévouement dont vous avez donné la preuve si touchante, ce n'est pas la Science qui les apprennent. Dieu vous les a donnés surabondamment, et c'est là ce qui donne tant de prix à vos soins, ce qui les fait aimer [1] ».

Un mois plus tard, il est invité à Compiègne dans le cadre d'une des « séries », ces invitations qui, de la fin octobre jusqu'à la mi-décembre, réunissent une centaine d'invités pour une semaine, la première ayant eu lieu en 1856 et la dernière en 1868. « Installé dans un appartement très confortable, bien chauffé [2] », il écrit « vers la fin de la journée, arrivés au tableau, c'est-à-dire à un horizon de 2 000 pièces étendues sur le gazon, je me suis trouvé en face de l'Empereur qui a bien voulu exprimer le regret de n'avoir pas su que je tenais quelques fois un fusil ». Le dimanche 26, il y assiste aux *Commentaires de César*, une pièce en deux actes, du marquis Philippe de Massa, montée par la princesse de Metternich (voir illust. p. 334) ; parmi les acteurs, il y a, Louis Conneau, la marquise de Galliffet – en Industrie –, la comtesse de Pourtalès – en Hôtel des Ventes –, Madame Bartholoni – dans l'incarnation de Deauville –, Pauline de Metternich – en cantinière, cocher et en chanson –, le prince impérial – personnifiant l'avenir –, et le vicomte de Fitz James en garçon de café. Pendant l'entracte, l'Empereur, bienveillant, s'approche d'un des sergents, dont il pensait que c'était un des hommes de la garnison locale, demandé pour la figuration, et lui demande « Êtes-vous depuis longtemps en garnison à Compiègne ? Depuis trois jours, Sire » répond le militaire d'une voix forte en faisant le salut. L'Empereur le regarde mieux : « Eh ! C'est Galliffet », alors il se retourne vers un autre acteur, l'invalide, et reconnaît « le glorieux balafré de Sébastopol » : « Comment ! C'est vous Mellinet ! Je vous prenais pour un invalide ! ». Et Napoléon III fut pris d'un de ces bons accès de gaieté qui le faisaient rire comme on rit dans la jeunesse [3].

Lors d'une de ces séries, « Mme Magnan (née Haritof), qui était excessivement jolie, avait été désignée pour remplir le rôle de l'Amour. Son costume commandé à Paris n'arrivant pas, elle envoya

1. Archives privées. Lettre du 12 mai 1865.
2. Lettre à son gendre citée dans *Le Mémorial de Famille* d'Étienne Moreau-Nélaton.
3. Madame Henri Carette, *Souvenirs intimes de la cour des Tuileries*, Ollendorf, 1891, p. 261.

une dépêche ainsi conçue, "Je fais l'Amour ce soir à Compiègne, il me faut mon costume !" Je laisse à penser si on s'est moqué d'elle, car un de ces messieurs avait été chargé par elle d'aller au télégraphe comme elle voulait être bien sûre que la dépêche partirait à temps... [1] ». Évoquant ces séjours, Mérimée écrivait : « On ne peut dormir dans ce lieu ci. On passe le temps à geler ou à rôtir [...] nous menons une vie terrible pour les nerfs et le cerveau. On quitte des salons surchauffés à quarante degrés pour aller dans les bois en chars à bancs découverts, et il gèle à sept degrés. Nous rentrons pour nous habiller et nous retrouvons une température tropicale. Je ne comprends pas comment les femmes y résistent... [2] ». Les séries auront totalisé en 1869 quarante-sept pièces de théâtre jouées par les invités [3]...

Le 12 novembre, la famille Nélaton chasse à Étiolles chez les Galignani, « grande tuerie », a noté le beau-frère ; le mois suivant, M. Joly de Bammeville [4] « vient officiellement faire la demande en mariage de sa fille Juliette pour son fils Octave [5], il est très cordial et tout se passe parfaitement ». Un des amis de la famille sert d'intermédiaire pour les questions d'intérêt. Et, le 24 décembre, des troubles ainsi qu'une brève fermeture à l'École de médecine ayant amené la démission du doyen, Ambroise Tardieu – le successeur de Rayer –, le chirurgien et Velpeau, l'un et l'autre sollicités pour reprendre le poste le refusent : selon Labarthe, le premier ayant « des vues plus élevées », le second déclinant « cet honneur ». Charles Wurtz, un Alsacien protestant, professeur de chimie depuis 1853, ne dit pas non. Nommé le 18 janvier 1866, il devait y rester jusqu'en 1874. Enfin, le 30, Nélaton reçoit ses internes à dîner chez lui.

C'est alors qu'apparaît parmi ses clients, pour la première fois, un personnage pittoresque, le romancier et auteur dramatique, Roger de Beauvoir, que nous retrouverons plus loin.

Enfin, 1865, c'est l'année de la décision, en mars, de la construction d'un nouvel Hôtel-Dieu, laquelle sera réalisée de 1867 à 1877, sous la conduite de l'architecte Stanislas Diet.

---

1. Pauline de Metternich.
2. Mérimée, *Œuvres choisies*, tome II, 1831, p. 336, lettre du 21 novembre 1858.
3. Jules Bertaut, *Napoléon III secret*, Paris, Grasset, 1939, p. 279.
4. Très nombreuse famille Joly de Bammeville, originaire du Poitou, établie en Picardie lors de la Révocation de l'Édit de Nantes, protégée par l'intendant de la province (à Saint-Quentin, depuis 1685).
5. 1835-1866.

1866, en janvier, de quoi ? Pourquoi ? Nous ne savons pas... Nélaton a donné quelques soins au prince impérial [1]. Celui-ci, en retour, lui fait cadeau « d'un grenadier modelé par lui sous la direction de Carpeaux [2] » – son maître en dessin et sculpture, où il aurait eu certaines dispositions – ainsi que de « sa photographie placée dans le même cadre qu'un dessin de sa main, représentant un cheval, daté du 18 octobre 1865 [3] » (voir illust. p. 332) ; d'ailleurs c'est l'année précédente que le grand sculpteur avait réalisé le *Prince impérial et son chien Néro*, aujourd'hui visible au musée d'Orsay ; le 15 février, le chirurgien marie sa fille Adèle-Juliette, une double cérémonie religieuse, car le marié est protestant ; on note dans le journal tenu par le beau-frère : « Juliette apporte 400 000 francs et une rente de 20 000 francs, payée par ses parents, et hypothéquée par la maison des Champs-Élysées, plus un trousseau de 15 000 francs [4] », et la famille de son futur mari autant... Berryer, invité, « obligé de repartir pour Bordeaux, regrette d'être privé d'assister à la bénédiction nuptiale ». La fille du duc de Padoue, Madame Édouard Thayer, « empêchée par un rhume qui lui a fait garder la chambre », s'excuse également. Le 20, on pouvait lire dans les journaux « L'Empereur a signé avant-hier au contrat de mariage de Mademoiselle Nélaton, fille de l'éminent professeur de la Faculté de Médecine, avec M. Octave Joly de Bammeville ». Effectivement, souvent certaines personnalités pouvaient obtenir un agrément de l'Empereur, c'est-à-dire sa signature sur le contrat que le notaire, en costume, allait lui présenter aux Tuileries. Par décret du 23 mai, Nélaton est nommé « l'un des chirurgiens ordinaires » de Napoléon III. Un traitement de huit mille francs est attaché à cette fonction (voir illust. p. 343).

Tandis que Pauline Nélaton, le 18 mai, cède sa part dans la propriété familiale du Déluge à son frère, Émile Héluis, le ménage achète pour sept cent cinquante mille francs [5] – il en gagne plus de trois cent mille par an – à la marquise de Brévannes la terre de l'an-

1. Serait à l'origine de 20 000 francs d'honoraires (voir illust. p. 338) en mars au nom de la Maison de l'Empereur (sur un mois de 32 000 francs) ? À noter qu'en mars, le prince impérial aurait eu la rougeole... (Évoquée par Alfred Maury ?)
2. Étienne Moreau-Nélaton, *Le Mémorial de Famille*, *op. cit.*
3. *Ibid.*
4. Journal du beau-frère.
5. 820 000 francs, avec les frais. Dans son journal, à la fin de 1867, Émile Héluis écrit : « Mon père lui prête 200 000 francs, provenant de la vente de la maison 2, rue Sainte-Marguerite [...] paiement de Malnoue ». Malnoue sera revendu après son décès en 1873 aux banquiers Gendry et Duval, avant de passer en 1884 à la famille Menier, déjà propriétaire du château de Noisiel.

cienne abbaye de Malnoue, du comté de Lagny, entre Paris et Meaux, avec trois cents hectares, dont cent soixante-dix boisés, le reste en culture, et principalement beaucoup de gibier : faisans, lapins, perdreaux et lièvres ; d'après les statistiques tenues par le locataire de la chasse, mille soixante-dix-huit pièces pour l'année 1866-1867, pour cent quatre-vingt-huit chasseurs venus. Alors que, dans le seul parc, pour la famille Nélaton, et en dix-sept jours, la totalité des tableaux représente cent quatre-vingt à deux cent cinquante pièces. Le chirurgien y fait édifier un château, de trente-sept mètres de long et vingt-deux de large, par l'architecte Jean-Baptiste Pigny (voir illust. p. 348), un nom figurant désormais assez souvent parmi les amis invités à venir tirer. L'édifice est d'inspiration Mansart, par la superposition des ordres ; le nouveau propriétaire y fait réaliser des communs, un potager, un château d'eau, une orangerie et une serre. Conçu par le paysagiste Barillet-Deschamps, il y a un parc de soixante et un hectares, dont une grande partie en bois, mais aussi des statues, une île, un pavillon japonais, des ponts ainsi que des enrochements en meulière [1]. À Malnoue, si on chasse, on dessine et on peint également beaucoup, parfois même en compagnie d'Harpignies, proche des médecins, et de la famille en particulier. Auguste Nélaton avait ainsi remplacé le Déluge, dont, d'après son petit-fils, Étienne Moreau-Nélaton, « il s'était contenté autrefois, mais qui ne répondait plus à ses goûts ».

Napoléon III est assez diminué ; il n'a pas réussi à mettre en place un « congrès » pour régler les questions européennes ; avec une neutralité bienveillante vis-à-vis de la Prusse, il n'a pas non plus soutenu l'Autriche. Le 16 juin, on lit dans les journaux, « Par suite de la réponse des gouvernements de Saxe et de Hanovre à l'ultimatum de la Prusse, les troupes prussiennes sont entrées aujourd'hui sur le territoire des deux premiers de ces États… ». Le 17, le poète Joseph Méry, qu'il suit depuis plusieurs mois – dernière visite, en février – disparaît à la suite d'une affection cancéreuse. Et, le 3 juillet, c'est Sadowa [2], une bataille qui a duré huit heures ; le 4, « … À sept heures du soir les Autrichiens étaient en pleine retraite et leur défaite complète ». La défaite autrichienne est suivie des traités de Prague (23 août) et de Vienne (3 octobre)… le prince Richard de Metternich, l'ambassadeur d'Autriche, devait faire part à Vienne [3] de ce que l'Impératrice lui avait confié, « l'Empereur est exténué… ».

1. *Le Temps de Jardins*, Conseil général de Seine-et-Marne, 1992.
2. À propos de cette guerre, pour le ministre de la Guerre, Randon, « Nous n'étions pas prêts pour y prendre une part au moins comminatoire, nous ne sommes pas prêts ».
3. 26 juillet 1866.

Au même moment [1], à la suite de l'épidémie de choléra sévissant depuis l'hiver précédent, l'impératrice Eugénie visite Amiens, particulièrement affectée. Sa « touchante et courageuse sollicitude » avait « gagné et ému tous les cœurs ». C'était sa « façon de se battre [2] ». La population n'avait pas su « comment lui témoigner sa reconnaissance ». De son côté, contre l'avis de ses médecins, celui de Nélaton en particulier, avec pour motivation officielle d'aller voir les trois édifices [3] dont il avait ordonné la construction en 1861, l'Empereur repart le 29 à Vichy, pour dix jours [4], cette fois-ci *incognito* et discret. François-Gabriel Guillon, urologue déjà cité, goutteux, est par hasard sur place. Appelé en urgence le 29 auprès de Napoléon III, pris de fièvre, il pratique un cathétérisme, demande à Pierre Rayer de venir et suggère au malade de retourner à Paris.

Ainsi, le 8 août, Nélaton est appelé par l'Impératrice à Saint-Cloud, « l'Empereur ayant quelques dérangements de santé ». Il y trouve celui-ci, rentré précipitamment de la ville d'eau. On lit dans *La Presse* du 11 : « Le retour de l'Empereur a donné lieu à diverses interprétations. Sur l'avis de ses médecins Sa Majesté a dû interrompre le traitement qu'elle suivait à Vichy. L'Empereur est beaucoup mieux portant depuis son arrivée à Saint-Cloud »... Il est évident que Napoléon III et son entourage immédiat tiennent à cacher au pays l'importance d'un mal susceptible de devenir une véritable affaire d'État ; d'où le prétexte commode, régulièrement mis en avant d'une rentrée attribuée à la politique – justement, l'impératrice Charlotte, du Mexique, vient d'arriver à Paris [5], installée au Grand Hôtel –... et aux « rhumatismes ».

Le 22, la marquise de Pomereu, une dame très âgée, dont la fortune foncière passe pour être une des plus grandes de France, qui avait été sa cliente, figurant déjà dans son agenda en avril 1864 [6], disparaît ; Nélaton reçoit deux courriers, le premier, du même jour « je vous envoie immédiatement copie des dernières dispositions de ma mère relatives aux soins à lui donner après sa mort », le second, un mois après « ...vous avez été si bon pour ma pauvre mère que je vous

1. 4 juillet.
2. Jean des Cars, *Revue Napoléon III*, n° 31.
3. Casino, église Saint-Louis et mairie. Le prince impérial participe à une partie de ce séjour.
4. Son fils va y passer quatre jours, du 4 au 7 août.
5. Elle séjourne en France (et Belgique) du 9 au 24 août. Elle a rencontré l'Empereur le dimanche 12 août. L'Empereur lui annonce qu'il va rappeler les troupes, d'où : « Je regrette d'être venue. Comment ai-je pu oublier qui vous êtes ! Le sang des Bourbons coule dans mes veines, je l'ai humilié en implorant un Bonaparte. Un aventurier ! ».
6. Avec, 4 000 francs. Puis, en décembre, 1 000 francs ; juillet 1866, 8 680 francs...

regarde comme un de mes amis… [1]. Le 25, après s'être absenté de la capitale, il y est revenu « pour la santé de l'Empereur, qui n'a du reste que très peu été altérée [2] ». Deux jours plus tard, le spirituel romancier Roger de Beauvoir [3], cloué depuis plus de quatre ans dans le même fauteuil, qu'il soignait depuis un certain temps, s'éteint à l'issue d'une longue et douloureuse maladie. Quelques mois auparavant il lui adressait les lettres suivantes :

> Cher Docteur
>
> L'état de ma santé me force à recourir de nouveau à votre bienveillante inspection, vous êtes le seul qui ayez eu toujours le grand art de ne pas me décourager, et je garde encore au fond du cœur les bonnes paroles que vous m'adressiez alors. Depuis hélas ! Le temps a marché pour moi si rapidement malgré mes souffrances que je n'ai pu même vous remercier de vos soins. J'attendrai aussi que vous me fixiez au sujet de vos honoraires, votre délicatesse me mettrait dans l'embarras. Enfin je suis bien désolé de recourir à nouveau à vous ce matin, l'aspect de mon pied l'exige, il a besoin de votre examen si sûr et si incontestable ! Ma vie a été […] un vrai calvaire de souffrances, l'ange du salut me viendrait-il avec vous ?

> Mon Cher Docteur
>
> Quand vous reverrai-je ? J'en ai besoin pour mon pansement, Mr. Jacquart est à la campagne jusqu'à mardi et moi je reste victime de sa fureur pastorale. Je ne saurais vous dire quelle confiance vous m'avez si vite inspirée et il me semble que vous allez bientôt me dire comme le Christ *surge et ambula* !
>
> J'ai éprouvé ces deux dernières nuits de l'étouffement, surtout vers le matin, ces crises sont passagères, mais elles nuisent au sommeil et aussi à l'appétit, elles tiennent je pense à la position horizontale que le lit me force à prendre ; la chaleur s'y mêlant, je souffre assez.
>
> Venez donc, et croyez surtout aux sentiments de profond dévouement que j'éprouve un prince de la science aussi empressé à consoler, à guérir

Et voilà ce qu'écrivait son ami Alexandre Dumas [4] :

1. « Marans, lundi 24 septembre 1866
Docteur,
Je viens enfin de m'échapper de Paris au grand profit de nos santés, et je me suis rendu en Vendée pour visiter notre terre de Marans, Charente Inférieure. […]. En arrivant à Marans, le petit journal m'a appris l'événement affreux arrivé à votre gendre et qui vous a cruellement frappé dans vos affections de famille. Vous avez toujours été aussi bon pour ma mère que je ne veux pas dans cette douloureuse circonstance manquer de vous dire toute la part que j'y prends […] Veuillez... ». Pomereu fait référence à la mort du mari de Juliette, Joly de Bammeville.
2. Archives privées. *Journal du beau-frère.*
3. Atteint de goutte dans les dernières années de sa vie. Archives privées.
4. Sa femme, de 1840 jusqu'en 1844, Ida Ferrier, était une « amie » de Beauvoir…

Roger de Beauvoir, outre son esprit et sa verve, avait reçu de la nature une santé de fer [...] Cette santé qui jusque-là avait été son esclave, fut en un jour et d'un seul coup, brisée par une chute. Une hypertrophie du cœur, qui n'attendait qu'un prétexte pour se déclarer profita de celui-là. Les jambes enflèrent, le ventre se ballonna. Comme tous les hommes de lettres distingués, Roger avait un grand nombre d'amis parmi les premiers médecins de Paris. Ils accoururent tous à son chevet. Malgré ce formidable concours des princes de la science, la maladie continua de faire des progrès. Enfin, il fut décidé que la ponction était nécessaire, et que ce serait le docteur Favrot qui la lui ferait. Favrot se présente chez le malade avec l'arrêt des médecins et l'instrument de supplice. Roger demande à examiner le trois-quarts [1] puis déclare qu'il aime mieux mourir que de se laisser opérer.

- Ma foi vous faites peut-être bien, dit le docteur Favrot qui appartenait à l'école sceptique.

- Alors, mon cher ami, dit Roger, puisqu'il n'est plus question d'opération, buvons un verre de champagne.

- Buvons un verre de champagne, répète Favrot, qui ne veut pas contrarier son malade.

Au lieu d'un verre de champagne, on vide deux bouteilles.

- Allons, dit le docteur Favrot, en quittant le malade, embrassons-nous car il est probable que nous ne nous reverrons plus.

- Vous croyez donc que ce ne sera pas long ? Demande Roger.

- Je ne peux pas vous promettre que cela passera beaucoup dix ou douze heures.

Et le malade et le médecin s'embrassèrent pour la seconde fois.

Favrot se retire.

- Venez toujours demain, lui crie Roger de Beauvoir.

- Certainement, lui répond le médecin, ne fut-ce que par curiosité.

Et Roger s'accommode du mieux qu'il peut dans son fauteuil pour y mourir tranquillement. Contre son attente, il s'endort d'un sommeil assez calme.

Pendant son sommeil une crise s'opère; un exutoire se forme aux jambes; l'eau s'écoule, et en se réveillant, Roger trouve la chambre inondée et lui guéri.

Le lendemain, Favrot revient convaincu qu'il va trouver son malade mort.

Il sonne.

Et c'est Roger qui n'avait pas marché depuis un an qui vient lui ouvrir la porte.

Mais ce ne fut qu'un répit.

---

1. Analogie ou lapsus avec « trocart », tige creuse servant à faire des ponctions (ce mot en venant en effet de « trois-quarts »).

Bientôt, la maladie revint, âcre, acharnée.

Dans ce combat quotidien les forces de Roger s'usèrent peu à peu.

Sa joie se tarit, sa gaieté disparut.

Un instant encore, il garda contre les douleurs morales et physiques le masque menteur de Scarron !

Mais un jour, vaincu, désarmé, il laissa tout tomber, même son masque, et il pleura.

Les larmes les plus amères ne sont-elles pas celles qui vous sont arrachées par les regrets de vous-même ?

Le malheureux souffrait des douleurs atroces !

Pendant toute cette longue maladie, Roger demeura cloué dans un fauteuil.

La position horizontale, qui l'eut soulagé comme repos, lui devenait impossible. L'eau dès qu'il était couché lui remontait dans l'estomac et il étouffait.

Enfin torturé de douleur physique, abreuvé de tristesse morale, se souvenant de son joyeux passé, il écrivit ces vers ; ils sont peu connus, ils sont désespérés comme ceux que Gilbert envoyait de son lit d'hôpital...

« J'eus un ami pendant vingt ans

[...]

Cet ami s'appelait le Rire ! »... [1]

Le 19 septembre, ayant perdu son gendre, Octave Joly de Bammeville, le mari de Juliette – victime d'un horrible et malencontreux hasard, coincé entre un mur et une voiture à grain, en cours de chargement – Nélaton reçoit le mot suivant : « Nous prenons une part bien sincère et bien affectueuse à la douleur qui est venue vous frapper si cruellement, Napoléon Eugénie ». Le 20, l'état du comte Félix Baciocchi est alarmant ; il meurt trois jours après [2].

Le 20, tandis que Napoléon III quitte Paris pour Biarritz, demandant au docteur Guillon de l'accompagner [3], *Le Moniteur* annonce la fin du choléra. Et, le lendemain, Montalembert écrit de Rixensart en Belgique :

Monsieur le Docteur,

Je suis consterné d'apprendre la catastrophe que les journaux nous annoncent. La reconnaissance que je vous dois pour les soins que vous

1. Gabriel Ferry, *Les dernières années d'Alexandre Dumas, 1864-1870*, Paris, C. Lévy, 1883.
2. Son embaumement a coûté 3 000 francs ; ses funérailles à Paris et transport, 3 353 francs, ses funérailles à Ajaccio, 3 987 francs : au total, 10 340 francs (*Papiers secrets de l'Empire*, 1871, p. 226).
3. Roger L. Williams. *op. cit.* Le fils de ce médecin recevra ensuite une lettre de son père faisant part d'un diagnostic précis : hémorroïdes, prostatite aigüe, cystite du col,... (Hervé Schmitt, *op. cit.*).

me prodiguez depuis si longtemps m'autorise, il me semble, à vous importuner par l'expression de ma sympathie. Elle est vive et profonde, et pour vous en assurer, je ne puis attendre le moment très prochain où je dois vous revoir. Je prie Dieu de vous consoler et de relever autant que possible Madame votre fille du coup affreux qui vient de la frapper. Je profite de votre permission pour vous écrire de ma propre main, mais je ne veux rien ajouter à l'hommage...

En octobre, le 13, la belle-fille du général, Madame Menotti Garibaldi, qui avait suivi son beau-père dans toutes ses expéditions, vient le consulter à Paris pour une affection de poitrine. Puis, c'est une autre étrangère qui fait appel à ses conseils : Dorothea Mattilda Tolle Klumpke, venue de San Francisco. Sa fille aînée, Anna, née en 1856, à la suite d'une fracture de la cuisse à trois ans et demi suivie par une chute à cinq ans, souffre d'une ostéomyélite et d'une arthrite purulente au genou. Les médecins américains ne réussissent pas à la soigner ; les parents sont désespérés et toute la famille s'embarque pour l'Europe. Le chirurgien n'ayant pas laissé grand espoir à sa mère, Anna est montrée à un médecin allemand à Berlin, le professeur Bernhard von Langenbeck. Traitée pendant plus d'un an dans une clinique, elle effectue ensuite une cure aux Salins de Kreuznach, sans pour autant que le mal disparaisse. La famille repart aux États-Unis [1]. Anna Klumpke revenue en France quelques années plus tard, devait devenir après avoir été son élève, la compagne de Rosa Bonheur.

L'année se termine par cette lettre du 6 décembre de Pierre-Napoléon Bonaparte, un neveu de l'Empereur, fils de Lucien – celui qui devait tuer d'un coup de revolver le journaliste Victor Noir en 1870 –, « profondément goutteux [2] », qu'il avait débarrassé le 17 septembre d'un anthrax très grave à la nuque [3] :

Mon cher sauveur, J'ai l'honneur de vous envoyer sous ce pli la somme de 5 000 francs pour vos honoraires. Que ne puis-je la décupler ! Ce serait encore bien peu, à côté de la profonde reconnaissance que je vous dois et de la vive sympathie que vous m'avez inspirée, à tant de justes titres. Croyez que parmi tant de personnes qui vous doivent la vie ou la santé, vous n'avez pas un cœur plus dévoué que le mien… (voir illust. p. 338).

1. Académie de médecine, Fonds Klumpke, ADjK I, n° 2.
2. *Pierre Bonaparte et le crime d'Auteuil, Étude historique, biographique, juridique et médico-légale*, Paris, 1870, p. 115.
3. Ou à la partie inférieure du dos ? « Dix-huit mois après, la plaie n'était pas entièrement cicatrisée », *id.*, p. 116.

Signalons que ce patient avait offert au chirurgien un sanglier, que, cet animal, mis en cage à Malnoue, devenu dangereux, il avait fallu s'en débarrasser… et que Charles fut invité par son père à en disséquer le cœur !

Chapitre XI

La gloire

Début **1867**, à la suite de la démission du précédent, janvier est marqué par la mise en place d'un nouveau cabinet. C'est l'arrivée du maréchal Niel – futur patient du chirurgien – au ministère de la Guerre, où il va engager sa loi sur la rénovation de l'armée et de l'amiral Rigault de Genouilly à la Marine, Eugène Rouher conservant les fonctions de ministre d'État et devenant ministre des Finances en remplacement d'Achille Fould.

Pour Napoléon III, « aujourd'hui il est possible de donner aux institutions de l'empire tout le développement dont elles sont susceptibles et aux libertés publiques une extension nouvelle sans compromettre le pouvoir que la nation m'a confié. [...] Gouverner c'est profiter de l'expérience acquise et prévoir les besoins de l'avenir. [...] La discussion de l'Adresse n'a pas amené les résultats qu'on devait en attendre [...] je crois qu'on peut, sans amoindrir les prérogatives des pouvoirs délibérants, remplacer l'Adresse par le droit d'interpellation sagement réglementé. ». Et l'Empereur d'ajouter qu'en envoyant les ministres au Sénat et au Corps législatif pour y participer à certaines discussions, il utiliserait mieux les forces de son gouvernement, sans sortir des termes de la Constitution, qui n'admet aucune solidarité entre les ministres, les faisant dépendre uniquement de lui.

Pour Nélaton, le 7 janvier, il reçoit le président Troplong, qui allait devenir un de ses clients réguliers jusqu'à sa mort, deux ans après ; il lui demande 4 000 francs d'honoraires, un montant assez important par rapport aux autres. Était-ce pour « la pierre » opérée en principe par Civiale quatre ans auparavant ? C'est possible. Le même jour, le nom de Duruy apparaît dans son agenda, avec 500 francs seulement. En fait, d'après Jean-Charles Geslot, auteur d'une biographie du ministre [1], celui-ci s'est effectivement avoué « malade » à son homme

1. Jean-Charles Geslot, *Victor Duruy : historien et ministre (1811-1894)*, Presses Univ. Du Septentrion, 2009, p. 222.

de confiance, Ferdinand Roux, le directeur de Cluny, et précisément le 2 janvier.

Dix jours après, le chirurgien donne les premiers soins à la grande actrice, Adah Isaacs Menken, « La Menken », tombée de son cheval Gipsy sur la scène de la Gaité… il la veille toute la nuit, et, malgré son interdiction, quarante-huit heures après, elle remonte sur la scène, avec une autre monture.

Le 10 février, alors qu'une crue de la Seine s'amorce, le docteur Conneau demande à son « très honoré confrère » d'être « assez bon pour venir voir le Prince Impérial demain lundi à dix heures [1] ». En réalité, celui-ci souffre d'une douleur à la hanche et il boite. Selon *Le Figaro*, le prince prenait un grand plaisir, lorsqu'il était au manège sur son poney, à se faire frôler, le long du mur, et c'est ainsi qu'un beau matin l'accident serait arrivé : un brusque mouvement de l'animal ayant entraîné un grave froissement de sa cuisse ; de peur d'être grondé, il n'en parle pas. Autre possibilité mentionnée, « rentrant de promenade à cheval, il tomba sur le genou et se fit fort mal ; cependant il dissimula sa souffrance et ne parla à personne de cet accident. Quelques jours après, le genou était devenu fort douloureux. Nélaton, consulté, reconnut l'existence d'une tumeur qui s'était formée vers l'articulation et la perça. Toutefois, l'opération ne fut pas poussée assez profondément, car peu après, il fallut y revenir [2]». Pourtant, le comte Fleury donne à l'histoire une toute autre origine, la plus vraisemblable, à nos yeux :

> À Saint-Cloud, par une chaude journée de juillet 1866, le Prince se balançait doucement sur son trapèze du bassin des Goulottes […] soudain "Maman, Maman !", cria l'enfant, "Regardez comme je fais bien du trapèze !", ce disant, il laisse glisser ses mains le long des cordes, et, ne se tenant que par les pieds, se balance la tête en bas. Mais soudain, ses pieds lâchent prise. Il tombe de côté sur la terre, reste sans mouvement […] l'Impératrice court elle-même chercher le docteur Corvisart [...] Rien de sérieux ne se manifestait à l'extérieur, mais quelques jours après, se forma un phlegmon de la hanche. C'était une grave maladie qui commençait. Au printemps 1867 on dût opérer l'enfant. Sa convalescence se prolongea et exigea de grands soins. Il ne put remonter à cheval de plusieurs mois, et, dans le milieu de l'été, on le voyait encore dans les jardins des Tuileries et de Saint-Cloud, pâle et boitant [3].

1. Le relevé des honoraires fait apparaître un 4 000 francs le 12.
2. Charles Blachier, *Le prince Impérial*. Paris, Guérard, 1877, p. 33-34.
3. Comte Fleury et Louis Sonolet, *La Société du Second Empire*, Paris, Albin Michel, 1905.

À noter aussi cet écho, dans *La Presse* du 5 août 1866 : « Le prince Impérial accompagné de son précepteur et de son écuyer a quitté le palais de Saint-Cloud ce matin à 10 heures et 5 minutes. Le prince, prenant le chemin de ceinture, est arrivé à la gare de Lyon à 10 heures 30, et est parti immédiatement pour Vichy. On sait qu'une chute qui n'a aucune gravité avait empêché le prince d'accompagner l'Empereur à Vichy. [1] ». Et dans le même journal daté du 15 décembre, de la même année « un pèlerinage que S. M. l'Impératrice a projeté au Tombeau des Apôtres, et dont la pensée première remonte à l'indisposition dont le prince Impérial fut atteint il y a quelques mois... ».

Revenant à 1867, tandis que certains quotidiens évoquent même un possible séjour à Hall, ville d'eau en Haute-Autriche, que les médecins avaient diagnostiqué une inflammation de l'articulation de la cuisse sur la hanche, le docteur Henri Conneau envoie un nouveau mot au chirurgien :

> Mon cher ami, je n'ai pas besoin de vous rappeler notre rendez-vous de demain 9 heures et demie. Mais je veux vous dire que notre jeune garçon est très disposé à se laisser opérer ; car il doit demain vous demander si en perçant sa grosseur vous ne le guéririez pas plus vite.
> Je voulais vous prévenir que le matin vers 8 heures il prend du chocolat, ou du thé avec pain et beurre, et je désirais savoir de vous s'il faut lui laisser faire ce repas ou le tenir sans manger jusqu'à la petite opération. Si je dois exiger la diète il est nécessaire que je le sache ce soir ou demain de très bonne heure, pour que j'aie le temps de prévenir M. Monnié [2],
> Henri Conneau [3].

Seul de son avis, le lundi 4 mars, Nélaton déclare qu'il y a un abcès profond, fait une incision et le dégage. Son beau-frère, reflétant la pensée du chirurgien, note dans son journal que cette infection était une « suite probable d'une rougeole mal guérie », et ajoute que « la chose n'a pas été ébruitée [4] ». *Le Figaro* [5] apporte cette information : bien que l'Empereur ait été troublé par la réaction d'un médecin présent (Corvisart ?), prétendant qu'il n'y avait pas d'abcès, Nélaton enfonça cependant son bistouri, montra un liquide jaillir, et aurait

1. L'Empereur avait quitté Saint-Cloud le 29 juillet.
2. Voir Francis Monnier dans Répertoire Autres personnages, à la fin de l'ouvrage.
3. Archives privées.
4. Et on relève dans l'agenda de Nélaton 4 000 francs d'honoraires ce jour-là (sur un mois qui a représenté 18 000). Mais le nom écrit est illisible. Par contre, dans le journal du beau-frère, Émile Héluis, on lit : « M. Nélaton fait cette année 260 000 francs, son traitement impérial et Institut, 10 000. »
5. 23 août 1869.

dit : « Pardon, Sire, il y a un abcès », avec cette précision, « un abcès froid de l'articulation coxo-fémurale » (voir illust. p. 331). En réalité, Nélaton avait déjà dû intervenir une première fois, probablement en février [1], ainsi que permet de le supposer cet extrait de presse :

> On nous apprend que le rétablissement de la santé du Prince Impérial a éprouvé un moment d'arrêt par la formation à la jambe d'un nouvel abcès que le docteur Nélaton a ouvert avec un plein succès. Le Prince qui, la première fois, n'avait consenti à être chloroformé que sur les instances de sa mère, n'a pas voulu qu'on eut recours de nouveau à ce moyen lors de la seconde intervention. Sa seule préoccupation était que l'impératrice, dont il craignait d'éveiller les inquiétudes, ne fût informée de la douloureuse opération qu'il allait subir. Pendant tout le temps il a montré une fermeté au-dessus de son âge [2].

Et, comme l'atteste également la comtesse des Garets, racontant dans ses souvenirs [3] que, lors de cette seconde intervention – la première, « un coup de lancette [4] », n'ayant pas eu le résultat escompté – « le Docteur Nélaton voyant une crispation de tous ses traits, lui dit : pardon, Monseigneur, je vous ai fait bien mal – Le Prince sourit et serrant les poings : Vous m'avez seulement surpris. Il n'avait pas douze ans ».

De fait, pendant l'opération initiale de février, en principe réussie, un second abcès, en formation, plus profond que le premier, avait été découvert et il avait fallu attendre pour agir une seconde fois en toute sécurité.

Rassérénés, le vendredi 8, l'Empereur et l'Impératrice vont écouter le *Faust* de Gounod au Théâtre lyrique. Pourtant, une semaine après, nouvelle évocation de cette intervention dans son journal par le beau-frère Héluis, « Le prince Impérial a onze ans et entre dans sa douzième année, on lui constitue une Maison, est-ce bien à propos ? Il est toujours souffrant de sa jambe et Auguste n'en n'est pas très content en ce moment ».

Alors que l'on apprend que les troupes françaises viennent de quitter le Mexique, que l'amiral de La Roncière signale de Vera Cruz une évacuation entièrement terminée, sans aucun accident, le maréchal Bazaine ayant été le dernier à fouler du pied le sol mexicain, on peut lire également dans certains journaux « la santé du prince Im-

1. Probablement le 11, honoraires 2 000 francs.
2. *Le Constitutionnel*, *Le Figaro*, 22/3/1867.
3. *Auprès de l'impératrice Eugénie*, Paris, Calmann-Lévy, 1928.
4. Charles Blachier, *op. cit.*

périal s'améliore de jour en jour. Après leur visite de ce matin, les docteurs Nélaton et Bache ont laissé un bulletin portant que la situation de Son Altesse ne laisse rien à désirer [1] ». Et, le 28, devant les ministres réunis en Conseil au palais des Tuileries, Nélaton vient « donner des nouvelles du prince Impérial, et déclarer qu'il n'y avait plus de doute sur le parfait rétablissement de sa santé [2] », information confirmée dans la presse le même jour. Par contre, « le public cause beaucoup de cette maladie ; le mauvais esprit s'en mêle ; on voit déjà cet enfant mort et déchu ; un certain entourage, le prince Napoléon le premier, ne se cache pas pour s'en réjouir [3] »...

C'est ici que peut se situer un extrait du journal *Le Journal de Vienne*, daté du 28 septembre 1873 :

> Un souvenir sur Nélaton, qui peint bien la franchise un peu brutale du grand chirurgien.
>
> C'était certainement un des plus spirituels médecins de la Faculté, et plusieurs de ses mots sont restés légendaires.
>
> C'est lui qui disait :
>
> - Si j'étais malade, c'est moi qui n'aurais jamais affaire à moi, de peur d'être opéré !
>
> Et, lorsqu'il guérit le prince Impérial :
>
> - Merci, Monsieur Nélaton, lui dit l'Empereur, vous avez sauvé mon fils.
>
> - J'en suis profondément heureux, Sire, doublement heureux... car j'ai sauvé en même temps ma réputation.

En fait, et ce sera le dernier mot sur cet épisode, selon Alfred Maury [4] :

> Le prince Impérial avait eu récemment une rougeole qui l'avait fort éprouvé. Quelques semaines après, l'enfant se plaignait d'une violente douleur près de la hanche, dont le médecin M. Barthez ne sut pas discerner la cause et qu'il regarda d'abord comme l'effet d'une luxation ou d'un rhumatisme. Mais le mal augmenta et le prince devint sérieusement indisposé. On ne voulut plus s'en fier aux avis du médecin ordinaire et l'on manda le célèbre chirurgien M. Nélaton quoiqu'il n'appartînt pas au service médical de la cour [...] parmi les médecins consultants, il n'y avait en fait, de chirurgiens que MM. Jules Cloquet et Velpeau, déjà assez âgés et qui n'avaient pas la dextérité de main qu'on recherche chez un chirurgien. Voilà pourquoi on appela M. Nélaton. [...] M. Nélaton diagnostiqua nettement la cause du mal,

1. *Le Courrier de la Drôme et de l'Ardèche*, 25 mars 1867 et le *Journal des Débats* du dimanche 24.
2. *Journal de l'Ain* du 29 mars citant *La France*.
3. *Journal* du beau-frère, Émile Héluis.
4. *Souvenirs d'un Homme de Lettres*, *op. cit.*, Ms 2651, Bibliothèque de l'Institut.

> un dépôt s'était formé dans la cuisse, dépôt assez profond, et cela à ce qu'il semble parce qu'on avait négligé de purger l'enfant à la suite de sa rougeole. M. Nélaton fit l'opération au commencement de mars [1] et elle réussit parfaitement. Le prince avait été un instant en danger ce qu'on avait eu bien soin de cacher au public tant on craignait tout ce qui pouvait ébranler la confiance dans la durée de la dynastie.

Le 1er avril, au Champ-de-Mars, avec soixante mille exposants [2], à comparer avec vingt-quatre mille en 1855, c'est l'ouverture solennelle de l'Exposition universelle, par l'Empereur lui-même, accompagné de l'Impératrice, au milieu de très nombreux curieux. Si les installations sont encore loin d'être terminées, cette journée est toutefois marquée par plus de vingt mille entrées. Onze jours après, au Théâtre des Variétés, c'est la première de la *Grande-duchesse de Gérolstein*, un opéra bouffe, en trois actes et quatre tableaux, de Jacques Offenbach sur un livret d'Henri Meilhac et Ludovic Halévy, une pièce pleine d'esprit, mais souvent insensée, montée dans un très grand luxe, avec Hortense Schneider. À l'exception de François-Joseph d'Autriche, tous les souverains étrangers présents à Paris vont la voir. L'Empereur assiste à l'une des premières et y retourne une autre fois avec Eugénie. Il est clair que grâce à cet évènement les théâtres parisiens vont connaître une année extraordinaire. Dans le *Journal des Débats* du 12, on lit : « Le prince impérial dont la convalescence touche presque à son terme, n'ayant pas été autorisé par ses médecins à descendre dans la cour des Tuileries a suivi la revue de sa fenêtre… ». Le 19, Jobert de Lamballe meurt fou, à Passy, dans la clinique du docteur Blanche [3], où, nous l'avons vu, il était entré en 1865. Il avait soixante-sept ans.

Le 5 mai, toujours inquiété par la santé du prince impérial, Nélaton le fait transférer à Saint-Cloud. L'Empereur fait organiser un service pour conduire le matin et le soir trois médecins à Saint-Cloud. Le chirurgien est en grande faveur auprès de l'Empereur qui lui témoigne sa reconnaissance pour la façon dont il a soigné son fils : le samedi 8 juin, il est élevé au grade de grand officier de la

---

1. Maury, dans ses *Souvenirs*, écrit « 1866 ». Le doute est permis, car on a relevé des honoraires de 20 000 francs pour la Maison de l'Empereur le 7/8 février 1866. Peut-être était-ce pour la rougeole dont parle Maury ? Deux interventions en deux ans ?
2. 687 000 mètres carrés.
3. Selon Marcel Guivarch, dans son ouvrage *Jobert de Lamballe*, le chirurgien laisse un héritage de trois millions de francs, sans parler du mobilier de son appartement et de sa propriété de Pleherel. À l'époque, un ouvrier gagne aux environs de mille cinq cents francs. Et toujours selon cet auteur, Dupuytren aurait laissé sept millions et demi de francs, et Nélaton en 1873, huit millions.

Légion d'honneur [1]. L'impératrice Eugénie lui envoie un mot de félicitations. À Saint-Cloud, alors qu'il allait se retirer après lui avoir donné une consultation, le prince impérial lui dit « Docteur, veuillez attendre un instant, j'ai quelque chose à vous remettre », et ayant pris dans un tiroir la plaque en question, un précieux souvenir, car c'était précisément la croix arborée par Napoléon Ier, il la lui remet en ajoutant « Elle n'est pas très fraîche, car mon père l'a longtemps portée » ; Napoléon III, après avoir confirmé le don fait par son fils, dit « Monsieur Nélaton, je n'oublierai jamais les soins que vous avez donnés à mon fils [2] ».

Cinq jours auparavant, le lundi 3, l'Académie des sciences lui avait donné la place laissée vacante à la suite du décès de Jobert de Lamballe. Nombreux, les « aspirants » à cette succession patientaient depuis quelques années... Ceci explique pourquoi Nélaton avait rencontré pour « la grande affaire [3] » un membre influent de l'Académie, un personnage important, le célèbre chimiste Jean-Baptiste Dumas. Adressée le 12 mai, sa candidature avait été annoncée à l'Académie lors de la séance du lendemain. Ce fauteuil, un des six de la section Médecine et Chirurgie [4], avait été occupé auparavant par une belle lignée : en 1793, des Essarts, Corvisart en 1811, puis Magendie en 1821 et Dominique-Jean Larrey, de 1829 à 1842. Le « comité secret » se réunit le 27 mai : les quatre candidats en présence sont placés dans l'ordre suivant : en première ligne MM. Jules Guérin – le fondateur de la *Gazette médicale*, « le plus acharné contre lui »... – et Sédillot, professeur de clinique chirurgicale à la faculté de Strasbourg, celui qui devait inventer le mot « microbe » en 1878 ; en deuxième ligne, Laugier, le chirurgien de l'Hôtel-Dieu, et lui ; enfin, en troisième ligne, l'ingénieux Maisonneuve, chirurgien en chef de la Pitié et Huguier, professeur d'anatomie à l'École des Beaux-arts, ancien président de la Société de chirurgie, un ordre qui, en principe, fait passer la science avant la médecine. Et Nélaton est élu au 3e tour de scrutin, avec trente-deux voix, devant Laugier qui en a vingt-

---

1. D'après la presse, Nélaton aurait alors refusé le titre de baron après la guérison du prince impérial.
2. *Le Figaro*, 12/6/1867 et *Le Courrier de la Drôme et de l'Ardèche*, 14 juin 1867.
3. Lettre non datée à J.-B. Dumas, dans le dossier de Nélaton et mot non daté de ce dernier « Je serai à votre disposition demain lundi jusqu'à midi. Si vous pouvez m'apporter quelques notes [...] j'essayerai d'en tirer parti dans la discussion ». Et le beau-frère, Héluis, note dans son journal le 24 mai « Auguste très occupé de sa candidature à l'Académie des sciences ».
4. L'une des dix de l'Académie, où il y a : Étienne-Renaud-Augustin Serres ; Gabriel Andral ; Alfred-Armand-Louis-Marie Velpeau ; Claude Bernard ; Jules-Germain Cloquet. Et Civiale, parmi les académiciens libres. Sédillot étant un des correspondants.

six. Cinquante-huit académiciens, dont cinq médecins, avaient pris part au vote, sous la présidence du grand chimiste Michel-Eugène Chevreul.

Parmi ses soutiens, il y avait eu les Pereire – dont il soignera une des deux filles en 1872 [1] – ainsi que l'attestent ces quelques mots de Fanny Pereire [2], qui, parlant de son mari, précise : « quant aux autres personnes à qui il a écrit, pas de réponse. C'est peut être bon signe. Enfin, nous avons tous demandé à nos amis, à ceux qui s'étaient engagés, leur seconde voix, et s'il y a ballotage, en tout cas, réussite ou non, vous serez toujours le Dupuytren de notre époque et l'Académie se fera le plus grand tort en ne vous nommant pas [...] Mais j'ai déjà vu tant d'injustices que je ne crois plus qu'aux choses faites ». Le 17 juin, il y siège pour la première fois [3]. Pourtant cette élection donne lieu à quelques réactions comme celle-ci : « Quel que soit le mérite reconnu de M. Nélaton, nous avouons que les titres scientifiques de M. Sédillot nous paraissent supérieurs à ceux de ses compétiteurs. Cependant nous ne nous faisons pas illusion sur les chances de M. Sédillot. L'exclusivisme parisien ne permet pas aux corps savants de se recruter en province [4] ».

Voici comment il s'était exprimé dans l'introduction précédant l'exposé des titres adressés à l'appui de sa candidature : « La plupart des sujets indiqués dans cette note n'ont point été l'objet de publications faites par moi ou en mon nom. Cependant la notoriété publique, dans notre monde médical n'hésite pas à m'attribuer l'invention ou la vulgarisation des idées ou des faits qui s'y rapportent. [5] » Notons qu'après son décès, le ministre de l'Instruction publique, des Cultes et des Beaux-arts devait informer l'institution qu'il avait confié à Joseph Félon l'exécution d'un buste en marbre du chirurgien ; Jules Cloquet est désigné par l'Académie pour « surveiller l'exécution de ce travail ». (Séance du 13 juillet 1874).

À la même époque, c'est toujours l'Exposition universelle. Le roi et la reine des Belges, la reine du Portugal, le roi de Prusse, le tsar de

1. Lettre du 10 mai 1872. « Elle marche et il ne lui reste plus que des forces à reprendre ».
2. Fille aînée d'Émile et épouse en seconde noces de son oncle, Isaac, qui lui avait parfois offert du château Palmer (Archives privées. Lettre du 8 juin 1859, « Permettez-moi Monsieur de vous faire goûter quelques bouteilles de notre vin Margaux Palmer. Je serais très heureuse de le savoir apprécié par vous... ».
3. Étienne Moreau-Nélaton, *op. cit.*
4. *La Gazette médicale de Strasbourg*, citée par *La Presse médicale belge*, Bruxelles, Leemans, 1867, p. 228.
5. Académie des sciences. Dossier Nélaton. Il sera remplacé par Athanase-Léon Gosselin (1815-1887).

Russie, sont dans la capitale ; les fêtes succèdent aux fêtes, d'abord à l'Hôtel de Ville, le 8 juin, puis aux Tuileries, avec, le 6, à Longchamp, à l'occasion du grand prix de Paris, après une grande revue militaire sur le champ de courses, la tentative d'assassinat d'Alexandre II par le réfugié polonais Berezowski, déjouée par Firmin Rainbeaux [1]. Le 17, le vice-roi d'Égypte, Ismaïl Pacha, inconditionnel soutien du projet de canal, reçu à son arrivée à Toulon avec les mêmes honneurs qu'un souverain, accueilli solennellement à Paris par Haussmann, est conduit en grande pompe aux Tuileries avant de participer à un dîner officiel avec tous les princes étrangers présents dans la capitale, puis installé au pavillon Marsan ; et le 30, c'est au tour du sultan de Turquie, Abdul Aziz Khan, accompagné par son grand aumônier, d'être reçu avec le même faste. Le 1er juillet, jour de grande fête au Palais de l'Industrie, tout le corps diplomatique est présent, on y distribue les récompenses de l'Exposition. Entre autres, un jury présidé par Nélaton – rapporteur, Tardieu – attribue une médaille à la « brosse-volta électrique », « application de l'électricité médicale, à la portée de tous », « avec tous ses bienfaits, contre les douleurs, paralysies, affections de la moelle épinière, surdités [2] », etc.

Malheureusement, le lendemain, arrive le télégramme annonçant la triste fin de l'empereur Maximilien, au Mexique, fusillé le 19 juin. Quelques jours après, le prince impérial, visitant avec sa mère l'Exposition, passe sur le stand des équipements médicaux, et Nélaton lui en expose les derniers progrès. C'est à l'occasion de cet évènement qu'a lieu une conférence internationale des Sociétés de secours aux blessés pendant laquelle la médaille d'or des Comités de Secours est attribuée à Henri Dunant [3]... Enfin, c'est également en la circonstance, pour tous ces visiteurs étrangers, qu'apparurent à Paris les bateaux-mouches, avec une vocation seulement touristique.

Et le 23, son ami Trousseau, atteint d'un cancer – affection organique de l'estomac – depuis plusieurs mois, disparaît. « Dans les derniers temps, Nélaton vint lui faire une visite – "Ta dernière visite, hein ?", Nélaton fit un signe d'assentiment. Là-dessus Trousseau lui dit, en parlant d'un camarade de province [...] "J'aurais bien voulu le voir décorer... tu devrais bien faire cela". Nélaton revenait quelques

1. Gendre de l'ancien chef de cabinet de l'Empereur, Mocquard.
2. *Le Gaulois* du 14 juillet 1868.
3. P. Vayre, *Le baron Hippolyte Larrey (1808-1895)*, www.academie-chirurgie.fr.

jours après et lui disait "Cette fois-ci, mon ami, hélas ! C'est la dernière… mais le décret est signé" [1] ».

Le prince impérial devait ensuite, sur le conseil de Nélaton, faire un séjour à Bagnères-de-Luchon où avait été construit spécialement à son intention un pavillon en rondins et à toit de chaume – avec salon, salle de bains, baignoire spéciale en marbre de Carrare et piscine –, appelé depuis le Pavillon du Prince impérial. Il y arrive le 7 juillet [2]. Nombre de courriers sont échangés entre Nélaton et le médecin local, inspecteur des thermes, Ernest Lambron. Ce séjour s'achève le dimanche 4 août. Barthez écrit à ce dernier : « La fesse est en bon état. Le prince ne montera pas à cheval de 10 à 15 jours. Il y a bien quelqu'un qui a voulu se rébellionner, mais il a trouvé en Nélaton un mur d'airain, froid, tranquille… »

De son côté, Conneau ayant demandé la croix pour Lambron, le prince devait lui en annoncer le résultat le 11 août : « Mon cher Docteur – Je suis heureux de vous apprendre que l'Empereur vous a nommé officier de la Légion d'honneur, et je vous en fais mes compliments sincères. Recevez mes remerciements des bons soins que vous m'avez donnés à Luchon pendant mon séjour et l'assurance de mon amitié. [3] »

Le 29 juillet, Nélaton fait une lithotritie à un certain Monsieur de Errazu [4] ; ses honoraires sont de 10 000 francs, or une personne du même nom, homme d'esprit en même temps que millionnaire, « riche Mexicain, très connu dans le monde parisien », devait mourir le 11 décembre de l'année suivante… Etait-ce le même ? Nous n'avons pas la réponse.

Le 10 août, *Le Figaro* signale : « Le docteur Nélaton ne quittera pas Paris cette année ainsi qu'il en avait l'habitude » et disait à quelqu'un « Je prendrai mes vacances à l'Exposition ». Le journal ajoutait « Le docteur Nélaton demeure tout près de l'Exposition, en face le pont Solferino ; il habite là tout le quatrième étage d'une magnifique maison, et depuis quelques jours il emploie tous ses moments de loisir à visiter l'Exposition universelle ». Le 17, y laissant leur fils, l'Empereur et l'Impératrice quittent le camp de Châlons, pour se rendre à

1. *Journal des Goncourt*, tome sixième, 1878-1884, Paris, Charpentier, 1892, p. 237.
2. Accompagné du docteur Barthez, du général Frossard, gouverneur de sa Maison et du colonel d'Espeuilles (1831-1913), son aide de camp, général en 1878 et sénateur de la Nièvre de 1876 à 1879.
3. *Revue de Comminges*, tome 38, année 1924, p. 196.
4. Péruvien ? Mexicain ? Ou, famille espagnole ayant de grands intérêts au Mexique (Hôtel rue de Berry), qui venait d'acquérir un grand cru du Médoc, le Clos de l'Estournel ?

Salzbourg afin de visiter officiellement François-Joseph [1], et lui présenter des condoléances à la suite de la disparition de Maximilien, un rapprochement ayant ému Berlin qu'il ne fallait pas irriter ; le 20, Corvisart, chargé des soins médicaux du prince impérial, signale à Nélaton :

> Je tiens à vous donner quelques nouvelles du Prince auprès duquel l'Empereur m'a donné l'ordre de me rendre pendant le voyage de LL. MM. en Autriche. Il va sans dire que l'eschare est tombée depuis longtemps et que le travail de cicatrisation a marché. La petite plaie n'a pas 3 mm d'étendue et est tout à fait superficielle. Le noyau d'induration externe entre les deux ponctions a encore diminué ; dans la station debout seulement on sent encore profondément en donnant une grande attention une légère induration due à l'ancien foyer, tout cela diminuant à vue d'œil ; état en somme très satisfaisant, comme état local, et comme état général également. Le Prince a comme vous savez passé la revue avec l'Empereur et à cheval, départ au pas, retour au pas, à peine eu temps de trop de fatigue ; hier il y avait manœuvre simulacre d'attaque et de défense, à 7 à 8 km, le Prince s'y est rendu en voiture, il a assisté à cheval à l'action, restant immobile la majeure partie du temps, 10 minutes au pas, pour aller à une autre position, 20 mètres au petit galop pour aller à la rencontre du général en chef afin de reconnaître les troupes, puis monté en voiture et retour au camp, tout cela prenant 2 heures, et rentrée à 9 heures du matin. Dans 2 ou 3 jours, il y a manœuvre de cavalerie, le Prince désire ainsi que le général y assister à cheval, dans la mesure exacte de ce que je viens de vous décrire, est-ce possible ; voulez-vous par le retour de courrier me donner votre avis, afin de régler d'avance ou de bonnes promenades ou de petits repos plus ménagés en vue de ce petit exercice de cheval nouveau auquel les troupes sont très sensibles. Mille amitiés, mon cher Maître [2]...

Et plus tard, en dépit de l'autorisation donnée par Nélaton, ce médecin, qui n'en n'a pas « usé », écrit :

> Mon cher Maître, le reste d'induration que je retrouvais et vous signalais à la partie supérieure et postérieure n'a pas changé. Depuis que vous m'avez envoyé votre avis favorable sur le renouvellement de la promenade à cheval. [...] nous décidâmes avec le général de ne pas profiter de la permission du cheval que vous m'aviez envoyée, un peu de claudication, de céphalalgie le lendemain confirma les craintes que j'avais manifestées dès le premier jour, que le bourgeon charnu si persistant ne fut l'indice d'un petit accroc à venir ; la lotion avec la liqueur de Labarraque coupée d'eau fut un peu augmentée. Le matin à 9 heures le Prince se sentit mouillé, enleva le pansement, le bourgeon avait comme fondu, la nuit

1. 1830-1916. Viendra à Paris en décembre pour la clôture de l'Exposition universelle.
2. Lettre datée du 20. Archives privées.

> il s'écoula une certaine quantité de sérosité, gluante, mielleuse, un peu louche, mais en abondance […] mais ce qui me préoccupe aussi c'est un peu de douleur, très peu, un peu de gonflement, très peu, un peu de vascularisation à la partie externe de la 2e ponction (antérieure) à 2 centimètres environ de celle-ci. L'Empereur rentrant à Paris demain et le Prince à Saint-Cloud, je vous enverrai une dépêche pour voir le Prince avec M. Barthez que je préviendrai aussi, et j'enverrai la voiture, nous nous retrouverons avec M. Conneau à Saint-Cloud. (Lettre de Corvisart, vendredi, Camp de Châlons).

Le 24 août son vieil ami, le « maître du bistouri », celui qui avait dit « Je suis né vieux, j'ai vécu vieux, je vais mourir jeune », Alfred Velpeau, meurt, à la suite d'une affection aigüe de la prostate, c'est le troisième grand chirurgien que la France perd en un an. Deux jours après, lors de l'*Éloge* de son confrère, au nom de l'Académie des sciences, Nélaton évoque le magnifique parcours de ce « maître vénéré, dont l'amitié m'avait constamment soutenu dans ma carrière », de ce clinicien hors ligne [1], qui, occupant le fauteuil laissé vacant par Larrey en 1843 [2], avait dit « je n'ai plus aucun vœu à formuler, voici le couronnement de ma carrière », et il termine par ces mots : « Adieu, maître vénéré ! Adieu ! [3] ».

Lors de l'Exposition universelle, l'Empereur a chargé son chirurgien d'évaluer la méthode technique de momification – permettant, sans entailles ni injections, la pétrification des cadavres – qui restitue la souplesse et les couleurs naturelles aux corps, mise au point par un certain Efisio Marini, incompris dans son pays, mais qui, en France, va recevoir la Légion d'honneur.

Le 10 septembre, c'est au tour de Rayer de disparaître, dans son hôtel, 14, rue de Londres. C'est l'époque où Nélaton donne sa démission de professeur, faisant néanmoins part de son souhait que lui soit conféré le titre de professeur honoraire pour pouvoir écrit-il « conserver des relations suivies avec des collègues pour lesquels j'ai autant d'affection que d'estime [4] ». Certains ont attribué cette décision à sa presbytie, l'obligeant à porter des lunettes pour certaines opérations délicates. Dès lors, il quitte l'hôpital. Il a soixante ans, « le terme qu'il

1. Paul Labarthe, *Nos médecins contemporains*, ouvrage cité, p. 8.
2. Élu par trente-trois suffrages, sur cinquante-neuf, au troisième tour.
3. Bibliothèque de l'Institut. In 4 AA 34 A. À noter que M. et Mme Velpeau étaient parfois invités à dîner chez les Nélaton (en particulier, 28 novembre 1866).
4. AN, F/17/21392/A.

s'était fixé pour prendre sa retraite » [1]. Victor Duruy, ministre de l'Instruction publique, lui envoie ce mot :

> Monsieur, il ne fallait rien moins que l'expression formelle et réitérée de votre volonté pour me déterminer à accepter une démission que regretteront avec moi vos collègues de la faculté et les nombreux élèves qui suivaient vos savantes leçons.
>
> L'Empereur a voulu du moins que toute attache ne fut pas rompue entre vous et cette école dont vous étiez hier encore un des maîtres les plus illustres ; vous trouverez ci-joint, Monsieur, ampliation du Décret par lequel S. M. sur ma proposition, vous a nommé professeur honoraire.
>
> Recevez Monsieur, l'expression de mes sentiments les plus distingués.
>
> Le Ministre de l'Instruction publique [2].

Ce courrier est effectivement complété par le décret suivant : « Napoléon, par la grâce de Dieu et la volonté nationale, Empereur des Français, À tous présents et à venir, Salut [...] avons décrété et décrétons ce qui suit : Monsieur Nélaton, ancien professeur de Clinique externe à la Faculté de Médecine de Paris est nommé professeur honoraire de la dite faculté... fait à Paris, le 29 septembre 1867 ». Parallèlement, l'Administration générale de l'Assistance publique de Paris, sur proposition de son conseil de surveillance, le nomme chirurgien honoraire des hôpitaux, « pour les éminents services qu'il a rendus pendant près de trente années avec une bienveillance et un dévouement qu'elle ne saurait oublier ». En revanche, il conserve sa clientèle privée, une clientèle « panachée » : fidèles, Niel [3], Rossini, Berryer, Montalembert, Baroche [4], Drouyn de Lhuys, etc. continuent à figurer régulièrement dans son agenda. Il va devoir faire désormais au moins autant de médecine que de chirurgie.

Le même mois, le docteur Barthez, en vacances avec la Famille impériale à Biarritz [5] – dans la Villa Eugénie, aujourd'hui hôtel du Palais –, donne à Nélaton des nouvelles du prince :

> Il me semble que nous continuons à gagner du terrain, l'état général du Prince est satisfaisant : il prend assez bon teint, un peu d'embonpoint, tout cela n'est pas aussi rapide que je voudrais, mais en somme il y a

1. Guyon, *op. cit.*
2. Archives privées.
3. Il soigne également sa fille, Amélie, Madame Duhesme, dont le mari, Gaston, comte Duhesme, est général et aide de camp du maréchal.
4. Octobre 1868, « Je ne pourrai jamais m'acquitter envers-vous de tous les soins que vous m'avez donnés [...] avec une si affectueuse obligeance ».
5. Une douzaine de séjours de 1854 à 1868 (Jean des Cars). En 1856, le train arrive jusqu'à Biarritz.

> de quoi être satisfait pour douze jours ici. La fesse a bien diminué de volume. Elle se déprime même tellement à sa partie inférieure qu'elle en semble comme atrophiée : ce que j'attribue à l'action continue du compresseur […] Cependant je ne suis pas aussi content de l'apparence de la cicatrice […] Corvisart voit là l'indication de donner des médicaments internes pour combattre la cause générale qui entretient le mal depuis si longtemps. Je persiste dans mon avis que l'air marin nous suffit au moins quant à présent […] Ce scélérat de Corvisart insiste toujours pour son vin de gentiane – et si nous ne réussissons pas, gare la bombe ! Refus de purger après la rougeole [1] !! Refus de médicamenter pour une maladie de cette nature !!! Je ne serai plus bon à jeter aux chiens [2]. (Lettre du 19 septembre).

Et quelques jours plus tard,

> … la santé générale se rétablit, la jaunisse a disparu […] j'ai bien catéchisé Lamey, aide de camp qui remplace le Général, j'ai obtenu des promenades en voiture, avec très peu de marine, j'ai interdit tout mouvement brusque, toute course, j'y ai tenu par ma présence […] et le résultat a été très manifeste […] je suis bienheureux d'avoir affaire à un aide de camp qui se laisse diriger. L.L. MM elles-mêmes me donnent toute liberté, et je suis heureux de trouver auprès d'elles Corvisart, et les maintiens elles-mêmes contre leurs entraînements… [3]

Parallèlement, la presse signale que « jamais la santé du prince n'a été meilleure ». Au passage, notons qu'en début octobre, lors d'une excursion par la mer vers Saint-Jean-de-Luz, le canot sur lequel se trouvait l'Impératrice, le prince et toute une suite, dont l'amiral Jurien de la Gravière… a fait une erreur de navigation, de nuit, et, au lieu de prendre la passe, est aller s'échouer dans les rochers devant Ciboure [4]…

Enfin, sous la plume de Corvisart, Palais de Saint-Cloud, le 29 octobre [5] : « voulez-vous voir S. M lundi prochain à 11 heures et déjeuner avec elle au retour de la consultation. L'Empereur me charge de

1. Purger après une rougeole est souvent mentionné dans des ouvrages du début du XIXe siècle… « la routine vulgaire […] qui fait des purgations répétées après la rougeole une loi que nul n'ose enfreindre sans encourir le reproche d'incurie… » (*Journal général de médecine, de chirurgie et de pharmacie,* volume 82, Paris, Croullebois, 1823, p. 57.)
2. Archives privées.
3. Archives privées.
4. Son pilote, coincé entre le canot et les rochers, a succombé malgré les soins qui lui ont été prodigués.
5. L'Empereur est revenu à Paris le 18 octobre.

vous en prier. Notre petit malade va très bien, je vous demanderai néanmoins encore un bon conseil pour lui... [1] »

Parmi ses clients, le malheureux Charles de Montalembert souffre toujours beaucoup :

> Rixensart (Belgique), le 2 octobre 1867
>
> Monsieur le Docteur et cher confrère,
>
> Nous comptons repartir demain pour Paris et y arriver, sauf obstacle imprévu demain soir.
>
> Vous me rendriez grand service si vous pouviez venir me voir vendredi ou samedi, n'importe à quelle heure, pour m'éclairer sur divers points de ma situation.
>
> J'ai rédigé sur cette situation la note ci-jointe, afin d'épargner votre temps et de vous délivrer des récits inutiles.
>
> Depuis qu'elle a été rédigée, j'ai eu un accident assez grave ; une congestion à la poitrine, avec étouffements, douleurs très poignantes. Le médecin de Louvain appelé en l'absence de M. de Roubaix, m'a tiré d'affaire, après 4 ou 5 jours de traitement. Il croit que cet incident, causé par le changement de températures, n'a rien de commun avec mon mal fondamental. Il insiste toujours beaucoup sur les cautérisations.
>
> Agréez je vous prie...
>
> Ch. de Montalembert.

Suit une note dans laquelle se trouve un relevé des moyennes de la « suppuration quotidienne », mois par mois :

> Note sur l'état de M. de M. après 18 mois de maladie – 30 septembre 1867.
>
> La maladie a commencé le 15 avril 1866.
>
> L'opération a eu lieu le 28 mai 1866.
>
> Pour arrêter la suppuration on a essayé successivement des injections d'iode en septembre et du liquide Villate en octobre 1866. Mais sans aucun succès. À la fin d'octobre, on retira de la plaie le tuyau de gutta-percha vulcanisé qui y avait été maintenu depuis l'opération. Le malade en éprouva un grand soulagement. La suppuration resta à peu près la même : il n'y a jamais eu de rétention. [...] De tout ce qui précède le malade conclut qu'il est atteint, non plus d'une maladie, mais d'une infirmité permanente et probablement incurable ; mais qu'aucun accident n'étant survenu depuis un an, il peut lui être permis d'aller séjourner à la campagne, même à une assez grande distance de tout secours médical sérieux, mais accompagné d'une sœur accoutumée aux pansements et autres soins exigés par son état.

1. *Ibid.*

En fait, depuis avril 1866 – avec une opération le 28 mai – Nélaton soigne Montalembert pour une maladie des reins et de terribles souffrances, allant éventuellement le voir tous les jours, parfois optimiste – « Je crois que vous guérissez, j'en suis à peu près sûr, sans que nous y soyons pour grand-chose [1] » –, parfois très pessimiste – « Si Monsieur de Montalembert a quelques préparatifs à faire, ce n'est pas moi qui l'en détournerai, c'est le moment [2] » –, mais, pour son patient, « Toujours si bon, si modeste, si compatissant [3] ». Le chirurgien n'était pas seul auprès du malade, il y avait également ses confrères, Denonvilliers, Barth et Guéneau de Mussy, tous les quatre totalement impuissants. En dépit de ce déploiement de compétences, en effet le malheureux Montalembert devait mourir en mars 1870.

Et voici un dernier écho sur cette période de sa vie. De passage à Paris, Pirogoff, déjà rencontré, vient un jour à l'École de médecine et prend place sur les gradins. Or, Nélaton pratique ce jour-là sur un cadavre une nouvelle opération, et s'adresse à l'auditoire : « Messieurs, l'honneur de cet ingénieux procédé est dû à un professeur russe du nom de Pirogoff. J'engage l'un de vous à répéter l'expérience, aussi utile que difficile. » Pirogoff s'avançe et pratique l'opération avec une dextérité si remarquable que Nélaton l'embrasse en s'écriant : « Pirogoff serait émerveillé de vous ; dites-moi votre nom ! – Je suis Pirogoff ! » Des applaudissements éclatent de toutes parts. L'amphithéâtre retentit de hourras frénétiques, le chirurgien russe ne parvint qu'à grand peine à se soustraire à cette explosion d'enthousiasme [4].

En cette fin d'année 1867, Émile Héluis note dans son journal « de fortes préoccupations et inquiétudes politiques sont apparues, l'Empereur a beaucoup perdu de son prestige et de la confiance qu'on avait dans son étoile, il est fortement discuté ; sa politique est très indécise et il y a un très fort malaise en Italie à cause de la question

1. Charles de Montalembert, *Journal inédit*, tome VIII, Paris, Honoré Champion, pp. 616-636-179, octobre 1866. Extrait d'une lettre de Madame de Montalembert à Nélaton du 25 mai 1869 : « Mais, il est bien temps surtout de venir vous demander de nous dire, sans plus tarder, ou nous faire dire, par votre homme d'affaires, quelle est notre dette financière envers vous et Monsieur Saurel. Nous tenons à nous acquitter le plus tôt possible car nous sommes presque confus, que ce soit à faire encore, au lieu de l'être déjà. Ce devoir accompli, nous n'en demeurerons pas moins, et à toujours, vos plus reconnaissants débiteurs, quand je songe à cette merveilleuse opération que vous avez pratiquée d'une main si sûre et habile, et à l'assiduité des soins que vous avez prodigués à mon mari pendant 5 mois, sans parler de ceux qui ont suivi, toutes les fois que nous avons encore eu besoin de vous après cette première période de dangers si victorieusement traversés ».

2. *Ibid.*, juin 1869.

3. *Ibid.*, mai 1869.

4. *Le Gaulois*, 29 novembre 1887.

romaine, la papauté est agonisante [...] bruits préparatifs de guerre, renaissance de la question d'Orient... ». Le dimanche 8 décembre, la presse signale que la veille « l'Empereur chassait dans les tirés de Conflans [1] et que parmi les personnes qui l'accompagnaient on remarquait le maréchal Mac Mahon, le général Bourbaki et le docteur Nélaton [...] sept cent pièces de gibier environ ont été abattues ». Ce que le journal ne signale pas, c'est qu'au cours de cette chasse, le garde a été blessé, et le chirurgien a dû aller le visiter... La Moskowa en a informé l'Empereur et le remercie chaudement ! [2]

Le lendemain, Larrey est élu à l'Académie des sciences en tant qu'académicien libre, en remplacement de Civiale, tandis que Nélaton, le 16 décembre, succède à ce dernier à l'Académie des sciences de Suède, à titre de « membre étranger » ; il est le trois cent quatre-vingt-quatorzième étranger à être élu dans cette position. La semaine suivante, c'est la mort de son client – client depuis le mois de février [3] – l'ingénieur et général Jean-Victor Poncelet, plutôt savant que militaire ou homme politique, un des plus célèbres mathématiciens français – « à l'issue de souffrances aigües au milieu desquelles il a accompli les derniers et magnifiques travaux de sa longue vie [4] ». Son épouse, conformément aux dernières volontés de son mari, met à la disposition de l'Académie française un capital de 50 000 francs dont le revenu sera décerné tous les ans à titre de prix, et écrit à Nélaton quelques semaines après :

> 11 janvier
>
> Monsieur,
>
> Il y a bien dix jours que je voulais et que je devais vous remercier des conseils, si éclairés, très bons, si affectueux que vous avez bien voulu donner à mon mari. Jamais je n'oublierai la confiance, la sérénité que lui procurait votre présence et le bien qu'il en attendait. J'aurais depuis longtemps du vous dire combien ma reconnaissance est profonde, mais je suis brisée ; la force qui me soutenait m'a abandonnée et si je bénis ceux qui se sont montrés bons envers mon mari je recule devant la nécessité de leur dire merci.

---

1. En forêt de Saint-Germain.
2. Billet daté du 9 décembre, archives privées.
3. Extrait d'une lettre du 17 février : « Depuis que je ne vous ai vu, lundi, j'ai beaucoup souffert de maux sur lesquels, j'ai peu insisté jusqu'ici pour ne pas détourner votre attention de l'objet principal, mais qui ne me permettent cependant pas de me supposer encore en convalescence... »
4. Discours prononcé lors de ses funérailles par M. Dumas, membre de l'Académie des sciences. Et, « un mal sans remède avait condamné Poncelet : des douleurs sans relâche et sans terme troublaient ses jours et ses nuits ; les heures ou plutôt les moments de calme lui étaient comptés avec une sévère parcimonie »...

Voulez-vous, Monsieur, ajouter à tous les services que vous m'avez rendus, celui de fixer vos honoraires. J'aurais alors l'honneur de vous les faire remettre en attendant que je retrouve assez de force pour aller vous exprimer de vive voix toute ma gratitude. Je vous ai dû, Monsieur, des adoucissements aux maux de mon mari, je vous ai dû la sérénité qui ne l'a pas abandonnée, ce sont des obligations que rien ne pourra jamais reconnaître.
Veuillez Monsieur…

L'année 1867 se termine par un beau « bilan Haussmann » pour la capitale : la transformation du Trocadéro, des buttes Chaumont et du jardin du Luxembourg, les avenues d'Iéna et Bosquet, les boulevards de Magenta, Haussmann et Philippe-Auguste, « le chemin de fer de ceinture », la place de l'Arc de Triomphe de l'Étoile, etc.

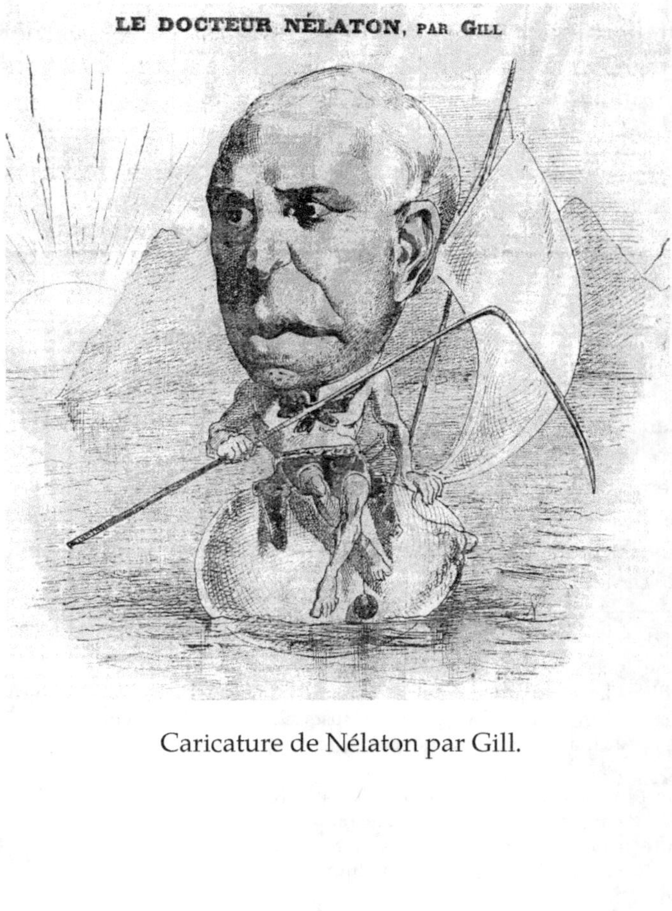

Caricature de Nélaton par Gill.

Chapitre XII

1868 à 1870, réussites, limites et honneurs

Si l'année **1868** commence avec le vote de la loi Niel [1] et la discussion de celle sur la liberté de la presse [2], accompagnée par un discours important d'Émile Ollivier [3], pour Nélaton, elle débute avec une fortune de 3 560 000 francs, dont un nouvel immeuble, faubourg Saint-Denis, qu'il évalue à 900 000 francs, ainsi que sa propriété de Malnoue, pour 889 000 francs.

Réussites

Le 15 janvier les journaux signalent que, quatre jours auparavant, le chirurgien, assisté par le docteur Kolb, médecin de l'ambassade de Prusse, a opéré le comte Robert de Goltz, le chargé d'affaires – celui qui lorsqu'il « demandait une audience particulière à l'Empereur se faisait accorder tout ce qu'il voulait » –, signalé par *Le Figaro* comme « malade d'une paralysie faciale de la face ». Il s'agissait d'une intervention douloureuse sur la langue. Un cancer ? Peu de chloroforme ayant été utilisé, pour une opération difficile, de dix minutes, le patient étant très fort, il a fallu trois personnes pour le maintenir... et, à la fin, Goltz écrit sur une ardoise « Merci ! Êtes-vous content ? [4] ». Les bulletins de santé sont très rassurants, tout porte à croire que le di-

1. Inspirée à l'Empereur par l'exemple prussien. Votée le 4 février. Allongement de la durée du service militaire ; tirage au sort maintenu ; remplacements rétablis ; création d'une garde nationale mobile.
2. Votée le 11 mai, loi supprimant les autorisations préalables et les avertissements : sanctionne l'abandon du système préventif pour imposer un système répressif en enlevant pour l'essentiel à l'administration le contrôle arbitraire de la presse et confier à la Justice la sanction des délits de presse. Cependant, le cautionnement et le droit de timbre subsistent.
3. 10 février, « il ne peut pas y avoir de délit de presse, parce que il ne peut pas y avoir de délit d'opinion [...] une opinion est inviolable ».
4. *Le Figaro*, 15/1/1868.

plomate entrera prochainement en pleine convalescence. Et l'affaire semble se terminer bien comme l'atteste le mot suivant :

> Ambassade de Prusse en France, Paris le 1er avril 1868
>
> Mon cher monsieur Nélaton,
>
> Comme vous m'avez dit que votre traitement est maintenant terminé, je vous prie de vouloir bien accepter la somme ci jointe de 5 000 francs comme honoraires.
>
> Je vous serais en même temps très obligé de faire parvenir les 300 francs également au chirurgien qui vous a assisté.
>
> Je ne saurais laisser passer cette [?] sans vous renouveler mes remerciements bien sincères pour vos excellents soins et votre habile traitement.
>
> Veuillez bien croire…

Le 15 février, bien qu'ayant encore du mal à parler, le diplomate est autorisé par ses médecins à reprendre son travail. Peu de temps après, Nélaton reçoit du roi de Prusse, Guillaume, un magnifique vase de porcelaine de la manufacture royale de Berlin [1] décoré de son portrait, avec une gracieuse lettre autographe. Malheureusement, l'état de santé de Goltz devait se dégrader, en novembre il démissionne de sa charge, et, comme nous le verrons plus loin, il devait mourir à Berlin l'année suivante, le 21 juin.

Le succès amène le succès; c'est au tour d'une cousine de l'Empereur, la princesse Baciocchi – nièce de Napoléon Ier, fille d'Élisa Bonaparte, désignée aussi sous le nom de comtesse Camerata – de faire appel au célèbre chirurgien; « elle s'est peut-être cassé hier la cuisse à Rennes. L'Empereur reçoit des nouvelles assez alarmantes sur son état et vous prie de partir le plus tôt possible, pour lui donner vos soins. Je combine un train spécial avec la Compagnie d'Ouest, et je vous ferai prévenir de l'heure du départ. Je vous envoie cette première lettre pour que vous puissiez prendre vos dispositions. Le départ ne pourra guère avoir lieu avant quatre ou cinq heures du soir. Général Fleury, Service du Grand Écuyer ».

Pour la petite histoire, rappelons que cette personne avait beaucoup de caractère, et que dans les années 1830, elle avait essayé d'enlever à Vienne son cousin, le jeune duc de Reichstadt, pour l'amener en France. Or, celui-ci, après un mois des pourparlers, refuse de suivre sa cousine. Ajoutons que, réputée pour tirer très bien au pistolet, elle s'était également passionnée pour la pêche et l'ornithologie

1. Fondée en 1763 par Frédéric le Grand. Un sceptre de couleur bleu-cobalt, d'abord gravé, en constitue la marque, universellement réputée.

dans sa propriété du Vivier, en Seine-et-Marne, entre 1850 et 1853. En juin 1855, lors du concours universel d'animaux reproducteurs, au Champ-de-Mars, elle avait exposé des vaches de race bretonne et des brebis de race South-Down que le jury avait récompensées. Enfin, encouragée par l'Empereur, qui tenait beaucoup à la mise en valeur des terres improductives, Élisa avait défriché trois cents hectares de landes jusqu'alors incultes et réalisé une ferme modèle à Colpo – un bourg neuf, créé par elle, avec son manoir de Korn er Houët (Cornhoët) – dans le Morbihan. Elle avait par ailleurs reçu la visite de Leurs Majestés lors de leur voyage en Bretagne[1] de 1858 (9 au 21 août) et, à nouveau celle de l'Empereur en novembre 1865.

Or, tandis qu'elle vient de monter dans sa voiture, dans la cour de son hôtel, par suite d'un mouvement brusque de son attelage, elle se casse une jambe. Ainsi, le 19 janvier, Nélaton est dans ce département avec l'Impératrice ; bien que voyageant *incognito*, celle-ci, reconnue lors des arrêts au Mans et à Rennes, y est saluée par des « Vive l'Empereur ! Vive l'Impératrice ! Vive le prince Impérial ![2] ». Arrivé sur place à onze heures du soir, le chirurgien peut réduire la fracture pendant la nuit. Le lendemain matin l'état de la princesse était « aussi satisfaisant que possible ». Au mois de juin, il reçoit ce courrier de l'invalide, « je ne vais pas mal, je me lève avec des précautions infinies, mais je ne peux pas encore bien marcher avec les béquilles, il faut [...] que je sois complètement stupide à cet âge. »

Le 26, assisté dans ces nouvelles fonctions par deux vice-présidents, Barth et Béclard, ainsi que par un secrétaire général, Orfila, il est nommé président de l'Association des médecins de la Seine (ou Société de Médecine du Département de la Seine ?). Cette association, créée par ce dernier en 1833, sous le nom d'Association de Prévoyance des Médecins de Paris, afin de « venir en aide aux confrères qui ne sont pas heureux et à leurs familles », reconnue d'utilité publique, reçoit chaque année des dons et des legs[3], en particulier, régulièrement, un montant important de la part de l'Empereur, par exemple 10 000 francs le 27 mars 1856[4]. Nélaton,

---

1. Lors du déjeuner chez la princesse, l'Empereur et l'Impératrice ont vu défiler un millier de chevaux portant des paysans bretons ayant en croupe leurs femmes parées de leurs plus beaux habits (*Courrier franco-italien* du 19 août). Napoléon III avait, à l'occasion de ce déplacement, participé le 13 au pardon de Sainte-Anne d'Auray et érigé Rennes en archevêché (19 et 20 août).
2. *Le Journal des Débats* du 21 janvier 1868.
3. Legs Velpeau de 20 000 francs en 1868.
4. P. Henrichs, *NapoléonIII, président et empereur*, Paris, Garnier, 1857, p. 52.

qui en était membre depuis 1858, donne deux cent francs au premier semestre 1868, alors qu'Orfila lui allouait mille francs par an. En 1867, à la mort de Rayer – président de l'organisation « nationale »[1] homologue, l'Association Générale des Médecins de France (AGMF), créée par lui en 1858 – et d'Orfila, certains espèrent que les deux sociétés puissent se rapprocher. Mais, les médecins de la Seine refusent et ils obligent leur nouveau président à ne pas accepter la présidence de l'Association générale, laquelle pourtant rassemblait déjà en 1859 vingt-six sociétés locales et mille cinq cent cinquante médecins[2]. En 1873, peu de temps avant sa mort, Nélaton devait faire à l'Association une donation de dix mille francs...

Trois jours après, le prince impérial étant définitivement guéri, le chirurgien reçoit un courrier du secrétariat général du ministère de la Maison de l'Empereur et des Beaux-arts : « Monsieur je suis chargé de vous faire remettre un vase provenant de la Manufacture Impériale de Sèvres[3] qui vous est offert par Sa Majesté l'Empereur (voir illust. p. 333). J'aurai l'honneur de me présenter chez vous demain jeudi entre 11 heures et midi, l'agent comptable de la manufacture de Sèvres. Recevez Monsieur l'assurance de ma considération très distinguée, Baguette Bouffé ».

Le vendredi 31, il est invité par l'impératrice, à « venir dîner aux Tuileries ce soir, à sept heures en pantalons[4] » (voir illust. p. 329) ; elle espère qu'il lui montrera la trichine[5][6]. Mais l'intérêt d'Eugénie va plus loin : elle compte également l'interroger sur la lépidopterotypie (?) ! Et, le zoologiste Milne-Edwards, pour être agréable à « notre gracieuse Souveraine », « avec grand plaisir » fournira les renseignements demandés[7]...

Le 5 février, les journaux titrent : promenade à cheval en public de l'Empereur qui rencontre un grand succès. Acclamé par la foule, il veut jouir de la popularité de sa récente première modification de la

1. Association Générale des Médecins de France (AGMF). Jobert de Lamballe est un des vingt-sept fondateurs.
2. Jacques Léonard, ouvrage cité. Et, en 1864, 88 sociétés locales, pour 5 675 médecins.
3. Fondée en 1740 à Vincennes, transférée à Sèvres en 1756.
4. On lit dans le journal des honoraires, « château, 665 ».
5. En 1860, Nélaton perdait dans son service de l'hôpital des cliniques un malade par cette maladie ce qui lui permit de montrer à ses élèves, à la fin d'une leçon, des trichines (vers microscopiques) vivantes. (*Rapports et délibérations*, Conseil général, Maine-et-Loire, 1884, p. 187). Signalées pour la première fois en Europe en 1822, pénètrent dans les muscles. Cruveilhier en voit en 1852. Première observation (?) avec quelques détails en 1862 par Koeberlé à Strasbourg.
6. Lettre d'Henri Conneau. Archives privées.
7. Archives privées.

loi sur la presse, et le soir il se rend *incognito* au Français où est jouée la nouvelle pièce d'Émile Augier, *Paul Forestier*, une comédie en quatre actes, en vers ; il y est fortement applaudi ainsi que l'Impératrice. La semaine suivante, beau joueur, Nélaton soutient avec passion son ancien concurrent à l'Académie de médecine, Stanislas Laugier – candidat à la place laissée vacante à la suite de la mort de Velpeau – qui avait pour rival Jules Guérin, qu'il n'aimait pas particulièrement :

> Cher collègue
> Je viens à tout hasard vous croyant à Angers, pour vous renseigner et en même temps vous féliciter, car je sais que vous avez eu un très brillant succès. J'ai déjà revu quelques membres de l'Académie, qui m'ont parlé de la netteté, de la chaleur avec laquelle vous avez fait valoir mes titres, si j'ai le bonheur de réussir, comme j'ai tout lieu de l'espérer, je vous serai redevable en très notable partie de ma nomination. Croyez bien que vous n'aurez pas affaire à un ingrat, ce sont là des souvenirs qui ne s'effacent pas. S. Laugier, 11 février 1868. [1]

Au mois de février, le journaliste Gustave Nadaud ose écrire,

> L'Osmanomanie.
> Osman, préfet de Bajazet
> Fut pris d'un étrange délire ;
> Il démolissait pour construire,
> Et, pour démolir, construisait.
> Est-ce démence ? Je le nie ;
> On n'est pas fou pour être musulman,
> Tel fut Osman
> Père de l'Osmanomanie.
> Expropriant tout sur ses pas
> Sauf indemnité préalable,
> Il fit une ville habitable
> Pour ceux qui ne l'habitaient pas
> Sa mémoire sera bénie ;
> On n'est pas Turc pour être musulman
> Tel fut Osman
> Père de l'osmanomanie…

1. Et encore, « Plus je vois les membres de l'Académie et plus je trouve répandue l'opinion que la Section de Médecine et de Chirurgie dont la composition actuelle n'est pas le moins du monde solidaire de ce que la même section a fait il y a quelques mois. Velpeau de moins et vous de plus, cela change radicalement les choses […] PS. J'ai vu Mr. Poncelet qui m'a parlé de vos bonnes paroles en ma faveur ; merci de nouveau. »

De retour à Paris, à la fin du mois de mars, le prince Napoléon, qui avait quitté la France le 1er pour un grand voyage en Allemagne, où il a été bien accueilli, vend tous ses tableaux, anciens ou modernes, ses curiosités, etc. On lui attribue ce mot : « L'Empire craque, je fais de l'argent ».

En avril, à l'issue d'un certain nombre d'échanges télégraphiques avec le professeur Carl Santesson [1], pour le chirurgien, après quatre jours de voyage, c'est la Suède. Demandé par un certain baron Nils Albrekt Höpken, grand maréchal de la Cour, et l'un des plus riches propriétaires du pays, affecté d'une tumeur à l'épaule que les médecins suédois n'osaient opérer, Nélaton, accompagné par Saurel, se rend à Stockholm. Alors qu'il ne s'agira que de dix-neuf mille cinq cent francs (voir illust. p. 339), la presse fait état d'honoraires de cent mille francs, en cas d'opération, plus les frais de voyage [2]. Là-bas, quarante médecins du célèbre Institut Karolinska – université médicale fondée en 1810, 1811 – le reçoivent avec beaucoup d'honneurs à un banquet, au restaurant Hasselbacken. S'il accepte bien volontiers de rencontrer le roi, il décline son invitation à dîner, ne voulant pas retarder son départ. Le fidèle Saurel rend compte le mercredi 17 : « Mon cher Adolphe, Pendant que M. Nélaton rend visite à son malade au débotté, je te trace quelques lignes brèves mais affectueuses pour te dire que notre voyage s'est fait aussi heureusement que possible. M. Nélaton est superbe. Quelle admirable organisation. Après ces quatre jours de voyage, il est aussi frais que s'il rentrait de Malnoue à Paris... [3]». Cette lettre est suivie d'une autre, le samedi soir : « Ce matin après une excellente nuit, visite à l'hôpital où M. Nélaton a été admirablement accueilli par les professeurs et les élèves. Puis, longue visite chez le malade. Le cas est des plus graves : on ne peut pas consciencieusement proposer une opération. Nous voulions repartir demain, dimanche, mais les professeurs ont désiré recevoir M. Nélaton, et ce dernier n'a pas cru pouvoir refuser de se rendre à cette invitation... M. Nélaton est toujours superbe, espérons qu'il tiendra bon à la mer ».

1. « Nous vous attendons avec impatience. Chemin plus direct : Cologne, Lubeck, Malmö, Stockholm. Avertissez départ de Malmö » ; « Acceptée la proposition faite au nom du baron de Höpken, étant libre maintenant, j'attends pour partir réponse immédiate par télégramme, 12/4 » ; « Arrivé aujourd'hui à Malmö avec mon aide, serai demain soir à Stockholm, 16/4 ».
2. *Le Figaro*, 27 avril 1868. Ses relevés d'honoraires font apparaître 19 500 francs (sur un mois de 36 235 francs).
3. Courrier à Adolphe Moreau, gendre d'Auguste Nélaton, archives privées.

Accueillis à la gare par toute la famille, les deux voyageurs sont de retour à Paris le 23. Le baron de Höpken devait mourir le 20 juin.

Quelques jours plus tard, ayant fait une chute violente, éprouvant une douleur très vive, sa canne ayant pénétré entre la hanche et la première côte, Berryer fait appel à au chirurgien tandis que son ami, l'ancien ministre Jules Dufaure, lui fait parvenir « une caisse venant de loin contenant quelques bouteilles d'eau de vie de Saintonge. Cette eau de vie est offerte par le propriétaire qui l'a fabriquée, comme un témoignage de sa vive reconnaissance et de son entier dévouement [1] ». Il faut dire qu'ils entretiennent depuis fort longtemps des relations d'amitié comme le montre ce petit mot, très simple :

> Mon cher Monsieur Nélaton
>
> Vous n'imaginez pas le plaisir que j'aurais à accepter l'invitation que je viens de recevoir. Mais le 29 est un samedi, et c'est le jour où quelques amis ont l'habitude de venir nous voir. Veuillez donc m'excuser, Madame Nélaton et vous, si je ne puis, ce jour-là, m'absenter de chez moi, et agréez la nouvelle offrande de mes sentiments...
>
> J. Dufaure, 22 avril 1848

En mai, ses deux filles Camille [2] et Juliette exposent au Salon [3] et le dimanche 16, à neuf heures et demie, le chirurgien est invité à se présenter aux Tuileries : l'Empereur désire le voir ; il fait part à son beau-frère de son sentiment : pour lui, Napoléon III est hypocondriaque et l'Impératrice, très faible, se laisse conduire par le Clergé. Quelques semaines après, en juin, il reçoit du docteur Conneau le mot suivant : « Monsieur et très honoré confrère. L'Empereur désire vous voir aujourd'hui à six heures, si cela vous est possible. Veuillez agréer, Monsieur et très honoré confrère, l'assurance... » (voir illust. p. 328)

Le même mois, la famille a la chance de recevoir le peintre Harpignies à Malnoue ; « il donne des leçons de paysage » à ceux qui y sont. Le 26 juin, la presse signale que « le docteur Evans, appelé auprès de M. de Goltz a constaté en examinant la mâchoire de l'honorable ambassadeur de Prusse que le cancer avait reparu. Une nouvelle opération sera malheureusement nécessaire ». Le docteur

---

1. Archives privées, 10 juin 1868. Dans un autre courrier non daté : « ... Mais ce qui m'a touchée profondément c'est votre bonté parfaite comme autrefois. M. Dufaure et moi nous ajoutons avec bonheur ce nouveau titre à la reconnaissance que toujours nous vous gardons et garderons ».
2. Camille : *Job en arrêt* et *Vue prise à la Tournelle* ; Juliette : *Vue prise à Malnoue.*
3. Elle expose ensuite de façon presque ininterrompue pendant les quinze années suivantes.

Gerard von Schmitt (ou Van Smitt), devenu en quelques mois le guérisseur à la mode, mandé à Paris par M. de Goltz le soigne « à l'aide de liqueurs tirées de sucs de plantes venues d'Inde, ayant la vertu de pénétrer les parties attaquées par le cancer » regrettant « que M. Nélaton ait fait une opération qui ne peut que gêner et retarder la réussite de son système [1] »… Or, ce médecin, « envoyé devant la septième chambre sous la triple prévention d'exercice illégal de la médecine, d'exercice illégal de la pharmacie, et de préparation et vente de remèdes secrets [2] » a été condamné à une amende de 1 000 francs et à deux amendes de 50 francs chacune !

En juillet, après avoir fait une lithotritie à Daru (5 000 francs), alors qu'il fait très chaud, que sa famille est en Normandie, à Villers, et qu'il y voit une « corvée », il lui faut retourner chez la princesse Baciocchi dans le Morbihan, voyage suivi d'un autre à la Roche-en-Breny auprès de Montalembert. Il n'arrête pas. Comment refuser de soigner toutes ces célébrités ? Pendant ce temps-là, Pauline accompagnée de ses enfants, Juliette et Charles, décide d'aller faire un voyage en Suisse et en Italie.

Le 8 août l'Empereur est de retour de sa saison à Plombières, et, par décret du 14, Nélaton est nommé sénateur, atteignant ainsi une dignité à laquelle jamais aucun médecin, à part Henri Conneau, n'avait encore été élevé. Alors qu'il était en train de consulter, il en est informé par un courrier du prince impérial. Celui-ci se réjouit d'être le premier à lui en faire part. La « dépêche télégraphique » suivante, postée à Fontainebleau le 18, lui parvient : « Je joins mes félicitations à celles de l'Impératrice à l'occasion de votre nomination au Sénat, Louis-Napoléon ». Nélaton s'y rend aussitôt pour remercier le prince et ses parents. Cette bonne nouvelle est suivie, le 22 septembre, par ce sympathique message : « Dotations du Sénat, certificat d'inscription, décret du 14 août, jouissance du 14 août 1868, N °331, somme 30,000, Je soussigné, Directeur de la Dette inscrite, certifie que Monsieur le Sénateur Nélaton, Auguste, né le 18 juin 1808, est inscrit au Livre des Dotations pour une somme annuelle de trente mille francs, Paris le

1. *Le Figaro*, 2 juillet 1868. État grave en septembre, après un séjour pendant l'été à Fontainebleau (pavillon Sully), invité par l'Impératrice. « Traitement batracien »… a demandé 50 000 francs, en a reçu 10 000. *Le Figaro* du 30 septembre. En octobre, sur le conseil d'un autre médecin, le docteur Salmon, de Cherbourg, il se nourrit « de grosses huitres, destinées à préparer la plaie qui est à vif, de bouillon glacé, de vin de Bordeaux mêlé de glace, et le soir, de gelées de viande et de vin de champagne, toujours corrigé d'eau glacée. Le malade souffre horriblement… ».

2. *Journal de chimie médicale, de pharmacie et de toxicologie*, tome sixième, 5e série, février 1870, Paris, P. Asselin, p. 486.

22 septembre 1868, le Chef du Bureau des Pensions, Agent comptable, S. Oury.» (voir illust. p. 344).

De toutes parts, c'est un concert de félicitations ; la profession, en particulier, se trouve très honorée et se réjouit : « la science médicale est satisfaite et vos amis aussi moi surtout » (télégramme du docteur Conneau, à Bastia) ; « cette haute distinction honorera aussi le corps médical » (S. Laugier) ; « nous sommes tous en France fiers de votre science comme de l'élévation de votre caractère » (Maréchal Niel) ; « c'est bien heureux de voir dans le temps où nous vivons justice et honneur rendus au dévouement tel que l'a été le vôtre » (Comtesse Rapp) ; « le souverain a couronné celui que l'humanité bénit : Dieu soit béni ! » (Marc Caillard) [1] ; « je suis particulièrement heureux de vous voir arriver parmi nous » (Paul Boudet) ; « justice et honneur rendus au dévouement tel qu'a été le vôtre » (princesse Mathilde) ... Il est le second de sa profession « auquel échoie une pareille fortune » depuis la fondation du Sénat, « Larrey et Dupuytren n'avaient été faits que barons [2] ». Dans la haute assemblée, il va se rapprocher de Victor Duruy, ainsi qu'en témoigne ce mot, non daté : « Dimanche soir, Mon Cher Docteur, L'Impératrice désire causer avec vous demain lundi, à 2 heures et demie, aux Tuileries, d'un sujet dont je vous entretiendrai, si vous venez au Sénat, pour la réunion des bureaux. Nous partirions ensemble du Luxembourg. M. de Butenval qui doit parler le premier n'aura pas fini quand nous reviendrons, votre bien dévoué Victor Duruy » !

Rappelons que le Sénat impérial comporte tout d'abord des membres de droit : des princes de la Famille impériale, les cardinaux, les maréchaux et les amiraux. Le reste de l'assemblée est constitué de membres nommés à vie par l'Empereur, ces derniers ne devant pas dépasser cent cinquante. Cette assemblée est « composée des éléments qui, dans tous pays, créent les influences légitimes : le nom illustre, la fortune, le talent et les services rendus [3] ». Sénateur est un titre au caractère honorifique très marqué, ce qui explique son attribution à des personnalités extrêmement variées, dont l'engagement politique est en général peu apparent [4]. Pour certains, comme l'historien Adrien Dansette, le Sénat, c'était « une maison de retraite pour dignitaires à écarter ou à récompenser ». Pour d'autres, comme Pierre

1. Archives privées. Marc Caillard, difficile à identifier.
2. *Le Gaulois* du 20 août. Dans les journaux anglais, on lit quand aurons nous a « British medical Peer » ? (*L'Union médicale*, tome sixième, année 1868, p. 344).
3. Extrait du préambule de la Constitution.
4. www.senat.fr.

Milza : « les sénateurs se risquent parfois, surtout au début du règne, à discuter certains textes législatifs, ce qui leur vaut d'être rappelés à l'ordre par le Vice-président du Conseil d'État ou par le Gouvernement. Pour autant, la Haute Assemblée a une fonction principalement décorative et ne constitue en rien un contrepoids à l'autorité de l'Empereur ». Pour le nouveau sénateur, la dernière ligne de son journal des recettes du mois de septembre, ainsi rédigée, « abaissement considérable des recettes dépendant de ma nomination au Sénat le15 du mois précédent », fait effectivement apparaître un montant global de seulement 5 760 francs, chiffre très inférieur à la moyenne de l'année, 23 000.

Certains imaginent qu'en contrepartie de cette distinction il abandonnerait ses fonctions de chirurgien et « jetterait son bistouri » dans la Seine en se rendant au palais du Luxembourg. Il n'en fut rien, bien-sûr ; c'eût été faire une croix sur les trois cent mille francs par an [1] que son activité lui procurait. À la différence du docteur Double, l'ami du maréchal Soult, auquel Louis-Philippe avait proposé la pairie à condition qu'il veuille bien ne plus exercer et qui, déclinant cette proposition, avait déclaré « Dites au roi que je n'accepte aucune condition, et que si j'entre au Luxembourg, je veux y entrer le stéthoscope à la main » [2], Nélaton n'a pas été invité à abandonner sa clientèle. Il faut reconnaître que toutes ces récentes disparitions, Jobert de Lamballe, Michon, Trousseau, Rayer et Velpeau lui ont apporté une surcharge de travail… ! Et, pourtant, la presse signale sa présence le 17 septembre au Théâtre Français pour la première d'*À deux de jeu*, un petit acte de Legouvé – un de ses clients, pour Madame Legouvé –, avec la célèbre Jeanne Arnould-Plessy, qui reçut un accueil très sympathique.

Le 24 octobre, pour Drouyn de Lhuys, qui souhaite que le chirurgien lui réserve une heure, il est de ceux dont *honores non mutant mores*. Et à la fin du mois, *Le Figaro* signale qu'il y a eu une consultation par Nélaton, accompagné de Barth et Vio-Bonato [3], chez Rossini et que celui-ci, très affaibli, semble ne plus se faire d'illusions. Dans la presse on peut lire, « Les docteurs Nélaton et Barth ont été mandés

1. 281 715 au 31 décembre 1868.
2. J.-H. Thiry, *La Presse médicale belge*, p. 348. Bruxelles, Leemans et Compagnie, 1868. *L'Union médicale*, 1868, p. 310. Louis-Philippe recula devant cette exigence et son ordonnance n'eut aucune suite.
3. Vio-Bonato qui avait vu Rossini en début d'année avait décelé une fistule, sans pour autant engager d'action en raison de son état général. Après un été satisfaisant, le mal avait fait sa réapparition en fin septembre. (*Rossini*, par Richard Osborne, p. 164).

hier à Passy, avenue Ingres [1], chez M. Rossini, dont l'état de santé réclame en ce moment les plus grands soins. Néanmoins on n'a aucune inquiétude sur l'état de l'illustre maestro ». On parlait d'une « fluxion de poitrine »... Alors qu'il l'avait déjà opéré une première fois le 3 novembre pour une tumeur colorectale maligne, il intervient à nouveau le 5, effectivement aidé par Barth, Vio-Bonato et Saurel. Pour un vieil ami de la famille, « M. Barth et M. Nélaton ont tout fait ce que la science et l'amitié ont pu faire [2] ». Malheureusement, entouré de quelques intimes, le compositeur devait mourir le vendredi 13 à minuit [3]. Pourtant, le lendemain de la première intervention, le bulletin de santé du 4 avait annoncé « Nuit calme, faiblesse moindre, fièvre nulle, alimentation assez satisfaisante », et le chirurgien avait reçu ces mots d'Olympe Rossini [4], « L'insupportable Olympe [5] » pour les Florentins :

> Illustre Maître
>
> En me parlant d'une opération chirurgicale, Mons. Caudmont me traçait ma ligne de conduite, j'en appelais à votre science et j'accomplissais mon devoir en remettant entre vos mains mon mari.
>
> J'en remercie Dieu puisque déjà vous m'avez prouvé qu'aujourd'hui comme toujours vous êtes au-dessus de la science pratique de vos confrères qui m'affirmaient qu'aucune introduction n'était possible avant d'avoir fait une incision.
>
> Ces lignes sont tracées par l'appréhension qu'un mot de moi puisse avoir une double interprétation à vos yeux, si heureuse de constater le résultat inespéré de vos visites et votre prestige moral qui au présent comme dans l'avenir soumettra mon cher être sauveur [...] c'est l'éternelle reconnaissance de votre toute dévouée.

Quelques jours après, on relève dans *Les États-Unis d'Europe* (5 janvier 1868), « Rossini est mort ; James de Rothschild est mort [6] ! Berryer est bien malade, et Lamartine aussi, et Mazzini, si j'en crois

---

1. Rossini avait là, au 5 (ou au 1 ?), une maison et un jardin, terrain mis gracieusement à sa disposition par la ville de Paris, « au voisinage du petit train et si près que la barrière de ce chemin fait la clôture de sa nouvelle propriété. Or, plus de cent fois par jour, la locomotive passe sous les fenêtres du grand artiste, jette aux échos son cri aigu, strident, violent, aussi anti musical que possible,... » (*Journal du docteur Prosper Ménière*, *op. cit.*, p. 430).
2. Collectif, *Émile Deschamps, 1791-1871*, p. 44.
3. Certains ont évoqué une fasciite nécrosante comme ayant été à l'origine de cette mort.
4. Sa seconde femme (1799-1878), née Olympe Pelissier, l'épouse – alors qu'il était veuf depuis 1843 – en 1846. En 1877, elle lègue une somme de trois millions à l'Assistance publique pour construire une maison en faveur des artistes âgés (fait partie de l'ensemble Sainte-Périne à Paris, dans le 16e arrondissement).
5. Lionel Dauriac, *Rossini*, Paris, Henri Laurens, 1905.
6. Sa femme est une cliente de Nélaton (lettre dans archives privés)..

le bruit public. Les générations se renouvellent. Le convoi de Rossini était fort simple et relativement peu nombreux. Patti et Albini ont chanté d'une façon merveilleuse… ».

C'est la saison de la chasse à Malnoue, « le château Nélaton[1] ». Certaines battues apportent plus de cent pièces. On y retrouve toujours les mêmes, des habitués, Maissiat, Amette, Regnault[2], etc. Le dimanche 29, à quatre heures du matin, son client, et ami, le légitimiste Berryer – « un des représentants les plus éminents de l'éloquence française » – y ayant été ramené dans un wagon spécial mis gracieusement à sa disposition par l'administration, et après autorisation de son médecin, meurt dans son château d'Angerville[3]. N'ayant pu s'y rendre, Nélaton avait dépêché un de ses élèves, Étienne Goujon, qui communiquait en permanence avec lui, un cheval toujours sellé étant affecté spécialement à ce service[4]. Le lundi 15, veille de l'anniversaire de la mort de sa femme, décédée vingt-six ans auparavant, Berryer, gardant encore quelque espoir, dit « Mon cher Nélaton, faites-moi vivre pour que je puisse voir le bonheur de la France et la réalisation de mes espérances », alors que celui-ci lui avait déconseillé une promenade aux Champs-Élysées et ne répondait pas. Berryer comprend : « Merci, dit-il, vous ne me trompez pas ; que la volonté de Dieu soit faite ! » Il fait part ensuite de son souhait de pouvoir mourir chez lui à Angerville. On lui présente les dangers du voyage ; les docteurs Nélaton et Philippe Ricord consultés, ne sont pas du même avis. Ce dernier s'y oppose, tandis que Nélaton dit « Accordons lui une dernière joie : celle de mourir dans son cher Angerville[5] ».

Se fait-il payer pour absolument tout soin, toute consultation ou toute visite ? On peut se poser la question en remarquant que dans son journal des honoraires ne figure pas la totalité de ses clients ! Ainsi, n'y apparaissent pas les maintes interventions auprès de Montalembert[6], pas plus que celles auprès de la princesse Baciocchi, pour ne citer que deux exemples. Par contre, amusant ou surprenant, à la rigueur incongru, on remarque son nom dans un numéro de décembre du *Courrier de la Drôme et de l'Ardèche*, cette

1. Pour Amette…
2. Dans *Le Mémorial de l'histoire*, *op. cit.* Probablement Henri Regnault, « il aimait la chasse » (Henri Baillière, *Henri Regnault : 1843-1871*, Paris, Didier, 1871).
3. Dans l'Essonne actuelle.
4. *Le Figaro*, 23/11/1868 et *Le Figaro supplément littéraire* du 23 mars 1880.
5. Édouard Lecanuet, *Berryer sa Vie et ses Œuvres*. Paris, Bloud et Barral, 1894.
6. À l'exception d'un 5 000 francs le 30 mai 1868.

fois-ci, non pour une distinction, non au sujet d'un malade célèbre, mais dans une publicité… Un grand encart, « Extrait de malt (bière de santé) de Jean Hoff, conseiller royal à Berlin, chevalier de plusieurs ordres, fournisseur agréé de plusieurs souverains de l'Europe, les médecins les plus célèbres de Paris, parmi lesquels nous citons MM. Arnal, Barth, Corvisart, Delpech, Nélaton [...] se sont exprimés de la manière la plus avantageuse sur ce remède et l'ordonnent comme étant le moyen le plus efficace contre les maladies de poitrine, les maux d'estomac, le manque d'appétit, les engorgements,… ». Et, à nouveau, en février 1869.

Dans Paris, l'année se termine bien, la place de l'Étoile, dont l'aménagement avait été décidé en août 1853, est maintenant achevée, de même que la place du Château-d'Eau et la presque totalité de la place de l'Opéra. Pendant ce temps-là, à Compiègne, c'est la fête, la Cour s'amuse. Pour Nélaton, 1868 est une bonne année ; voici ce qu'il écrit en bas de la dernière page de décembre de son relevé de « recettes » : clientèle 281 715 francs, château 8 000 francs, Sénat 3 800 francs, Institut 1 000, et au 1er janvier 1869, page suivante, sa fortune s'élève à 3 884 217 francs – dont 3 375 000 francs pour Malnoue et ses différents biens immobiliers dans Paris (rue Rougemont, avenue des Champs-Élysées, avenue d'Antin, faubourg Saint-Denis) et 373 800 francs en obligations –, à comparer avec 1 646 000 au 1er janvier 1862 (voir illust. p. 345). Assez remarquable, pour un chirurgien racontant que : « jusqu'à trente ans, il ne connaissait le bœuf que bouilli [1] ».

1869. Pour le beau-frère Héluis, son année théâtrale commence le 9 janvier au théâtre de la Porte Saint-Martin, avec *La Dame de Montsoreau*, d'Alexandre Dumas, une pièce créée en 1848 ; il note dans son journal que l'Empereur et l'Impératrice y ont assisté, qu'ils ont eu l'air très intéressés. Pour l'Histoire, c'est la session législative, la dernière, qui débute le 18 et dont l'ouverture par Napoléon III comporte ces mots : « Les armées de terre et de mer, fortement constituées, sont sur le pied de paix [...] le but constant de mes efforts est atteint : les ressources militaires de la France sont désormais à la hauteur de ses destinées dans le monde. Dans cette situation, nous pouvons proclamer hautement notre désir de maintenir la paix ; il n'y a point de faiblesse à le dire, lorsqu'on est prêt pour la défense de l'honneur et de l'indépendance du pays [...] si l'on fait un retour

1. *Le Gaulois* du 28 août 1868.

vers le passé, quel est le régime qui a donné à la France dix-sept années de quiétude et de prospérité toujours croissantes ? ». Mais c'est aussi, pour la ville de Paris, sa mauvaise gestion par Haussmann [1] dénoncée devant le Corps législatif.

En revanche, pour le chirurgien, à part les disparitions, le mercredi 3 février, dans sa propriété de Bretagne, de la princesse Baciocchi [2], gravement malade depuis quelques jours, qu'il avait soignée moins d'un an auparavant, et le 21 mars, d'une autre cliente, Adeline Fowle, veuve de M. Welles, marquise de La Valette [3], « toujours habillée comme une jeune nymphe, toujours minaudant et jouant de la prunelle [4] », c'est une année qui s'annonce plutôt bien.

En effet, tout d'abord, après avoir prêté serment le lundi 18 janvier, au palais du Louvre, « en grand costume », et qu'une commission présidée par Boinvilliers ait constaté qu'il remplissait les conditions prescrites par la Constitution, le lendemain, il est « introduit au Sénat avec le cérémonial d'usage [5] ». En l'occurrence, comme il incombe à cette assemblée d'examiner les pétitions, individuelles ou collectives – un droit ouvert par la Constitution de 1852, article 29 –, le mardi 22 février 1870, Nélaton, membre de sa 1ère commission, devait être rapporteur pour l'une d'entre elles, adressée par le docteur Delasiauve au sujet de l'enseignement de la Faculté de médecine « lequel lui paraît présenter de graves défectuosités ». Ayant mentionné en particulier qu'« aucune des créations réclamées par le pétitionnaire n'était néanmoins à faire », le chirurgien conclut : « Bien que ne partageant pas toutes les idées exprimées dans la pétition, votre commission reconnaît qu'elle appelle l'attention sur des points importants de l'enseignement médical, en conséquence elle a l'honneur de proposer au Sénat de déposer cette pétition au Bureau des renseignements [6] ».

Le 26 février, il reçoit le courrier suivant, émanant de la grande Chancellerie de l'Ordre Impérial de la Légion d'honneur,

1. Il avait été nommé à la préfecture de la Seine le 23 juin 1853.
2. Elle lègue au prince impérial sa fortune, qui s'élève, dit-on, à 7 millions de francs (*La Presse* du 12 février). Le prince Murat et le comte Clary ont représenté l'Empereur lors des obsèques.
3. Le 2 avril, le ministre La Valette lui écrit : « ... les bons soins que vous avez bien voulu donner à ma pauvre femme. Veuillez croire que j'ai été profondément touché de toute l'affection que vous m'avez montrée dans ces douloureuses circonstances et que je ne l'oublierai jamais ». La Valette était parfois invité à chasser par l'Empereur.
4. Horace de Viel-Castel, *Mémoires sur le règne de Napoléon III*, Robert Laffont, 2005, p. 599.
5. BnF, 8- LE 80- 1(1869,1).
6. BnF, 8-LE 80- 1(1870,4).

> Monsieur, Par décision en date du 22 de ce mois, dont je vous adresse ci-joint un extrait, je vous ai nommé Chirurgien Consultant des Maisons Impériales Napoléon en remplacement de M. le Docteur Jobert de Lamballe décédé.
>
> Personne n'était plus apte que vous, Monsieur, à combler le vide que la mort de cet illustre praticien avait fait dans le service médical des Maisons Napoléon, et je me félicite de leur assurer le concours si précieux de votre autorité et de votre talent.
>
> Agréez, Monsieur, l'assurance de ma haute considération
>
> Le Grand Chancelier
>
> Auguste de Flahaut[1] (voir illust. p. 344).

Si cette nomination introduit maintenant Nélaton dans le tout « premier cercle » du service santé de l'Empereur, pour autant, il n'y est pas seul, nous l'avons déjà dit, la profession est bien représentée dans la Maison impériale. On y trouve en effet le « premier Médecin », chef du service, Henri Conneau, le médecin ordinaire, adjoint au premier médecin, le baron Corvisart, quatre autres « Médecins et Chirurgiens ordinaires », MM. Andral, Arnal, Fauvel, et le baron Larrey, un « chirurgien accoucheur », le baron Paul Dubois, huit « médecins et chirurgiens consultants », MM. Lévy, Bouillaud, Vernois, Lhéritier, Tardieu, Huguier et Ricord ainsi que le baron Jules Cloquet, des « médecins et chirurgiens par quartier », au nombre de huit, répartis dans Paris, et enfin le chirurgien-dentiste, le docteur Thomas W. Evans… !

À la fin de janvier, le général Bourbaki le consulte pour une blessure, une ancienne lésion à la jambe – le tibia gauche gravement atteint, un éclat d'obus s'étant logé au-dessus du talon d'Achille –, datant de sa guerre en Kabylie (juillet 1840) qui se réveillait au bout de tant d'années. Le chirurgien, assisté par deux confrères, avait prévenu son patient que l'opération durerait une heure et demie, deux heures, environ. Il fallait procéder lentement pour ne pas entamer quelque artère. « Puisqu'il le faut », fataliste, aurait répondu le blessé. Contre son gré, prétendant qu'il affronterait bien le fer des docteurs comme il avait affronté les balles et les obus, mais sur la demande pressante de sa femme, le général avait consenti à se laisser endormir. Toutefois, l'intervention n'était pas terminée lorsque, se réveillant, bouillant, impatient, il aurait eu une crise de nerfs effroyable[2] ! Et, le 11 février, Nélaton reçoit une lettre commençant par « L'amélioration

1. Archives privées. Flahaut est Grand Chancelier de l'Ordre impérial de la Légion d'honneur.
2. *Le Petit Journal*, 25 janvier 1869.

qui s'est produite dans mon état et l'élévation relative de la température m'a déterminé à aller prendre les eaux de Bourbonne [1] [...] Je tiens à vous remercier des soins que vous m'avez donnés ; aussi ma première visite sera-t-elle pour vous... [2] »

Le 1er mars, Théodore Troplong, le président du Sénat, auprès duquel, avec Noël Guéneau de Mussy, il avait été très présent depuis quelques jours [3], décède à la suite d'une attaque d'hémiplégie du côté gauche [4]... Six jours avant, alors que Monseigneur Darboy lui administrait les derniers sacrements, le sénateur lui disait « Je ne savais pas que ce passage fut si facile à faire [5] », puis plaisantait, évoquant Molière et ses *doctores rhubarbae et sene* [6] lorsque Guéneau de Mussy lui recommandait de prendre de la rhubarbe ! Enfin, Nélaton, lui administrant de l'eau sucrée, se voyait rétorquer « Cela ne vaut pas mon vin de Saint-Émilion [7] » ! Et, trois semaines après, Nélaton reçoit le courrier suivant :

> Cabinet du Président du Sénat, 19 mars 1869
> Monsieur le Sénateur,
> Madame Troplong me charge d'avoir l'honneur de vous remettre le portrait du Président qui avait pour vous une sincère affection. Ce souvenir vous est offert en témoignage de votre dévouement au Président Troplong pour qui vous avez eu jusqu'à son dernier moment le plus grand dévouement,
> [...] Veuillez agréer Monsieur le Sénateur l'assurance du profond respect avec lequel je suis votre tout dévoué serviteur.
> A. de Féligonde
> Auditeur au Conseil d'État
> Ancien Chef de Cabinet du président du Sénat

1. Bourbonne-les-Bains, Haute-Marne.
2. Archives privées.
3. On lit dans la presse : 25 février, « M. Troplong est très gravement malade, dès hier il a reçu les sacrements » ; « Le mal fait des progrès lents mais continus ; la faiblesse est très grande ». Et encore, « M. Troplong ignore que l'Empereur s'est présenté pour le voir, et il paraît qu'il tire de cette soi-disant abstention d'heureux pronostics : l'Empereur n'est pas venu, c'est que je ne vais pas plus mal. ». Une rente viagère de 20 000 francs est accordée à sa veuve et une pension annuelle de 3 000 francs à sa fille (*Le Figaro* du 29 juin). Déjà opéré par Civiale en 1863. Et, en juillet 1868, la presse faisait déjà état d'une santé « assez sérieusement compromise ».
4. *Journal des Débats* du 25 février, *Le Figaro* du 26 février 1869 et *Le Gaulois*.
5. *Le Gaulois* du 25 février.
6. Dans *Le Malade imaginaire*, « *Grandes doctores doctrinae,* De la rhubarbe et du séné ». cf. « Passez-moi la rhubarbe, je vous passerai le séné », se dit en parlant de deux personnes qui se font mutuellement des concessions !
7. Domaine par lui acheté 1850, c'était le domaine de Mondot (son neveu en 1869 ajoute au domaine son patronyme).

Aux mêmes dates, le chirurgien, appelé par certains le *sénadocteur* opère un M. de Mortemart souffrant d'une grave inflammation de l'œil, en passe de le rendre aveugle si elle s'étendait à l'autre. Après avoir chloroformé son patient, il extrait l'œil malade, *Le Gaulois* qui publie cette nouvelle, ajoute « Monsieur Nélaton n'est pas de l'avis des dentistes, guérissez n'arrachez pas ». Il reçoit également mille francs d'honoraires de la part de Niel, pour les soins qu'il lui a donnés ainsi qu'à sa fille...

À la fin de ce mois, l'Empereur fait approuver par le Conseil d'État l'abrogation d'une loi de 1854 qui assujettissait à l'obligation d'un livret les ouvriers de l'industrie, et son discours devant la Haute Assemblée se termine ainsi, « Quand on a admis toutes les améliorations utiles, quand on a fait tout ce qui est bien et juste, on maintient l'ordre avec plus d'autorité, parce que la force alors s'appuie sur la raison et la conscience satisfaites ».

Encore en mars, le lundi 8 [1], Berlioz, soigné par Nélaton à son retour de Moscou un an auparavant – et considéré alors comme « perdu » [2], car exténué, vidé de sa substance, en triste état... –, meurt à la suite de deux graves chutes, à Monaco et à Nice. À vrai dire, lorsque le chirurgien avait vu le grand compositeur, l'ayant palpé et ausculté, il lui aurait demandé « Êtes-vous philosophe ? ». Oui, avait répondu son patient. « Eh bien, puisez du courage dans la philosophie, car vous ne guérirez jamais [3] », répliqua le médecin.

Le samedi 24 avril, Nélaton et Pauline sont invités à dîner aux Tuileries. Le 4 mai, avant un déplacement à Covent Garden, à Londres, où elle doit, dix jours après, interpréter entre autres rôles, Amina dans *La Sonnanbula* de Bellini et Zerbina dans *Don Juan*, la célèbre Madame Patti, marquise de Caux, lui demande une petite intervention à caractère esthétique : enlever un kyste sébacé ; elle n'a pas voulu être chloroformée et le chirurgien ne lui a pas demandé d'honoraires s'estimant – avec esprit – suffisamment débiteur à son égard pour « ses notes innombrables » [4]. Pas d'honoraires, mais elle lui a envoyé un petit souvenir avant de quitter Paris...

---

1. Lamartine était mort le 28 février, Troplong, le 1er mars...
2. Pierre-Jean Rémy, *Berlioz, le roman du romantisme*, Paris, Albin Michel, 2002. Et, « Une maladie des reins qui le tient au lit et le plonge dans un état d'affaiblissement qui augmente chaque jour. » *Le Figaro*, 24 février 1869. « Enfin ! », aurait-il dit à ses derniers moments, avec le sourire, « on va maintenant jouer ma musique », *id.*
3. *Le Figaro, supplément littéraire du dimanche*, du 9 mars 1879.
4. *Daily Alta California*, volume 21, Number 7012, 31 May 1869.

Comme l'année précédente, Juliette expose deux œuvres au Salon, le *Ruisseau* et une *Allée dans un bois*, et sur le catalogue, on peut lire « Élève de M. Jules Nélaton »…

Limites

Les 23 et 24 mai, ce sont les élections législatives. Se poursuivant les 6 et 7 juin, elles marquent un net recul des bonapartistes : ils perdent un million de voix. La nation a affirmé ses tendances libérales. L'Empereur n'a plus le soutien des ouvriers. Des troubles éclatent les 8 et 9 juin, à Paris – notamment boulevard Montmartre –, à Nantes et à Bordeaux. La présence de la police qui ne peut laisser briser les réverbères et les devantures des boutiques excite l'effervescence de nombreux jeunes. Ces évènements amènent Napoléon III à déclarer « un gouvernement qui se respecte ne doit céder ni à la pression, ni à l'entraînement, ni à l'émeute [1] ».

Début juillet, la santé de Montalembert semble s'améliorer, « les médecins ne font plus au malade que deux visites par jour et le docteur Nélaton a déclaré hier que toute inquiétude avait disparu [2] ». Le lundi 12, l'Empereur annonce au Corps législatif l'Empire libéral, les ministres remettent leur démission entre ses mains. La personnalité de Rouher était devenue inconciliable avec la libéralisation du régime annoncée. Quatre jours après, un nouveau ministère est constitué, sans ministre d'État. Nommé président du Sénat, Rouher le réunira pour la première fois le 2 août. Le 20, le chirurgien se rend aux Eaux-Bonnes [3] pour soigner Ismaïl Pacha, le vice-roi d'Égypte, qui, après avoir été accueilli par quatre-vingts cavaliers montagnards et guides de la station, s'y trouve depuis une dizaine de jours. Il était revenu en Europe [4] pour lancer les invitations à l'inauguration du canal en novembre, à une date qu'il souhaitait arrêter avec Napoléon III. Contre les avis de l'inspecteur de la ville d'eau, le docteur Pidoux, du chirurgien et de Ricord, mais sur ordre du Sultan, quelques jours plus tard, au milieu de sa cure, de manière précipitée, il met fin à son traite-

1. Réponse à M. de Mackau, Paris, le 16 juin.
2. *Le Figaro*, 10/7/1869.
3. Facturé 10 000 francs (voir illust. p. 339). Par contre, Augustin Cabanès dans son ouvrage *Les morts mystérieuses de l'histoire* cite 7 500 francs pour chaque médecin.
4. Arrivé en France le 13 juin, venant de Cologne, puis ayant passé quelques jours en Angleterre du 25 juin à la fin du mois.

ment, quitte la station thermale et regagne par le train impérial mis à sa disposition son yacht, *El Horriya* [1], qui l'attend en rade de Toulon.

Le vendredi 13 août, un peu avant minuit, le maréchal Niel – en principe suivi également par Ricord –, opéré une première fois par Nélaton le 10 juillet, et confirmé comme ministre de la Guerre une semaine après, rend son dernier soupir [2], entouré de toute sa famille à son domicile parisien [3]. Déjà, le 1er du mois, la presse faisait savoir qu'il continuait à ne pas être bien, mais que cela ne l'empêchait pas d'assister aux réunions du Conseil à Saint-Cloud, avec cette précision, « La nuit a été bonne, amélioration sensible ». Le 5, « toujours souffrant », il doit prendre un congé, sans pour autant abandonner son ministère. Trois jours après, dans *Le Gaulois*, « On donnait ce matin comme certain que l'instrument dont on s'est servi pour lui faire sa dernière opération s'est brisé dans la vessie et n'aurait pu être extrait. » et, plus loin, « La nuit n'a pas été bonne, les souffrances ont diminué, mais le malade se plaint d'une grande faiblesse ». Le mercredi 11, on lit « Le Maréchal ne va pas bien ; l'intérim de son ministère, confié à M. l'amiral Rigault de Genouilly en vue surtout de procurer du repos au malade et de lui permettre surtout d'en aller chercher à la campagne n'atteindra pas de sitôt du moins ce but [...] l'état de M. le Maréchal ne s'est pas sensiblement modifié. Les douleurs sont moins vives, l'hématurie a disparu, mais le malade est d'une grande faiblesse, l'estomac ne supportant pas les aliments [4] ». Une seconde intervention aurait eu lieu, suivie d'un autre communiqué du ministère, daté du 11, dans le journal du 13 : « La nuit a été assez bonne. Le Maréchal a pu prendre quelques aliments qui ont bien passé. Docteur Nélaton ». L'Empereur envoie deux estafettes par jour à l'hôtel de M. Niel. [5]

---

1. Construit en 1865 à Londres, resté en service jusqu'en 1951. Premier navire à franchir le canal de Suez lors de son inauguration en 1869.
2. On a écrit que : l'appareil s'étant brisé, le chirurgien avait dû inciser la vessie pour retirer le fragment cassé. D'autres communiqués ont contredit cette information : « L'opération faite par le docteur Nélaton a réussi. Ce sont des accidents postérieurs qui ont amené l'aggravation de la maladie de M. le Maréchal Niel » ; par ailleurs, Théophile Anger qui fit l'autopsie a déclaré qu'il n'avait rien trouvé d'anormal. (Docteur Cabanès, *Les morts mystérieuses de l'Histoire*). Dans son journal des recettes, on relève à la date du 24 août, « Niel 2 500 ».
3. Sa veuve aurait demandé à Rome d'être comtesse, ce que le Pape aurait octroyé par bref le 7 avril 1877 (Henri Bellamy, *Vraie et fausse noblesse*, Paris, Revue Crapouillot, 1937, p. 62).
4. *Le Gaulois* du 11 août.
5. *Le Gaulois* du 13 août.

Précédant le bulletin du 12, sans doute le dernier : « La nuit a été mauvaise ; l'estomac ne veut plus rien recevoir, la faiblesse est très grande. Nélaton. » [1]

En fait, si l'on en croit le *Journal des Débats*, daté du 12 :

> Il y a longtemps que le maréchal était atteint d'une inflammation compliquée de la maladie de la pierre [2]. Fatigué de souffrir, le ministre se décida à subir une opération. Le docteur Nélaton, profitant d'un moment où le maréchal était bien disposé moralement et physiquement, broya la pierre. Cette séance dura environ deux heures. Malheureusement, il en résulta une irritation, et cette irritation gagnant les parois où se trouvait le siège de l'inflammation déjà existante, occasionna des désordres très graves. À partir de ce jour, l'état de M. Niel a empiré. M. Nélaton a voulu s'entourer de spécialistes. Il a d'abord appelé M. Ricord, puis l'ancien et habile collaborateur de Civiale, le docteur Caudmont. Des consultations auxquelles assistait le docteur Barth se sont succédé. Suivant les consultants on attribua à l'inflammation un caractère dangereux, mais M. Nélaton ne partage pas cet avis. Quoiqu'il en soit, l'état du malade est fort inquiétant (Le Moniteur).

Bien triste histoire, qui pourtant avait commencé dans la confiance et la sérénité, comme on le voit dans le dernier courrier du maréchal au chirurgien précédant la première opération du mois de juillet :

> Ministère de la Guerre
> Cabinet du Ministre
> Paris, le 7 juillet à 4 h – 1869
> J'arrive à Saint-Cloud. Il y aura vendredi un conseil des ministres important auquel il m'est bien difficile de manquer. Ayez la bonté de remettre à samedi matin, si cela vous est possible, l'opération qui devait avoir lieu demain. Si vous aviez prévenu Mr Barth auriez-vous la complaisance de l'informer de ce changement.
> Dans le cas où vous jugeriez utile de me voir demain matin, vous me trouverez prêt à vous recevoir.
> Je vous prie d'excuser ce contre temps pour lequel je suis bien contrarié. [3]

1. *Le Gaulois* du 14 août.
2. Il aurait écrit à son beau-frère lorsqu'il avait accepté le ministère : « Je ne me dissimule pas que j'entreprends une tâche bien lourde. Je laisserai au ministère ma santé, à coup sûr ; ma vie, peut-être. Mais je n'ai pas de regrets ; ce sera le dernier sacrifice que j'aurai fait à mon pays ». François Rougé, *Le Maréchal Niel*, Éditions de la Revue historique et artistique, 1936 et Stéphane Faudais, *Le maréchal Niel, 1802-1869*, Paris, Bernard Giovanangeli, 2012.
3. *La Presse* du 26 juillet signale « Le maréchal Niel, qu'une indisposition avait retenu au lit pendant huit jours, a pu reprendre ses occupations ordinaires et travailler hier avec ses aides de camp. » Et dans *Le Figaro* du 18, on lisait déjà : « M. Nélaton fait des visites quotidiennes au maréchal Niel qui souffre, dit-on, d'une affection de la vessie ».

Péan, son ancien élève, aurait laissé entendre ultérieurement que cette intervention aurait été la cause de la mort. Arthur Meyer écrivit [1] que Nélaton et Ricord étaient en 1867 « tombés d'accord qu'il y avait le plus grand danger à tenter l'opération », mais que ce dernier, obligé de se rendre auprès du vice-roi d'Égypte et y restant plus longtemps que prévu, Nélaton, sans l'attendre, avait opéré seul le maréchal [2]. Devons-nous le croire ?

D'après Pierre Pellissier, dans son *Prosper Mérimée* [3], le hasard a voulu que peu de temps après ce drame, Ricord, appelé auprès de l'Empereur aux Tuileries, y croise Nélaton et lui dise « c'est la pierre », et celui-ci répondit « ce n'est pas sûr, attendons ». Aux mêmes dates, ou à peu près, on lit dans les journaux « L'Empereur est souffrant, préside le Conseil quelques minutes et se retire [4] ». En fait, Napoléon III, ne s'est pas déplacé pour aller saluer une ultime fois son ami le maréchal ; il n'assiste pas non plus, le 15, à la grande revue annuelle des troupes au camp de Châlons ; son fils l'y représente, comme il le fera également à Ajaccio le 29 pour les fêtes du centenaire de la naissance de Napoléon Ier.

Alors qu'il devrait se résoudre à se faire soigner énergiquement par son chirurgien et par le professeur Ricord, il s'y refuse toujours catégoriquement. Pourtant, à présent, tout le monde connaît le siège de son mal. Seul, le *Journal officiel* continue à parler de « douleurs d'origine rhumatismale ». Cependant, la presse n'est pas dupe. Henri Rochefort, dans *Le Rappel*, fondé par Victor Hugo, déclare : « Depuis *Le Malade imaginaire*, c'est bien la première fois qu'on soigne un rhumatisant à la sonde ». Le chef de l'État annule une rencontre prévue le 27 août [5] avec le maréchal Prim, « éternel conspirateur », « grand spécialiste des révolutions et des coups d'État [6] », accompagné de Silvela, son ministre des Affaires étrangères. Nélaton est appelé à nouveau à Saint-Cloud ; il ne doute plus de l'origine des maux dont souffre Napoléon III. Toutefois, pensant qu'opérer était risquer la vie du malade, volontairement, comme les autres, il ne parle que de rhuma-

1. Arthur Meyer, *Ce que je peux dire*, Paris, Plon, 1912, p. 64.
2. D'après *Le Mouvement médical*, volume 7, Paris, Goupy, 1869, p. 411, Nélaton, n'ayant pas eu le temps de consulter Ricord, avait été assisté par Barth et Caudmont. Et, après une opération réussie, il y aurait eu une hémorragie. Ce journal, sévère sur le chirurgien, ajoutait « Nélaton est devenu la tarte à la crème de l'humanité souffrante » et citait « de votre Nélaton [...] qu'a-t-il donc fait de grand, si ce n'est sa fortune ».
3. Tallandier, 2013.
4. Émile Ollivier, *L'Empire Libéral, le ministère du 2 janvier*, Paris, Garnier, 1908, p. 60.
5. Roger L. Williams, *op. cit.*
6. Maurice Gontard, *Vichy, l'irrésistible ascension*, 1800-1870, Nonette, Créer, 1998, p. 154.

tismes, tandis que l'Empereur quitte très peu sa chambre et n'assiste qu'à une partie du Conseil des ministres. Les bruits les plus divers circulent : Napoléon III pourrait aller à Biarritz ou à Vichy ? Personne n'est fixé. La maladie persistante de l'Empereur inquiète au-delà de la France, en Europe. Parmi les peu nombreux visiteurs qu'il accepte de recevoir, il y a régulièrement son écuyer Firmin Rainbeaux, installé à une centaine de mètres du palais impérial, dans sa villa [1], une des plus ravissantes du parc de Montretout.

Le 29, jour de l'ouverture de la chasse... le chirurgien, tenant à être rassurant – ou à se rassurer ? –, écrit à son gendre : « l'Empereur est atteint d'une affection rhumatismale dont les effets se font sentir sur l'intestin [...] en même temps, il éprouvait depuis quelques jours des accès fébriles, revenant chaque matin vers 9 ou 10 heures, et ne se dissipant que vers 6 heures. Ajoutez à cela une impatience extrême vis-à-vis de la souffrance, un peu de disposition à s'exagérer l'importance de son mal, et vous aurez un tableau complet. [...] ce matin, l'Empereur était levé à 6 heures. Il s'est promené pendant une heure et demie, et nous venons de le quitter dans un état satisfaisant. Inutile de dire qu'il n'a jamais été question d'une opération [2] ».

Le Gaulois publie le lundi 30 août, « Monsieur Nélaton vient tous les matins, on a grande confiance dans son savoir [...] L'état de santé de l'Empereur continue à s'améliorer ; la crise rhumatismale dont il a souffert touche à sa fin ». Effectivement, accompagné de Ricord et de Fauvel, il y était, à sept heures du matin. Et il y était allé la veille, le dimanche, à neuf heures, alors qu'à dix heures avait lieu un Conseil, pendant lequel, encore selon ce journal, Napoléon III était resté dans sa chaise longue. Langage diplomatique ou pas ? Toujours est-il que Nélaton en a manqué l'ouverture de la chasse à Malnoue : le dimanche 29, seuls son frère Jules et son fils Charles l'ont faite ; résultat : trois lièvres, six lapins, onze perdreaux, cinq faisans et un ramier !

Au début de septembre l'Empereur se sent très malade ; il demande à son chirurgien, qui est « très préoccupé », de passer le voir deux fois par jour, et parfois de revenir le soir dormir à Saint-Cloud. Dans *Le Figaro* daté du 3, on lit « L'indisposition de l'Empereur résulte d'une infection rhumatismale portant sur les intestins, compliquée des accidents naturels qui en résultent généralement et

1. L'ancienne maison du chef de cabinet Constant Mocquard (architecte, Adolphe Azéma, 1860). Aujourd'hui à Jean-Marie Le Pen.
2. Étienne Moreau-Nélaton, *op. cit.*

d'une légère altération dans les voies urinaires [...] M. Nélaton a la confiance de Napoléon III qui le consulte toutes les fois qu'il sent qu'une indisposition persiste... » et pour *Le Journal des Débats*, citant d'autres journaux : « L'état de santé de l'Empereur continue à être des plus satisfaisants. La journée d'hier qui a été une véritable journée de travail – la première depuis quinze jours – n'a produit aucun effet fâcheux et, d'après nos informations recueillies ce matin à Saint-Cloud, l'Empereur était très bien portant. Les deux consultations quotidiennes des médecins cesseront probablement aujourd'hui [...] L'Empereur a fait une courte promenade à une heure, donnant le bras au général Castelnau [1], son aide de camp. M. Nélaton est venu voir l'Empereur ce matin et reviendra après la séance du Sénat ».

Le 4, dans la matinée, à neuf heures, avec Fauvel, Nélaton se trouve à nouveau au chevet de Napoléon III. Ils ne sont repartis qu'après le déjeuner « en chaise de poste aux armes Impériales [2]. L'Empereur a commandé son déjeuner à onze heures ». *La Presse* signale qu'il a fait une promenade de deux heures et que son chirurgien, venu le voir le matin, est retourné auprès de lui après la séance du Sénat... Dans son journal, le beau-frère Héluis note « Auguste est très préoccupé de la santé de l'Empereur ». La Bourse baisse fortement ; « La santé de l'Empereur règle la valeur du capital, la rente monte lorsque le chef de l'Etat déjeune et dîne bien, monte à cheval, se donne du mouvement, tandis qu'elle baisse si le docteur Nélaton et le docteur Fauvel ordonnent un purgatif, un cataplasme ou recommandent la diète ou le repos » [3]... « En un mois, la rente baisse de 3 fr. 50, le Crédit Foncier de 10 %, les actions de chemin de fer de 3 à 7 %, et les obligations de 1 % » [4]... Henri Rochefort, dans *Le Rappel* du 6, écrit : « les médecins ordinaires étant jugés insuffisants dans cette crise extraordinaire, on envoie chercher les docteurs les plus habiles. Nélaton accourt. Nélaton a sauvé Garibaldi, mais Nélaton n'a pas sauvé M. Niel. De là une espérance, mais aussi une inquiétude.

---

1. Avait été client de Nélaton, «... si je ne me trouve pas encore parfaitement d'aplomb sur mes deux jambes, c'est que la science et le dévouement ne suffisent pas toujours pour réparer, en peu de temps, la désorganisation de notre pauvre machine humaine. Mais je ressens chaque jour les bons effets de vos prescriptions et j'espère avec de la persévérance et l'aide de la belle saison, me retrouver au printemps, en position de faire ce que notre Souverain pourrait avoir à demander à son serviteur... ». Lettre du 14 janvier 1868, archives privées.
2. *Le Journal des Débats*, 4 septembre 1869.
3. *Le Figaro* du 27 août 1869.
4. *Revue britannique*, 1869.

L'opération commence ; mais si sûre que soit la main de l'homme de l'art, si merveilleux que soit son instrument, le glissement d'une sonde à travers son auguste vessie suffit pour faire tressaillir l'univers… ».

Dans sa famille, auprès des siens, Nélaton évoque « un malade se laissant abattre et un peu hypocondriaque, ayant un rhumatisme porté en ce moment sur la vessie et qui, pour la moindre préoccupation ou émotion, l'empêche d'uriner » et son beau-frère note « cette indisposition fait le plus mauvais effet sur le public qui croit l'Empereur plus malade, cela donne occasion aux ennemis du régime de gloser, de répandre les plus mauvais bruits et il en résulte une grande baisse à la Bourse ». Effectivement, pour ne pas affoler la Bourse qui fluctue au gré des nouvelles et rumeurs, officiellement on continue à parler de « rhumatismes » et non de la pierre. Nélaton précise le 8 à son gendre : « Tout va bien cependant à Saint-Cloud ; mais S.M. attache un peu trop d'importance à quelques symptômes sans conséquence, et cela l'empêche de nous rendre notre liberté. Vous avez vu la panique en Bourse. Rien, dans l'état de l'Empereur, n'était de nature à la motiver ».

Le Journal des Débats du 9 septembre, citant *Le Moniteur*, publie cette information : « Ce matin, les docteurs Nélaton et Fauvel ont constaté une amélioration très sensible dans l'état de l'auguste malade et lui ont permis une promenade en voiture ». Le lendemain, l'Empereur a pu se montrer aux Parisiens sur les boulevards et Prim, accompagné du ministre Silvela ainsi que de l'ambassadeur Olózaga, est reçu le 12. « On s'est entretenu de la politique générale de la Péninsule, de l'élection d'un Roi [1] et des affaires de Cuba [2] ».

Alors qu'un régime parlementaire est instauré, « malheureusement, l'Empereur est malade, très malade même. Déjà avant notre voyage d'Égypte », écrit Marie des Garets, dans ses *Souvenirs*, « il avait subi des crises violentes à la suite desquelles une opération avait été conseillée. Pourquoi ne s'y résigna-t-il pas ? Pourquoi malgré son énergie se refusa-t-il à toute intervention chirurgicale, je ne l'ai jamais su. Lorsqu'une amélioration survenait et qu'il pouvait reprendre une vie normale, les avis des médecins étaient oubliés et lui-même ne vou-

1. « L'Empereur […] n'entra dans le détail d'aucune des candidatures au trône d'Espagne, n'interdisant rien, ne conseillant rien, se contentant de renouveler une fois de plus sa neutralité bienveillante ». (Émile Ollivier, L'Empire libéral, livre XX, p. 62.). « Aucun nom n'a été prononcé », p. 65.

2. *Le Moniteur belge*, 1869, p. 3540. Une insurrection menaçante venait d'éclater à Cuba.

lait plus y songer ; ceux qui savaient la vérité gardaient le silence, de crainte que le public informé ne s'en inquiétât. Nous le voyions avec peine, changer, se tasser, porter sur son visage les traces d'une immense fatigue ».

Toutefois, la santé du chef de l'État semble s'améliorer comme le laisse entendre ce communiqué du 20 septembre, « Les docteurs Nélaton et Fauvel ont pu s'absenter pour prendre un congé de quinze jours, ce qui indique le parfait état de santé de l'Empereur [1] ». C'est alors que l'on peut lire, dans *Le Figaro* daté du 17 septembre, une véritable profession de foi du chirurgien sur les études médicales : « Je suis heureux de voir la génération qui nous suit renoncer à ce faux semblant d'une science exacte et profonde, empruntée presque exclusivement aux recherches microscopiques, pour se rattacher à l'étude de la chirurgie basée sur les grandes indications fournies par la clinique… » !

Fin septembre, l'Impératrice Eugénie quitte la France. Elle se rend – « en *incognito* officiel » – via Athènes et Istanbul – où elle rencontre le sultan Abdul Aziz – à Port-Saïd pour l'inauguration du canal de Suez prévue les 17 et 18 novembre [2]. De son côté, soucieux, se déplaçant difficilement, l'Empereur, ne cachant pas une certaine lassitude à son visiteur, reçoit le 6 octobre Charles de Roumanie à Saint-Cloud et l'invite à déjeuner. « Le prince trouva l'Empereur vieilli, soucieux, marchant avec peine, se plaignant d'être constamment fatigué, mais toujours bon, bienveillant, confiant, causeur. Il exprima l'immuable intérêt qu'il portait à la Roumanie. [3] »

Ces semaines difficiles, cette astreinte, valent à Nélaton une compensation, à moins que l'idée n'ait été d'avoir le chirurgien sur place : il est en effet invité à chasser à Compiègne. Y arrivant le mardi 19, il a « trouvé l'Empereur mieux encore qu'il était au départ de Paris » ! Le soir, « nous avons dîné et fait ensuite une partie de loto avec l'Empereur, le prince Impérial, les ministres […] on s'est séparé vers 10 heures [4] ». Le surlendemain, par un temps magnifique, en petit comité, avec le prince de la Moskowa, il y tue vingt-cinq pièces, dont un broquart. Le samedi, théâtre : les artistes du théâtre Gymnase représentent devant l'Empereur trois actes de leur répertoire, *Le Coup*

1. Émile Ollivier, *L'Europe à la fin de l'année 1869*, *Revue des Deux Mondes*, tome 39, 1907.
2. D'Istanbul à Alexandrie (22 octobre) elle a embarqué sur *L'Aigle* : 90 mètres de long, large de 10,50 mètres, tirant d'eau 4,40 mètres ; construit à Cherbourg, mis en service en 1859 et désarmé en 1889.
3. *Ibid.*
4. Lettre du 20 octobre à son fils, citée par Étienne Moreau-Nélaton, *op. cit.*

d'Éventail, *L'Homme aux 76 Femmes* et *Ernest*. « Toute la soirée a été un long éclat de rire, à plusieurs reprises l'Empereur a donné le signal des applaudissements ». Aux côtés des ministres, de M. Schneider, du baron Haussmann, de Camille Doucet, des autorités de la ville et du département et de quelques dames, Nélaton a passé la soirée dans la loge impériale. [1]

Le jour de son retour de Compiègne, le 24, est la première fois de l'année où il peut enfin partir tranquille, avec son fusil et son chien, dans sa propriété : une « petite chasse, par la pluie », selon son beau-frère. Le dimanche suivant, le chirurgien invite à Malnoue des amis de l'Institut, Becquerel, Jamin et l'astronome Laugier. [2]

Le 5 décembre, l'Empereur souffre de terribles coliques néphrétiques ; il a été relaté qu'il « poussait des cris effarants, se tordait comme un ver, prenait des doses massives de teinture d'opium (laudanum) et délirait comme un agonisant [3].» Le 16, aux Italiens, c'est la première en France de la *Sonnambula* de Bellini, un opéra charmant avec une musique pleine de finesse et de grâce. Deux jours après, en conclusion de son discours pour la rentrée des Chambres, orienté sur la « conciliation et le progrès », sur les conseils municipaux et cantonaux, et sur la responsabilité des Assemblées, le chef d'État déclare notamment : « Si de l'intérieur, mes regards se portent au-delà de nos frontières, je me félicite de voir les puissances étrangères entretenant avec nous des relations amicales. Les Souverains et les Peuples désirent la paix et s'occupent des progrès de la civilisation ».

Le 27, Napoléon III s'étant définitivement engagé dans la mise en place de l'Empire libéral – fin de la candidature officielle, début de décentralisation, régime plus souple de la presse, liberté de l'enseignement supérieur, mesures favorables aux ouvriers –, les ministres donnent leur démission. Émile Ollivier est désigné comme numéro un de la future équipe gouvernementale : « Monsieur le député, les ministres m'ayant donné leur démission, je m'adresse avec confiance à votre patriotisme pour vous prier de me désigner les personnes qui peuvent former avec vous un cabinet homogène, représentant fidèlement la majorité du corps législatif, et résolues à appliquer, dans sa lettre comme dans son esprit, le Sénatus-consulte du 8 septembre. Je compte sur le dévouement du Corps législatif aux grands intérêts du pays, comme sur le vôtre, pour m'aider dans la tâche que

1. *Le Figaro* du 26 octobre 1869.
2. Étienne Moreau-Nélaton, *op. cit.*
3. Georges Androutsos, *op.cit.* www.urofrance.org.

j'ai entreprise de faire fonctionner régulièrement le régime constitutionnel. Croyez Monsieur à mes sentiments, Napoléon ». Un ministère « d'honnêtes gens » est constitué le 2 janvier et bien accueilli. Le temps des réformes libérales est venu.

1870. Le nouveau gouvernement est en place. Tout le monde applaudit à la sagesse et à la modération impériale, Haussmann, révoqué, quitte la préfecture de la Seine ; le sénateur, préfet de Lyon, Henri Chevreau, l'y remplace.

Le 30 janvier, vu d'un citoyen normal, l'Empereur a un bon visage, mais marche très lourdement affaissé ; par contre, l'Impératrice est plus belle que jamais. De son côté, le chirurgien, fatigué, « un peu détraqué depuis quelques semaines », doit prendre un peu de repos ; il part pour l'Italie, avec l'intention d'y retrouver son frère, Jules, à Florence. C'est l'occasion de rendre visite à Rome au cardinal Giacomo Antonelli, secrétaire d'État de Pie IX, souffrant de la goutte, et de lui accorder une consultation, en échange de quoi Pauline Nélaton se voit offrir une broche [1]... Il rencontre également à cette occasion le roi de Naples, François II, qui lui demande de transmettre à Napoléon III ses félicitations pour l'inauguration du nouveau régime. À son retour, un certain nombre de journaux produisent des articles malveillants [2] à son égard, laissant entendre que, comme Jobert de Lamballe, son prédécesseur auprès de l'Empereur, il pourrait être atteint de maladies mentales affectant ses capacités intellectuelles. Pour la famille, c'est Ricord, jaloux de la confiance apportée par Napoléon III à son chirurgien, qui aurait pu en être à l'origine [3]. Fatigué, s'il diminue le rythme des consultations il fait encore quelques rares opérations qu'il ne saurait refuser « sans être désobligeant », selon ses termes, c'est ainsi d'ailleurs qu'il est amené à soigner Baroche, blessé au visage par un éclat de vitre. Parallèlement il suit assez régulièrement les séances du Sénat, et notamment, comme déjà mentionné, gère la pétition du médecin aliéniste Delasiauve.

Le 20 mars, l'Empereur, malade, reçoit Émile Ollivier « dans sa chambre à coucher », et le lendemain il s'adresse à lui ainsi :

> Je crois qu'il est opportun, dans les circonstances actuelles, d'adopter toutes les réformes que réclame le gouvernement constitutionnel de l'Empire, afin de mettre un terme au désir immodéré de changement

1. Étienne Moreau-Nélaton, *op.cit.*
2. En particulier une sévère caricature dans *L'Éclipse* de Gill (voir illust. p. 168).
3. *Ibid.*

qui s'est emparé de certains esprits, et qui inquiète l'opinion en créant de l'instabilité [...] je vous prie en conséquence, de vous entendre avec vos collègues pour me soumettre un projet de Sénatus-consulte qui fixe invariablement les dispositions fondamentales découlant du plébiscite de 1852, partage le pouvoir législatif entre les deux Chambres, et restitue à la nation la part du pouvoir constituant qu'elle avait délégué.

Ainsi que nous l'avons vu, le même mois, Montalembert, soigné par Nélaton depuis quatre ans, opéré une première fois en mai 1866, puis à nouveau en 1869, et suivi par lui de très près au cours de toutes ces dernières années, disparaît. Voici quelques extraits de lettres montrant l'extraordinaire relation qui s'était établie entre le chirurgien et ce malade :

Paris le 28 mars 1868

Monsieur le Docteur et cher confrère,

Je ne puis me conformer à la réponse que vous nous avez fait l'honneur de nous adresser par l'entremise du bon Docteur Saurel, sans ajouter à tout ce que vous a dit Mme de Montalembert l'expression d'une reconnaissance qui ne saurait finir qu'avec ma vie, mais que j'aurai certainement encore l'occasion de vous témoigner. Car je suis bien sûr d'avoir encore maintes fois besoin de vos soins si précieux et si prudents. Grâce à vous, je ne mourrais point de la maladie que j'ai depuis plus de deux ans, mais je ne crois pas non plus que j'en guérisse, tant les progrès faits depuis dix-huit mois sont lents et intermittents, tant je suis découragé en ce moment même par une nouvelle recrudescence accompagnée de ses misères ordinaires. Vous-même d'ailleurs avec la noble et délicate franchise qui vous caractérise, vous ne m'avez donné aucune certitude à cet égard. C'est pourquoi je ne vous fais qu'un adieu très provisoire, comptant bien vous revenir de la Bourgogne à peu près dans le même état que de la Belgique il y a sept mois. En attendant, je demeure plus que jamais, avec la plus haute et affectueuse considération, votre très obligé serviteur et tout dévoué confrère. Ch. de Montalembert

Cher Docteur

Il nous revient de plusieurs côtés ces bonnes paroles que vous avez dites (à Dijon et ailleurs) " je regarde Mr de Montalembert comme guéri s'il ne fait pas d'imprudence" il est donc bien temps avant de partir pour la Bourgogne, (ce que nous comptons faire jeudi à 11 heures du matin), de venir vous redire, très cher Docteur, tous les sentiments dont mon cœur est rempli et qui y resteront à jamais à votre égard.

Mais, il est bien temps surtout de venir vous demander de nous dire, sans plus tarder, ou nous faire dire, par votre homme d'affaires, quelle est notre dette financière envers vous et Monsieur Saurel. Nous tenons à nous acquitter le plus tôt possible car nous sommes presque confus, que ce soit à faire encore, au lieu de l'être déjà. Ce devoir accompli, nous

> n'en demeurerons pas moins, et à toujours, vos plus reconnaissants débiteurs, quand je songe à cette merveilleuse opération que vous avez pratiquée d'une main si sûre et habile, et à l'assiduité des soins que vous avez prodigués à mon mari pendant 5 mois, sans parler de ceux qui ont suivi, toutes les fois que nous avons encore eu besoin de vous après cette première période de dangers si victorieusement traversés.
>
> Veuillez donc me compter ainsi que Mr de Montalembert parmi vos plus dévoués amis, et agréer…
>
> Comtesse de Montalembert

En avril, avec Denonvilliers, Nélaton opère l'ambassadeur de Russie à Paris, Ernest de Stakelberg. Donnant d'assez vives inquiétudes, nécessitée par un anthrax charbonneux, c'est une intervention douloureuse. En dépit d'un certain optimisme – espoir d'une prompte guérison, « marche du mal définitivement arrêtée » –, à la suite d'une promenade, prématurément faite en voiture et qui avait provoqué l'inflammation de la cicatrice, le diplomate meurt quelques jours après, le 12. Ses obsèques sont célébrées à l'hôtel de l'ambassade de Russie, rue de Grenelle-Saint-Germain [1].

Le mois suivant, alors qu'Édouard Vandal, le directeur des Postes sort de chez l'Empereur pour rentrer chez lui, boulevard de Madrid, il est victime d'un accident. Un cheval dont son cavalier n'est plus maître, vient s'abattre violemment sur sa voiture. Son état est assez grave ; il a une côte brisée et des lésions à la tête. Nélaton est appelé en toute hâte. Et quelques jours après, il reçoit le mot suivant :

> Cabinet du conseiller d'État
>
> Directeur Général des Postes
>
> Cher Docteur,
>
> Me voilà ressuscité grâce à vous ! […]. À peine rentré dans la vie, j'ai hâte de régler mes comptes : les bons comptes font les bons amis, et comme j'attache un prix infini à rester le vôtre, je viens vous demander franchement de me dire le chiffre des honoraires que je dois à vos bons soins. J'ai hâte de ne plus rester votre débiteur que de gratitude
>
> Et d'un sincère et véritable attachement
>
> À vous de cœur

Le 25 mai, sa fille, Juliette, veuve depuis quatre ans, se remarie avec Gustave Revenaz. Le chirurgien voit dans ce mariage « toutes les conditions du bonheur ».

---

1. Aujourd'hui rue de Grenelle.

En juin, l'Empereur est toujours très soucieux du moindre changement dans son état. « À Saint-Cloud [...] on y était exclusivement préoccupé de la santé de l'Empereur. Depuis quelque temps, ses accidents habituels se reproduisaient avec fréquence. Il disait à Franceschini Pietri, "Je me sens là un paquet de pointes d'aiguilles qui m'enlève toutes mes forces". En public, grâce à un effort inouï de volonté, il se tenait debout et restait encore imposant : ne sentait-il plus un regard scrutateur posé sur lui, il s'affaissait, et faisait parfois pitié à contempler [1] ».

Le 15, pour *La Presse* « il n'y a rien de fondé dans ce que l'on dit de la maladie de l'Empereur, il souffre, croyons-nous, d'une très légère atteinte de goutte, et c'est pour cela que l'on a pu remarquer dimanche, aux courses, un certain embarras dans sa démarche. Mais cet incident n'a aucune espèce de gravité. Jamais la santé générale de l'Empereur n'a été meilleure ». Et pourtant, le 20 [2], sur le conseil d'Anna Murat, duchesse de Mouchy, Napoléon III accepte de se faire examiner par le jeune docteur, Germain Sée, chef de service à la Charité. La consultation a lieu en grand secret, à Saint-Cloud ; ce médecin y « entre comme un voleur », confirme la présence d'un calcul relevant de la chirurgie et aurait précisé au docteur Conneau « c'est une opération qu'il faut faire, et le plus promptement possible », ce que, ni ce dernier, ni l'Empereur ne souhaitent... Il semblerait d'ailleurs que le « premier médecin » ne transmit pas exactement l'opinion de Sée. Celui-ci, gardé à déjeuner par Napoléon III, le tranquillise : « le cœur est bon », en revanche, pour la vessie, il est catégorique et suggère un autre examen par des spécialistes. Et c'est ainsi qu'arrive la fameuse consultation du 1er juillet 1870, déjà racontée maintes fois par de nombreux historiens !

Alea jacta est !

1er juillet 1870. Ce vendredi – jour où la *Gazette de France* annonce l'arrivée d'une députation espagnole en Allemagne pour offrir sa couronne au prince de Hohenzollern, démarche contraire à tous les usages, la France n'en ayant pas été informée –, à sept heures du matin, à Saint-Cloud [3], en grand secret, sont rassemblés, autour de l'Em-

1. *L'Empire libéral*, *op. cit.*, p. 613.
2. Napoléon III avait eu une crise le 20 mai, lors d'un dîner chez la princesse Mathilde, où se trouvait également la duchesse de Mouchy. (Hervé Schmitt, *op. cit.*)
3. Certains auteurs écrivent, chez Conneau, aux Tuileries.

pereur : Conneau et Corvisart, ses médecins ordinaires, mais également, Nélaton, Ricord – réputé pour son adresse à pratiquer des sondages délicats, cependant marqué par le souvenir du récent décès de Sainte-Beuve [1] –, Fauvel et le jeune Germain Sée.

Après examen, long et minutieux, ce dernier, compte tenu du volume supposé du calcul, préconise l'ouverture de la vessie, avis qu'il avait déjà émis quinze jours auparavant. Attribuant le mal, l'un à un catarrhe des voies urinaires, l'autre à un abcès de la prostate, Fauvel et Corvisart sont d'une opinion différente. De son côté, Ricord est de l'avis de Sée : procéder à un examen de la vessie à l'aide d'un explorateur pour trancher la question. Si la chirurgie semble inéluctable, il n'y a pour autant consensus sur l'urgence à intervenir. La discussion est longue. Les regards se tournent alors vers Nélaton, qui, peu de temps auparavant, pour la même affection, n'avait pas réussi à sauver le maréchal Niel. La lithotritie est à l'époque encore assez embryonnaire, et Ricord aurait dit plus tard à l'Impératrice :

> Je me suis demandé pourquoi Nélaton, toujours si perspicace, si clairvoyant, s'était montré si réfractaire à une opération que nous jugions Germain Sée et moi nécessaire. J'ai pensé qu'au chevet de Napoléon III le spectre du maréchal Niel avait hanté son esprit et altéré ses facultés. Pour moi, je n'ai pas changé de sentiment [...] puissions-nous ne pas déplorer un jour les scrupules de Nélaton [2].

C'est en effet à lui, qu'en raison de son âge – né en 1807, et Sée en 1818 –, de sa gloire, de sa notoriété et de sa fonction, reviendrait le redoutable honneur d'intervenir au cas où cette éventualité serait retenue ! Et Nélaton de se récrier :

> Pourquoi recourir à ce moyen douloureux, l'Empereur va bien en ce moment pourquoi le tourmenter et l'effrayer, laissons-lui passer la bonne saison il sera toujours temps d'agir au commencement de l'automne [...] un souverain n'est pas un malade comme les autres, il faut savoir attendre et dissimuler son diagnostic [3].

---

1. 13 juillet 1869. De nouveau sondé par le docteur Phillips ce même mois, alors que Ricord, auquel Sainte-Beuve était très attaché, qui l'avait « exploré » en mai 1867, « ne reconnaissait pas le moindre indice de la pierre ». Lors de son autopsie, « on a extrait de sa vessie trois pierres ; deux sont grosses comme des œufs de pigeon ; la troisième comme un œuf de poule ». (Xavier Marmier, *Journal 1848-1890*, Genève, Droz, 1868, p. 127). Et « Calcul vésical résiduel de 6 cm de long, fragmenté en deux morceaux » (Daniel Grasset, Académie des Sciences et Lettres de Montpellier, 29 juin 2009).
2. Arthur Meyer, *Ce que je peux dire,* ouvrage cité.
3. J.-M. Villefranche, *Histoire de Napoléon III,* tome II, Paris et Lyon, Bloud et Barral & Emmanuel Vitte, 1898, p. 358 et M. Dumont (Lyon, professeur honoraire à la Faculté de médecine de Lyon), *Les chirurgiens de Napoléon III,* et Paul Ganière, *Revue du Souvenir napoléonien,* n° 362, 1988.

« Cependant, insiste Sée, si l'Empereur occupait en qualité de malade ordinaire un lit dans une salle d'hôpital, que feriez-vous demain matin à la visite ? »

« Je le sonderai », reconnaît Nélaton.

« Pourquoi, dans le cas présent, encourir le risque de ne rien faire et ne pas agir tout de suite ? »

« Mon cher confrère, réplique Nélaton, vous êtes encore bien jeune. Vous ne savez pas ce que c'est que de soigner un souverain. Ce n'est pas un malade comme les autres : il faut savoir attendre et dissimuler son diagnostic. Tant qu'on laissera les calculs en place, leur dit-il, l'Empereur souffrira, atrocement même par moments, mais vivra : dès qu'on se mêlera de les broyer, la mort ne sera plus bien loin. »

L'abstention prévalut, et Nélaton recommanda de retarder tout examen local.

Germain Sée, le plus jeune, rédige la consultation avec les conclusions suivantes : « Nous considérons comme nécessaire le cathétérisme de la vessie à titre d'exploration, et nous pensons que le moment est opportun, par cela même qu'il n'y a actuellement aucun phénomène aigu [1]». Il est prévu qu'il la remette au docteur Conneau et que celui-ci la fera signer ensuite par les consultants avant de la présenter à l'Impératrice [2]. Toutefois Nélaton refuse d'y apposer sa signature ; à son exemple, Ricord, Corvisart et Fauvel s'en abstiennent également ; finalement, le seul signataire du document fut son rédacteur, Sée [3]. Persuadé que l'opération, dont il connaît la difficulté, n'était pas absolument indiquée, Nélaton estimait qu'il était plus sage de temporiser. Comme la suite de l'histoire le montrera, il n'avait pas eu tort, il avait vu juste.

L'Impératrice devait affirmer plus tard [4] qu'elle n'avait eu connaissance du rapport du professeur Sée qu'une fois en Angleterre : il avait été retrouvé par les agents du gouvernement,

1. *Journal de Médecine et de Chirurgie Pratiques à l'usage des médecins praticiens*, tome 4e, 3e série, janvier 1873, Paris Typographie Lahure, p. 58 ; Ernest Hamel, *Histoire illustrée du Second Empire*, Paris, Degorce-Cadot, 1874, p. 512 ; Émile Ollivier a considéré que le mémoire de Sée n'était que l'expression d'une simple « opinion individuelle ».

2. *L'Union médicale*, n° 3, 9 janvier 1873.

3. Lire à ce sujet : *La maladie uro-génitale de Napoléon III*, de Georges Androutsos, sur www.urofrance.org.

4. Cependant, d'après le prince Napoléon (1879), Conneau aurait montré le document à la personne autorisée à le voir (L'Impératrice ?) et celle-ci aurait répondu : « Le vin est tiré, il faut le boire ». Ceci rappelle : « Après la déclaration de guerre, comme il se traînait dans le parc de Saint-Cloud à quelques pas de l'Impératrice et de la princesse Mathilde, celle-ci s'écria : "Comment, c'est cet homme-là que vous envoyez à la guerre ?"– Ma foi, répondit la souveraine d'un ton leste, le vin est tiré, il faut le boire ». (Marie-Thérèse Émile Ollivier, *J'ai vécu l'agonie du Second Empire*, Paris, Fayard, Paris, 1970, p. 183)

le 4 septembre, cacheté, dans les papiers du docteur Conneau, au fond d'un tiroir, aux Tuileries... Pourquoi ce dernier avait-il gardé le secret pour lui ? Il ne s'en est jamais expliqué. Peut-être voulut-il éviter de compliquer une situation déjà assez difficile ? Ou bien jugeait-il trop pessimistes les conclusions de l'examen, et donc susceptibles d'alarmer l'Empereur au moment où celui-ci avait d'autres sérieuses préoccupations ? Napoléon III aurait donc ignoré, en cet été 1870, qu'il avait la pierre. Ce n'est que plus tard, à Chislehurst, que ce diagnostic lui aurait été révélé !

Cependant, certains auteurs ont pu émettre une hypothèse sensiblement différente : Napoléon III, informé du résultat – intervention nécessaire, bien que non urgente –, aurait demandé à Henri Conneau de remettre ces conclusions, dans leur enveloppe, cachées au fond d'un bureau ! Et, en voici peut-être une preuve : une lettre [1] de Germain Sée à Nélaton :

> Mon Cher Maître,
> Vous savez qu'en France comme en Angleterre on nous calomnie comme ayant méconnu la maladie de l'Empereur, or il se trouve que la consultation que j'ai rédigée le 3 juillet 70 et que tous les consultants devaient signer, a été trouvée dans les papiers des Tuileries, et publiée l'an dernier. MM. Ricord et Fauvel sont d'avis comme moi, pour notre justification, de publier cette consultation, dont la conclusion formelle est : cystite calculeuse ; si vous ne vous y opposez pas, nous l'insérerons demain dans l'Union médicale ; cela est important pour l'honneur du corps médical français... [2]

Suivie d'une autre, de Fauvel à Nélaton, datée du 7 janvier :

> Mon cher Nélaton
> Aujourd'hui, à l'Académie, Sée et Ricord sont venus me demander d'approuver la publication d'un document rédigé par Sée à la suite de la consultation que nous avons eue ensemble au sujet de l'Empereur en juillet 1870, et qui a été imprimée après le 4 septembre, je ne sais à quel titre. Je ne connaissais pas ce document. Ces Messieurs veulent, disent-ils, répondre au reproche d'ignorance adressé aux médecins de l'Empereur : je n'en vois pas la nécessité.
>
> J'ai répondu à ces Messieurs, qu'à mon sens, avant de rien publier, il convenait d'avoir votre avis sur la convenance de cette publication.
>
> J'ai d'autant plus insisté que le document en question ne me paraît pas être le compte-rendu exact de ce qui a été dit pendant la consultation.

1. Mardi 4 heures, non datée, janvier 1873 ?
2. Archives privées.

J'ai tenu à vous informer de cet incident et à vous dire que dans cette affaire ma conduite sera la vôtre.

À vous bien affectueusement

Fauvel [1]

Comme on le constate, l'affaire n'est pas simple. Nous sommes en face de deux médecins, très différents, le plus jeune, voulant sans doute se faire valoir et peut-être jaloux du plus ancien. Le plus âgé, prudent. Du moins, c'est ce que l'on peut penser.

Finalement, pour tenter de voir plus clair sur ce point, relisons *L'Empire libéral* [2] d'Émile Ollivier, qui d'ailleurs aurait interviewé Charles Nélaton, avant de publier son livre :

> Nélaton qui était le premier chirurgien de son temps convaincu, indépendamment même de tout sondage, que l'Empereur avait la pierre ; mais, plus expérimenté que le jeune médecin, il craignait, étant donné l'existence d'une pyélocystite calculeuse [3], qu'une opération par la lithotritie ne fût mortelle, et qu'il ne fallût recourir à la taille [4], dont le succès était aussi improbable. En attendant, l'emploi d'une sonde dure d'exploration lui paraissait de nature à augmenter d'une façon démesurée l'inflammation actuellement existante jusqu'au point de la rendre périlleuse, surtout à une époque où l'antisepsie n'était pas pratiquée. Il ne crut pas qu'il fut possible de sonder un patient, s'appelât-t- il le n° 14, dont les urines contenaient un cinquième de pus, et qui pissait du sang. Il concluait à ce que toute exploration fût différée et que jusque-là, l'Empereur ne fut pas envoyé aux Eaux. Son avis fut adopté [...] aucun procès-verbal ne fut rédigé, mais Conneau fut chargé verbalement d'instruire l'Impératrice de l'avis des consultants. Il lui dit qu'il n'y avait rien d'inquiétant, qu'il s'agissait de rhumatismes, et que l'Empereur n'irait pas aux Eaux. Afin de ne pas épouvanter l'Impératrice, il ne lui parla ni de pierre, ni de sondage [5].

Et Étienne Moreau-Nélaton complète :

> Mécontent du résultat de la consultation, Sée rédigeait un mémoire détaillé de ses observations personnelles [ ] Ce mémoire remis par lui à Conneau le 3 juillet, était jeté dans un tiroir sans avoir été lu. Trouvé et

---

1. Archives privées. En notant que Germain Sée a donné le document en question à *L'Union médicale.*
2. Tome XIII, *Le guet-apens Hohenzollern, Le Concile œcuménique, Le plébiscite*, p. 616.
3. Infection de la vessie et des reins consécutive à une lithiase.
4. Ou lithotomie : extraction du calcul par voie basse, périnéale, ou par la voie haute, abdominale. Abandonnée au début du XIXème siècle au profit de la lithotritie.
5. Émile Ollivier, *L'empire libéral*, vol. 13, *op. cit.*, p. 615-616. Rapport du docteur Sée, dans le même ouvrage, p. 655-656.

> mis au jour après le 4 septembre, il faisait quelque bruit. Avec la connivence de Ricord, l'auteur de cet écrit reprochait à Conneau de ne pas l'avoir fait signer de ses quatre confrères et de ne pas l'avoir communiqué ensuite aux souverains. À travers Conneau, Nélaton lui-même était visé. Sa résistance à l'intervention désirée par le jeune professeur ne lui avait pas été pardonnée [...] Mais l'homme à qui l'on s'attaquait était au-dessus de ces vilénies. Il les méprisait et n'y répondait jamais. Son caractère lui interdisait la controverse sur ce sujet. La tranquillité de sa conscience lui suffisait. [1]

S'il est difficile d'imaginer que l'Empereur, à l'issue de cet examen, n'ait pas été prévenu par Conneau, il est néanmoins possible de penser qu'effectivement, une fois de plus, il n'ait pas voulu accepter l'idée d'un sondage, préalable à une éventuelle opération. Lui aussi, comme le chirurgien, pouvait avoir en tête le souvenir de Niel. De toute façon, dès le lendemain, la crise espagnole – candidature du prince Léopold Hohenzollern au trône – se confirmait.

Au moment de clore cet épisode, ouvrons une parenthèse : l'honnêteté intellectuelle conduit en effet à ne pas ignorer un petit ouvrage sur la maladie de l'Empereur, écrit par Alfred Darimon, député de la Seine, qui fait reposer sur Nélaton la responsabilité de la guerre. Il laisse entendre que le chirurgien, vieillissant, voyant moins bien, et peu sûr de lui, aurait volontairement minimisé le mal, pour ne pas avoir à opérer… et que, si au contraire il avait dit la vérité lors de la consultation du 1er juillet, la France n'aurait pas déclaré la guerre !

Autre point de vue, « technique », allant cependant vers la même conclusion « historique », qu'il est difficile de ne pas signaler, celui d'un grand urologue, le professeur Daniel Grasset [2], ancien président de l'Académie des sciences de Montpellier :

> La prise en charge de la maladie de la pierre de Napoléon a été déplorable. Le grand responsable en fut le professeur Nélaton. Pour ne pas inquiéter l'Empereur, il n'a cessé de lui cacher la vérité en l'écartant, de ce fait de la lithotritie pour la raison sans doute inavouée qu'il ne la pratiquait pas lui-même, mais plus encore par le fait qu'elle avait été inventée en 1824 par un outsider atypique, non chirurgien, mais génial, Jean Civiale. Ce dernier avait acquis par sa technique une renom-

1. Étienne Moreau-Nélaton, *Le Mémorial de Famille, op. cit.*
2. Qui donne pour origine à la maladie : « le développement d'une lithiase vésicale dans le contexte d'une rétention vésicale chronique infectée […] l'ancienneté de la rétention est attestée par le très grave retentissement qu'elle a eu sur le haut appareil urinaire […] destruction du rein gauche et atteinte majeure du rein droit ». Ceci résultant d'un adénome de la prostate.

mée internationale et, comme tout novateur, il était jalousé et critiqué par les Maîtres de la Faculté. Il est vrai qu'il avait aussi accumulé une fortune considérable par des honoraires d'un montant pouvant, à juste titre, mettre en cause l'honorabilité du praticien.

Quoiqu'il en soit, s'abritant derrière la position magistrale du Grand Professeur si dévoué à la famille impériale on a laissé le soin aux cures thermales de prendre en charge un malade qui pendant 15 ans présentait de temps à autres d'effroyables crises douloureuses abdomino-pelviennes associées à des urines purulentes et sanglantes. Début juillet 1870, alors que la situation s'aggravait, Nélaton refusait de co-signer le certificat médical du professeur Sée qui évoquait formellement le diagnostic de lithiase vésicale. Toute indication de lithotritie était donc écartée, la décision étant reportée à l'automne, période où l'Empereur irait mieux !!! Ce report peut être mis à l'actif de Nélaton en raison du risque majeur de surinfection, souvent mortelle (septicémie) avant les antibiotiques suite à tout geste instrumental direct sur un appareil urinaire infecté. Il est infiniment probable que la révélation publique de la maladie de Napoléon III qui était le Chef des Armées aurait annulée la déclaration de guerre de la France à la Prusse dans les jours qui ont suivi la consultation en évitant la catastrophique défaite de 1870.

En conclusion, on peut infiniment regretter que Napoléon III, jamais informé de sa maladie, a été de propos délibéré écarté du bénéfice potentiel d'une opération, la lithotritie, inventée en France. Pratiquée dès 1856, sans attendre la dégradation progressive et irréversible de son appareil urinaire, elle aurait procuré les meilleures chances de succès, au moins en ce qui concerne la présence de la pierre vésicale [1].

Et le professeur Grasset, d'ajouter oralement : le 1er juillet, « la messe était dite » … !

1. Courriel du 6 juin 2015.

Chapitre XIII

C'est la guerre

Notifiée à la Prusse le 19 juillet, c'est la guerre, un épisode qui devait être un calvaire pour l'Empereur, alors que l'enthousiasme régnait dans la capitale, la nécessité en ayant été admise ; le 28 [1], quittant discrètement Saint-Cloud, Napoléon III se rend à Metz, suivi de Sée, muni d'une valise pleine d'instruments chirurgicaux pour le cas d'une éventuelle intervention urgente. Tout près, il y a également, au titre des Ambulances, le docteur Théophile Anger [2], délégué par son « maître vénéré », Nélaton ; l'Impératrice et Henri Conneau auraient eu cette idée : faire accompagner l'Empereur par un chirurgien peu connu, pour que personne ne puisse soupçonner son possible rôle, afin de ne pas affoler l'Armée sur l'état de son chef.

Le soir même, Anger écrit à Nélaton :

> Au risque de vous ennuyer, je voudrais vous raconter ma journée. Ce matin, à la gare, j'ai d'abord rencontré le Baron Larrey avec Gubler. Je me suis présenté comme chirurgien des ambulances attaché au quartier général pour éviter des explications, [...] Beaucoup d'enthousiasme à l'arrivée de l'Empereur. Mr Corvisart est venu spontanément me serrer la main, m'a fait dîner à côté de lui, et toute la soirée s'est montré extrêmement bienveillant. D'après ce qu'il m'a dit, je vois bien que je porte ombrage à Mr le Baron Larrey, parce qu'il vous sent derrière moi. Selon le conseil de Mr Corvisart, je lui dirai, s'il m'interroge de nouveau, de s'adresser à Mr Conneau, sous lequel je suis placé.

1. « Je viens me mettre à votre tête pour défendre l'honneur et le sol de la patrie... », datée du 29.
2. Théophile Anger meurt en 1913, laissant un testament commençant par ces lignes : « Je ne saurais mieux commencer qu'en rappelant une parole dernière de mon cher et vénéré maître Nélaton, qui, sur son lit de mort et en exhalant son dernier souffle, disait : ne faites pas de bruit ; faites du bien. Toute ma vie, je me suis efforcé de mettre ces savants conseils en pratique et je crois y avoir réussi. » (Préface des *Notes de Guerre de Théophile Anger, 1870/1871*).

> Quant à la guerre, il n'y avait absolument rien de nouveau ce soir au quartier général. On dit seulement que l'Empereur se propose de visiter les différents corps d'armée avant de quitter définitivement Metz.
>
> Combien je vous suis reconnaissant mon cher maître de m'avoir placé dans une situation si inattendue, et comme je suis heureux de m'avouer votre élève tout dévoué et tout reconnaissant...

Ce même jour, cependant, Napoléon III, décrit par certains comme « tremblant de fièvre, dysurique et incontinent, son pantalon bourré de serviettes », allait, pour d'autres témoins, rester à cheval, stoïque, au milieu de ses officiers, se montrant aux soldats, souffrant le martyre, et, comme à l'accoutumée, faisant preuve d'un courage remarquable.

Marie des Garets, déjà citée, écrit :

> Ne nous faisons pas d'illusion, me dit Madame de Rayneval, je sais de source sûre que l'Empereur est très malade ; on le voit courbé en deux, et souffrant atrocement. Il se traîne lamentablement, ne peut monter à cheval, et il se trouve dans l'impossibilité de commander, même de suivre les mouvements de l'armée. Son autorité est réduite à néant et de grandes fautes ont été commises.

Au passage, signalons cette belle lettre de l'ancien ministre des Affaires étrangères, son collègue de l'Académie, reçue par Nélaton quelques jours auparavant :

> 14 juillet 1870
>
> Très cher collègue
>
> Je ne renonce pas à l'espoir d'aller vous serrer la main avant mon départ. Mais en homme prudent et rangé, je vous demande la permission de régler dans cette lettre mes petites dettes envers vous. Auriez-vous l'obligeance de faire la part qui revient à Mr. Anger pour les soins qu'il a donnés tant à moi qu'à mon pauvre domestique, et pour les menus frais qu'il a bien voulu acquitter à mon compte. Je pars samedi matin pour la Normandie, où ma femme compte rester trois mois. Je viendrai toucher barre à Paris quelques fois. J'irai vous porter l'expression intermittente de mes sombres pensées et le constant témoignage de ma gratitude ? Car sachez le bien, je me flatte d'avoir trouvé en vous non seulement un médecin et un collègue, mais un ami,
>
> Drouyn de Lhuys

Le 31 juillet, alors que l'on peut lire dans *Le Figaro* « Maintenant que l'Empereur est parti, les opérations de campagne ne peuvent plus se faire attendre longtemps, et il est permis de prévoir de très prochains évènements », le docteur Anger écrit à nouveau :

« M Conneau est un peu indisposé depuis hier soir et il me charge de vous envoyer moi-même la pièce que j'avais copiée [...] L'Empereur nous a lu ce matin après le déjeuner une dépêche lui annonçant que la flotte a capturé deux canonnières prussiennes près de Copenhague. L'Impératrice viendra à Metz sous peu de jours. Je ne saurais trop vous remercier... »

Le jeune chirurgien a raconté qu'ayant alors demandé à Nélaton si Napoléon III n'avait pas la maladie de la pierre, son maître lui aurait répondu qu'on ne pouvait le savoir exactement sans sondage préalable, mais que le malade n'y avait pas encore consenti [1]...

Le 2 août, Nélaton, accompagné par son fils Charles, qui n'avait pas voulu laisser son père faire le voyage seul, effectue un rapide aller-retour à Metz, mandaté par la Société de Secours aux Blessés Militaires (SSBM) [2] pour présider à l'organisation des relations entre les ambulances volantes, volontaires, et l'armée. Sous le patronage de l'Empereur et de l'Impératrice, présidée par le comte Maurice de Flavigny, cette société [3] fait appel à tous les dévouements et reçoit tous les dons en argent et en nature ; elle aura à la fin du siège donné quatre cent mille francs de denrées alimentaires à ses ambulances affiliées et fourni des bras articulés, des jambes de bois, des prothèses aux soldats amputés... Disposant de cinq chirurgiens en costumes distinctifs, de plusieurs infirmiers, d'un aumônier et d'un pasteur, chacune de ces ambulances civiles permet de traiter les blessés et les malades non transportables, répartis sur quatre cents lits, jusqu'à guérison [4]. Restant pendant la bataille en arrière du front, une fois le combat terminé, elles se rendent sur le lieu de l'action, avec un triple rôle : par leur nombreux personnel, apporter secours aux ambulances militaires, recueillir les blessés de l'armée ennemie, enfin, hospitaliser sur place les non transportables.

Auprès de l'Empereur, Anger, le 4 août, jour de la mort du général Abel Douay, écrit : «... Jusqu'ici, je n'ai pas encore trouvé au Quartier Général un seul homme. Nélaton en étant parti hier ». Et Étienne Moreau-Nélaton cite ce courrier, daté du 5 août, du chirurgien à son gendre :

1. *Le Miroir*, 14 juillet 1912, interview de Théophile Anger.
2. Deux cent cinquante médecins et étudiants, dont cinquante chirurgiens. Créée le 25 mai 1864. Elle est une des trois sociétés qui, fusionnant en 1907, fonderont la Croix-Rouge française.
3. Vice-président, le comte Sérurier ; secrétaire général, M. de Beaufort.
4. Henri Becker, *La loi, les hôpitaux homéopathiques et les ambulances homéopathiques*, Paris, Baillière, 1870, citant le *Journal des Débats* du 2 août 1870.

> L'Empereur se porte à merveille, malgré une vie active et presque fatigante. Le jour de l'affaire de Sarrebruck, il me disait vers les 6 heures : "Docteur, j'ai une grave maladie. Laquelle, Sire ? Je ne la connais pas. J'ai une faim terrible", me dit S.M. Jugez du reste. Notre cher petit prince est aussi bien gentil et bien portant. Il a été calme et digne pendant la canonnade. Sa tenue indiquait qu'il avait conscience qu'il s'agit de choses graves.
>
> Hier, est partie de Paris notre première ambulance. L'Impératrice est venue. Je lui ai présenté nos chirurgiens en chef, qu'elle a accueillis avec sa gracieuseté habituelle. [...]. De retour à la maison j'ai trouvé une lettre par laquelle elle m'invitait à venir dîner aujourd'hui à Saint-Cloud. Que veut-elle me dire ? Je le saurai tout à l'heure [1].

À Paris, recevant chez lui le journaliste du *Petit Journal*, Nélaton lui propose de se rendre, à deux pas, au Palais de l'Industrie [2], à la fois « ambulance centrale », au premier étage, et siège de la SSBM : « Venez avec moi, je vous montrerai la besogne de quelques gens de cœur. Vous pourrez juger vous-même combien le sentiment donne des forces, des ressources de l'ingéniosité, de l'esprit même. Les femmes se signalent là tout particulièrement. On voit qu'elles sont là dans leur élément, qu'elles sont dans l'exercice de leurs plus nobles instincts. [3] ». En effet, aux côtés des docteurs Chenu, directeur général de la Société et Léon Le Fort, spécialiste de l'organisation des hôpitaux sous des tentes, il y avait pris le contrôle de l'ambulance la plus considérable de celles créées par la Société de Secours [4], quatre cents lits au 1er étage.

Relisons *Le Petit Journal* du même mois : « Cinq cents blessés ont été recueillis par les envoyés de la Société de Secours. Cent sept reçoivent au Palais de l'Industrie les soins de M. Nélaton et du docteur Chenu, les autres ont été répartis entre diverses ambulances. ». Pour Madame Carette : « Le Palais de l'Industrie est encombré d'offrandes de toute nature, destinées à adoucir le sort des soldats. C'est là qu'on centralisait tous les dons, c'était le siège de la Société de Secours aux Blessés [...] le docteur Nélaton en dirigeait la partie chirurgicale. Grâce à son enseignement pratique, un grand nombre de femmes appartenant à toutes les classes de la société furent bientôt

1. Étienne Moreau-Nélaton, *op. cit.*
2. Démoli en 1900, pour faire place aux Grand et Petit-Palais.
3. *Le Petit Journal*, 3 septembre 1870.
4. Il y a aussi depuis le 13 septembre une ambulance à la Comédie française, pour laquelle son nom est cité. (Alexandre Piédagnel, *Les ambulances de Paris pendant le siège (1870-1871)*, Paris, Librairie générale, p. 30). Et celle du palais de l'Industrie a été transférée en novembre au Grand Hôtel (500 lits).

en mesure d'appliquer les pansements élémentaires, de donner les premiers soins aux malades et aux blessés qui leur étaient confiés [1] ».

« Il faut de l'argent, beaucoup d'argent », telle est la conclusion de l'alarme lancée en juillet par quelques femmes de médecins, dont Pauline Nélaton, à la presse médicale pour qu'elle ouvre une souscription destinée à secourir les innombrables blessés.

Par ailleurs, alors qu'il assurait depuis septembre la direction générale de l'ambulance du Sénat[2], d'après Anger, au début du mois d'octobre, Nélaton en établit également une dans sa maison des Champs-Élysées[3] et suscite l'ouverture de certaines autres, comme celle de la Comédie Française[4], avec le professeur Alfred Richet.

Au même moment, Napoléon III est très malheureux. Le 8 août, il laisse échapper « Je souffre trop, je n'en puis plus… Laissez-moi[5] ». Eugénie assure la régence. Émile Ollivier donne sa démission, un nouveau cabinet est constitué. La capitulation est signée le 2 septembre, la République, proclamée le 4. Le docteur Anger, revenu à Paris, prend la tête de l'ambulance militaire, créée par Sir Richard Wallace[6], dite du marquis de Hertford, qui devait être opérationnelle jusqu'au 8 mars 1871.

Le 3 septembre, dans une lettre d'Amédée Mocquard – le notaire, fils du chef de cabinet de l'Empereur, décédé en 1864, qui deviendra le beau-père de Charles Nélaton – à sa femme, on lit : « … un de mes amis est entré dans mon cabinet arrivant de la Chambre, où le ministre venait d'annoncer que le maréchal Bazaine avait été battu et obligé de se réfugier dans Metz, que le maréchal Mac Mahon après avoir été blessé avait été également battu, et que la moitié de son armée était sur le territoire belge. Malheureuse France, où allons-nous ? ». Le 4, l'Impératrice s'enfuit ; présidé par le général Trochu, un gouvernement de défense nationale est constitué. Et le 5, autre courrier d'Amédée Mocquard : «… Oui, l'Empereur est prisonnier, et s'est rendu au Roi de Prusse avec 40 000 hommes qui sont prisonniers comme lui. ». Effectivement, l'Empereur est captif à Cassel, dans le château de Wilhemshöhe ; il y restera jusqu'au 19 mars 1871,

1. Madame Carette, *Souvenirs*, *op. cit.*
2. *Gazette médicale de Paris*, septembre 1870, tome 25e, vol. 41, p. 482.
3. *Notes de guerre* du docteur Anger.
4. Voir le tableau d'André Brouillet (1891) qui se trouve à la BIUM, 15 rue de l'École de Médecine.
5. Adrien Dansette, *Du 2 décembre au 4 septembre*, ouvrage cité.
6. Don de 300 000 francs. 1 408 individus recueillis, 2 000 ayant reçu des soins, du 7 septembre 1870 au 8 mars 1871.

les docteurs Corvisart et Conneau font partie de sa suite. Pendant ce temps-là, Eugénie lui annonce son arrivée le 8 en Angleterre où, après quelques jours passés à Hastings [1], elle s'est installée, pour un loyer très modique, chez le francophile Nathaniel Strode dans Camden [2] Place à Chislehurst, non loin de Londres. Le 19, c'est l'entrée des Prussiens à Chevreuse…

30 octobre, Amédée Mocquard écrit « nous avons aujourd'hui plus d'espérance que jamais, et nous sommes convaincus que grâce à l'énergie du Général Trochu et des autres membres du gouvernement, aux mesures qu'ils ont prises et aux secours que nous apporte la province, le mois de novembre ne s'écoulera pas sans que nous soyons délivrés….».

Puis, c'est la bataille de Buzenval, pendant que, de l'autre côté de Paris, les éléments de la division Wurtemberg, commandée par le général comte d'Obernitz, quittent enfin Malnoue qu'ils occupaient depuis la mi-septembre [3]. Comme le constatera Charles quelques semaines plus tard, les dégâts étaient assez considérables, sans pour autant atteindre ceux qui avaient été commis, par un autre détachement de Wurtembergeois – avec, notamment un certain lieutenant, comte Polliet, un Suisse – à quelques quatre kilomètres de là, chez le docteur Louis-Désiré Fleury – l'hydropathe, déjà rencontré – dans son château de Plessis-Lalande.

Un certain Pierre Laborderie-Boulou, directeur honoraire des Hôpitaux de Paris [4], se basant sur les circulaires de l'Assistance publique, raconte que « le bombardement commença le 27 décembre et dura jusqu'à l'Armistice le 28 janvier. La Salpêtrière reçut trente et un obus. Trois cent quatre-vingt-seize victimes parisiennes furent tuées sur le coup (…). L'essentiel, c'est de faire face aux arrivages de grands bles-

1. Du 8 au 24 au Marine Hotel. Après avoir traversé la Manche sur le yacht de 42 tonneaux *La Gazelle*, appartenant à Sir John Burgoyne Montagu.
2. Ancienne propriété de la famille Rowles qu'avait connue Louis-Napoléon Bonaparte dans les années 1830 et où il avait été assez épris d'Emily Rowles, future marquise Campana (morte en 1876). Trouvé par le dentiste Evans et Filon. Loué 6 000 francs. Du 18e siècle, avec une entrée 1860. Ainsi nommé parce que Lord William Camden, auteur de la *Britanniae descriptio*, y est mort en 1623. Accord signé le 24 septembre. La veuve de Nathaniel Strode, mort en 1890, le revend en 1893. La reine Victoria viendra lui rendre visite le 30 novembre.
3. On peut lire aujourd'hui dans le livre de chasse de Malnoue une inscription en allemand, en toutes petites lettres difficilement déchiffrables : *Lieber Schwager, Geliebte Schwestern ! XXX XXX X X Ausfahren (?) meines Briefzerzörers (?) wird Euch auf den Gedanken […]bringen, daß wieder etwas Außergewöhnliches vorgegangen ist,*
   Écrite par qui ? Par Charles ? Énigme…
4. Cité par Stéphanie Le Quellec dans sa thèse de docteur en médecine, soutenue le 13 octobre 2000, Université Paris 7 – Denis Diderot.

sés les soirs de puissantes sorties. Au début, on faisait descendre des ambulances ou des cacolets toutes ces pauvres chairs meurtries pour l'examen des internes. Puis, l'Assistance prie ces internes de les examiner dans les voitures. Et, une fois réalisée l'admission en chirurgie, que de douleurs encore en perspective de ces opérations sans anesthésie, en un cadre où l'asepsie insoupçonnée crée pour l'infection des conditions si aisées. À chaque hôpital sera annexée une ambulance de rempart...[1] »

Le 28 janvier **1871**, dix jours après que l'Empire allemand ait été proclamé à Versailles, c'est le traité avec Bismarck : un armistice[2] de vingt et un jours est convenu et une assemblée est convoquée à Bordeaux pour le 13 février. Ce jour-là, elle élit Adolphe Thiers chef de l'Exécutif. Il sera président de la République à partir du 31 août. Dans la capitale, la vie n'est pas simple. Amédée Mocquard, déjà cité, signale, le 3 janvier, à sa femme qui avait quitté Paris : « J'ai mangé chez Lavocat un morceau d'éléphant et tout le monde l'a trouvé très bon. Les pâtés et les saucissons d'ours sont excellents, mais nous n'avons pas encore pu nous décider à manger du chien ». Le 7 février, Théophile Anger écrit dans ses *Notes de Guerre* :

> Aujourd'hui, je suis allé avec le fils de M. Nélaton à sa propriété de Malnoue [...] Malnoue n'a pas souffert du feu ; mais toutes les maisons ont été pillées. À peine y rencontre-t-on quelques rares habitants. Les Prussiens leur ont même enlevé leurs matelas. [...] Chez M. Nélaton lui-même, les dégâts sont considérables. Ainsi ils ont brûlé la plupart des meubles en vieux chêne sculpté qui étaient destinés à meubler le nouveau château. Dans le petit salon de la ferme tout a été bouleversé mais conservé. Les Prussiens n'ont guère emporté qu'une aquarelle de Pils et un portrait de Garibaldi[3]. Dans le nouveau château une cinquantaine de soldats sont installés dans les chambres. Le sous-sol est occupé par des chevaux. Tous ces Allemands, dont quelques-uns de très jeunes, ont un air de prospérité révoltante. Du reste, ils n'ont pas trop molesté le gardien de la maison. Ils lui ont donné des vivres, et chaque fois qu'ils l'emmènent à la chasse, ils lui allouent deux ou trois francs. [...] maintes fois il a vu les Prussiens briser ou emporter des meubles sans pouvoir les en empêcher. Pendant près de deux mois, un médecin principal a logé chez Nélaton, mais il ne s'est pas montré plus respectueux que les autres, disant que Nélaton était riche et pouvait payer les frais de la guerre.

---

1. *Ibid.*
2. Nélaton note « L'armistice est accueilli généralement comme un bienfait » (Claude Vanderpoote, *op.cit.*, p. 83.)
3. Nous avons vu plus haut qu'il lui en avait été offert un.

La capitale supporte un siège terrible : bombardements, disette – les Parisiens mangent des rats, des chiens et les éléphants du Jardin d'Acclimatation –, scorbut, auxquels s'ajoute un hiver particulièrement rigoureux. Les externes et internes sont rappelés, les batailles se livrent dans le froid et la neige, la variole sévit, les hôpitaux [1] sont envahis. Les épidémies, principalement la variole, causent soixante-quatre mille victimes en cinq mois, des baraquements se dressent partout, notamment aux Champs-Élysées, au Luxembourg et dans les jardins des hôpitaux. « Des tentes d'ambulances sont établies à Saint-Antoine afin d'améliorer la capacité d'accueil. Huit baraques en bois sont construites rue Chaligny et sur *la Savane*, terrains vagues qui jouxtent l'hôpital ; elles peuvent abriter quelques cent cinquante malades, tant civils que militaires. Ces annexes "provisoires", ayant été maintenues, seront restaurées en 1874, lors d'une nouvelle épidémie de choléra [2] ».

« Dans les infirmeries improvisées, on cautérise encore les plaies au fer rouge ; dans le Grand Hôtel transformé en ambulance, désespéré de ses efforts stériles, et à la vue de tant de désastres, Nélaton déclare que celui qui triompherait de l'infection purulente mériterait une statue d'or [3] ».

Les blessures, par éclat d'obus et par balles, dues à l'artillerie à tir rapide et aux mitrailleuses allemandes, n'ont jamais atteint de telles proportions, lors des précédents conflits ; la mortalité post-opératoire est effrayante dans certaines ambulances ou hôpitaux de Paris [4].

Le Temps du 23 septembre 1873, soit deux jours après la mort de Nélaton, citera le docteur Decaisne disant de lui : « Pendant les terribles jours du siège de Paris, combien de fois, l'ai-je vu, atteint déjà du mal qui vient de l'emporter, mais calme et impassible, prodiguer sans relâche tous ses soins aux victimes de ces tueries inutiles. Je le vois encore disputant à la mort et un à un ses amputés, qu'emportaient, presque tous, les miasmes pestilentiels de nos ambulances. C'est là surtout que j'ai compris tout ce que son cœur recélait de charité et d'affectueuse bonté ». Le Breton, Alphonse Guérin, ancien interne de Jobert de Lamballe – « le meilleur médecin de la chrétienté » pour le pape Pie IX –, chirurgien de l'ambulance du docteur Blanche, grâce au pansement ouaté, destiné à filtrer l'air et à

1. Qui totaliseront vingt mille décès en 1870 et plus de vingt-deux mille en 1871 (APHP).
2. Stéphanie Le Quellec, *op. cit.*
3. Jacques de Fourmestraux, *Histoire de la Chirurgie Française*, Paris, Masson, 1934, p. 129.
4. Stéphanie Le Quellec, *op. cit.*

empêcher les germes d'infecter les plaies, ou encore Boinet, grâce à la solution iodo-tannique, obtiennent des résultats honorables [1]. Des transfusions sont réalisées. Les premières évacuations sanitaires par ballon ont lieu, tandis que les Allemands utilisent pour leurs blessés de nombreux trains, véritables hôpitaux roulants [2].

Attelé aux mêmes tâches, il y avait le docteur Odilon Marc Lannelongue, chirurgien major des ambulances militaires de Bicêtre et d'Ivry, chef d'un service de soixante lits du Palais de l'Industrie. Un médecin sur lequel on peut lire : « Il court sans cesse durant 2 mois de guerre, 4 mois de vrai siège de Paris, et même après un de ses blessés, "kidnappé" » par l'ambulance d'en face, du 24 avenue Gabriel, dirigée par Madame de Rémusat « ... C'est ainsi que l'infirmière connut le jeune chirurgien, d'une élégance contestable mais dont le feu et l'ardeur, dont le dévouement aux blessés fit sur son cœur et sur son esprit la plus douce et la plus profonde impression [...]. Neutre mais dévoué durant les deux mois de la Commune, il prendra toutefois le risque de faire "filer" dans sa voiture admise à "sortir" le fils du professeur Nélaton, désireux d'échapper au décret mobilisant tous les célibataires de 17 à 35 ans [3] ».

L'ambulance du Palais de l'Industrie est transférée au Grand Hôtel le 4 novembre, puis, le 1er mars 1871 [4], au Cours la Reine, à l'angle de l'avenue d'Antin ; le chirurgien est à pied d'œuvre. Pour les détendre, il invite ses médecins à dîner chez lui, en face, et il leur fait servir de la trompe d'éléphant... Castor et Pollux [5], les deux pachydermes du Jardin des Plantes avaient dû être abattus faute de nourriture [6]. Alors que les Prussiens [7], passés par l'avenue de Neuilly, viennent d'arriver à Paris, que Pauline Nélaton, ainsi que chacun de ses locataires, doit en loger onze chez elle, Napoléon III va poser le pied sur le sol anglais (20 mars 1871).

Le 18 mars, dans la capitale, c'est le soulèvement, et, dix jours après, le début de la Commune. Au moment où le drapeau rouge est arboré sur les monuments publics, Nélaton est pris d'une phlébite

---

1. *Ibid.*
2. *Ibid.*
3. Claude Vanderpooten. *Le bistouri et la Fortune à la Belle Époque, Odilon et Marie Lannelongue*, Condé-sur-Noireau, Corlet, 1986, p. 98.
4. Marcel Guivarc'h, *1870-1871, Chirurgie et Médecine pendant la Guerre et la Commune*, Louis Pariente, 2006.
5. Vendu 40/45 francs la livre.
6. Claude Vanderpooten, *op. cit.*, p. 82.
7. Mercredi 1er mars.

dans les deux jambes ; bien fatigué, ne pouvant pas sortir, il est très affecté. Le mois d'avril voit la famille se réfugier à Malnoue. Il est vrai que Charles, fils de son père, personnage en vue sous l'Empire, risquait d'être enrôlé dans un bataillon, pouvait être exposé à certains dangers. Malgré l'air de la campagne, celui-ci ne va pas mieux : douleurs persistantes, injections de morphine sous-cutanées ; son médecin, Moutard-Martin – un des familiers des chasses de Malnoue –, semble inquiet, ce qui ne le rassure pas. Il pense être atteint d'une tumeur épigastrique, dont il dira quelques jours après dans un mot adressé à Dolbeau « Je n'y trouve aucun changement. Je ne suis pas encore assez bourgeois pour la trouver diminuée. Non, je n'ose pas le dire : vous en jugerez par vous-même à la première occasion. Comme je suis très tranquille, il en est de même de mon cœur. Vous savez que j'avais l'aspect d'un homme de 100 ans assez mal conservé ; je n'en parais maintenant que 98. Il y a progrès [1] ».

En mai, dans la capitale, à Lariboisière en particulier, on ne sait plus où loger les victimes ; deux chirurgiens, neuf internes, neuf externes, sept internes en pharmacie y procurent les secours en permanence. Ils reçoivent deux cent quatre-vingt-seize tués et blessés dont le général commandant en chef de l'armée de la Commune de Paris, Jaroslaw Dombrowski, atteint par une balle du côté de Montmartre, qui devait expirer à la fin du mois après deux heures de soins. Un obus tombe à deux mètres des chevaux de Marly. On évacue les blessés de l'ambulance du palais de l'Industrie. Des troupes campent au Rond-Point. Le 23, jour où plusieurs édifices publics sont incendiés par les Communards – Tuileries, Cour des comptes, Conseil d'État, Hôtel de Ville –, un obus arrive dans l'appartement des Nélaton avenue d'Antin... heureusement, les tableaux et les objets de valeur ont été mis à l'abri ! Par contre, son immeuble du 125 Champs-Élysées est gravement endommagé. Deux jours après, le ministre de l'Intérieur, Ernest Picard, peut déclarer à l'Assemblée nationale « Nous sommes maîtres de Paris ». En juin, quelques instants avant sa mort, le maréchal Forey, hémiplégique depuis avril 1867, disait encore à Nélaton « Ah ! Faites-moi vivre, pour que je puisse revoir le bonheur de la France ! »

Le chirurgien, toujours mal en point, fait de l'hydrothérapie chez le docteur Fleury. Puis, après s'être reposé une dizaine de jours, à Luchon en juillet, se sentant en assez bon état, reprenant ses activités, il repart, aux environs du 15 août, soigner un patient à Sedan,

1. Étienne Moreau-Nélaton, *op. cit.*

puis un autre à Soissons. Le 16, le docteur Barthez ayant été appelé à Chislehurst, où il avait donné des nouvelles de France, Nélaton reçoit ce mot de l'Impératrice :

> Votre bon souvenir mon cher Docteur nous a fait bien plaisir à l'Empereur et à moi, dans ces heures de malheur quelquefois les rangs des amis s'éclaircissent ; mais ceux qui restent donnent une telle sécurité au cœur qu'on gagne plus qu'on ne perd. Nous avons appris que vous aviez été souffrant, mais j'espère qu'à présent vous êtes mieux ou presque remis. Mon fils veut enfin que je vous dise mille choses aimables en son nom. Enfin chacun de nous se souvient ici avec quelle sollicitude vous avez soigné ceux qui souffraient. Que ne pouvez-vous guérir aussi bien les cœurs qui souffrent ? Croyez mon cher Docteur à tous mes sentiments affectueux, Eugénie. (voir illust. p. 330)

Et Madame Nélaton, qui avait tenu à être aux côtés de son mari, dans les ambulances, reçoit, le 17 du même mois, la lettre suivante :

> Madame, vous avez été si bonne pour les blessés, que notre comité ose espérer que vous voudrez bien accepter, comme toutes les Dames de votre Ambulance, ce faible mais sincère témoignage de notre reconnaissance. Il n'a du reste d'autre mérite que les sentiments qu'il exprime et les souvenirs qu'il rappelle. De même que la médaille militaire, le comité de notre société l'offre également aux chefs et aux soldats. Je suis heureuse Madame que cette occasion me soit donnée de vous féliciter de la meilleure santé de Monsieur Nélaton. J'ai été très émue quand je l'ai su malade, et j'ai souvent pensé à votre...
>
> Comtesse de Flavigny
>
> Société de Secours aux Blessés Militaires

Le 13 septembre, Eugénie est partie pour l'Espagne tandis que l'ex-Empereur, le comte de Pierrefonds, qui va mieux, a quitté Chislehurst. Accompagné par Murat et Conneau, il visite Bath puis va passer quelques jours à l'*Imperial Hotel* à Torquay. Le 22, bien qu'il soit plus ou moins envisagé de revendre Malnoue, la chasse y reprend, avec les Pastré et Charles, deux pièces au tableau ! Se débarrasser de cette propriété était décidé : le château n'était pas achevé, il nécessitait encore de grands travaux, les Prussiens l'avaient abîmé, autant de raisons qui découragent son propriétaire, pour lequel, seule la chasse demeurait séduisante. Le 3 novembre, avec Dolbeau, Nélaton va opérer Madame Constant Say[1] au château de Lormoy à Saint-Michel-sur-Orge. S'il regrette très certainement l'Empire, ses relations sont cependant excellentes avec le nouveau régime (voir illust.

1. Belle-fille du fondateur de la société (Sucre), Louis Say.

p. 340) ; la preuve, cette « dépêche » datée du 20 novembre, 3 h 1/2, Versailles, « Le Président de la République et Madame Thiers prient M. le Docteur Nélaton de vouloir bien venir dîner chez eux, Dimanche 26 novembre, à huit heures. Réponse télégraphique. »

En fait, le chirurgien soignait alors Mademoiselle Dosne, la belle-sœur du président…

Télégramme, dépôt le 21/11 à 6 h 35 du soir
Madame Thiers à Dr Nélaton
Pourriez-vous Monsieur recevoir ma sœur qui désire vous consulter, demain vers midi 1 / 2. Le télégraphe prendra votre réponse si vous voulez bien la lui remettre. Réponse télégraphique.

L'année se termine avec de très grands froids, le thermomètre de l'Observatoire de Paris est descendu à - 21° pendant la nuit du 8 au 9 décembre ; une température aussi basse n'avait pas été observée depuis l'hiver 1788-1789…

En janvier **1872**, Nélaton retourne à Versailles ; Thiers, pris subitement d'un mal à l'œil d'un caractère peu rassurant, l'a invité une nouvelle fois. Chez lui, Auguste et sa femme pouvaient rencontrer les intimes de la famille, dont la portraitiste Nélie Jacquemart. Toutefois, Pauline n'est pas sous le charme, le président lui fait l'effet d'un « vieux petit clerc d'huissier [1] ». Les relations demeurent constantes, comme le montre cette dépêche :

Dépêche officielle ou de service
18 février 1872, 6 h 35 minutes du s
Urgent
Mr Thiers aura sa matinée tellement prise demain et pendant deux ou trois jours que craignant de vous faire perdre un temps précieux, je viens vous demander Monsieur de vouloir bien remettre à samedi votre visite. Ayez la bonté de me dire lorsque vous aurez reçu ma dépêche l'heure à laquelle je devrai envoyer la voiture au chemin de fer.

Le même mois, se situe une anecdote : Courbet, alors qu'il était à Sainte-Pélagie – depuis le 7 juin précédent –, souffrant d'une forte douleur hémorroïdale, Nélaton, accompagné par son fils et Anger, l'opère, à « la maison Duval », avenue du Roule, à Neuilly. Une fois guéri, le peintre va voir son chirurgien.

Bonjour, Monsieur Nélaton, je viens vous payer.

1. Étienne Moreau-Nélaton, *op. cit.*

« Me payer, vous, Monsieur Courbet ? Mais je suis trop heureux d'avoir pu soigner un grand peintre comme vous ! »

J'avais pris avec moi 5 000 francs, il ne les voulut pas. Je retournai chez moi.

Nélaton n'y a pas perdu ; au contraire, je lui ai fait une grande toile de 6 000 francs. Et Courbet mit dans ces mots toute l'ampleur de sa voix [1].

Et, Zoé Reverdy, née Courbet, d'écrire dans une lettre à Alfred Bruyas du 29 janvier 1872 : « Ce furent trois quarts d'heure atroces [...] ce que ce malheureux a souffert, c'est incroyable » [2].

Le mardi 23 juillet, accompagné de son fils Charles, il se rend, à Chislehurst, appelé par l'Empereur, se tournant « vers lui comme la Providence », « du fond de son exil [3] », mais qui pourtant ne se prête même pas à un simple examen. À son retour d'Angleterre, où il était resté trois jours, il doit se rendre à Besançon. Or, il fatigue ; Béclard écrira dans sa notice historique [4] : « Sa démarche était devenue plus pesante ; une expression de fatigue et de tristesse avait remplacé sur son bienveillant visage le sourire qui l'éclairait naguère », et, pour le secrétaire de l'Académie de médecine, « Chaque jour l'éloignait de nous davantage. Il n'y restait attaché que par une œuvre d'assistance et de dévouement. Par un vote unanime, chaque année, les Médecins de la Seine l'avaient placé à la tête de leur Association [5] ; même brisé par le mal, M. Nélaton ne cessa de donner à cette œuvre fraternelle un concours sans réserve, et ce fut l'une de ses dernières pensées [6] ». L'ouverture de la chasse à Malnoue se fait sans lui ; le livre fait apparaître son nom, pour la dernière fois, le 24 novembre, il a tué un faisan. La décision de vendre a été annulée, les travaux ont repris, Pauline y accumule meubles anciens et tapisseries...

Bien qu'il ait pu, comme l'année précédente, aller à Cowes en septembre [7], pendant ce temps-là, l'Empereur subit le retour de douleurs. Le célèbre Sir James Paget, accompagné de Sir William Gull, médecin de la reine Victoria, vient le visiter le 31 octobre, consulta-

1. Camille Lemonnier, *G Courbet et son œuvre*, Paris Alphonse Lemerre, 1868, p. 84.
2. *L'Olivier*, septembre, octobre 1913, Paris, Eugène Figuière, p. 510.
3. Étienne Moreau-Nélaton, *op. cit.*
4. Jules Béclard, *Notices et portraits. Éloges lus à l'Académie de médecine*, Paris, Masson, 1878, p. 317-318.
5. En 1869, sur des recettes totales de l'Association de 26 450 francs, il a été le premier donateur avec 1 500 francs.
6. *Ibid.*
7. Jennie Jerome later described a trip onboard Napoleon's yacht with the words, 'I can see now the Emperor leaning against the mast looking old, ill and sad... He seemed to have nothing to live for.' L'Empereur est au Beaulieu House. Jennie Jerome devait être la femme de Randolph Churchill, le père de Winston Churchill.

tion évoquée dans cette lettre du docteur Conneau datée du 19 novembre :

> L'état de santé de l'Empereur n'étant pas satisfaisant et loin d'avoir une amélioration, voyant au contraire son état s'aggraver de jour en jour nous avons décidé à demander l'avis de Sir James Paget. La consultation a eu lieu hier. Sir James Paget penche vers la pensée de la présence d'un calcul. Mais aucune tentative directe pour s'en assurer n'a été faite. Voici les symptômes qui se présentent. Besoin fréquent d'uriner, environ chaque deux heures. Douleurs très vives à l'émission des dernières gouttes d'urine [...] vous savez combien je tiens à avoir votre avis et quelle confiance j'ai en vous. Vous me feriez donc bien plaisir si vous pouviez me dire ce que vous pensez, et quelle est votre opinion sur la proposition de Sir James Paget – Sir James Paget m'a beaucoup parlé de vous, et m'a demandé des nouvelles de votre santé – Si vous m'écrivez veuillez avoir la bonté de m'écrire une lettre que je puisse montrer à l'Empereur. Vous m'écrirez à part cependant tout ce que vous avez à me dire et qui pourrait ne point être communiqué au malade.... [1]

Les souffrances continuent. L'Empereur renonce à ses promenades à cheval, en voiture, à pied et il accepte de revoir des médecins. Le 24 décembre, William Gull et Henry Thompson, professeur de chirurgie clinique, alors l'urologue le plus célèbre du monde, celui qui avait opéré avec succès le roi de Belgique, se rendent à Camden House. En fait, pour son mari, la reine Amélie aurait recommandé Nélaton, mais celui-ci aurait volontairement annoncé des honoraires dissuasifs – 150 000 francs – pour ne pas avoir à intervenir, tandis que l'Anglais aurait laissé leur montant à la discrétion de Léopold II, et ce ne fut que 4 000 livres. Pour Napoléon III, après examen complet sous chloroforme, administré par Thomas Clover, le diagnostic des chirurgiens britanniques est formel : présence d'une pierre phosphatique [2] dans la vessie, de la dimension d'une datte, opérable par la lithotritie. Au même moment, « Auguste est moins bien depuis quelque temps », écrit son beau-frère dans son journal. Le vendredi 27, James Paget, aux côtés des docteurs Thompson et Gull, procède à une seconde investigation et décide, avec l'accord de l'Empereur, qu'il faut opérer. C'est alors que celui-ci, surpris, aurait dit « Jamais je ne me serais laissé entraîner à faire la guerre si j'avais su que j'étais atteint de la

1. Archives privées.
2. Noyau central formé d'acide urique et d'urates, couches périphériques de phosphates.

maladie de la pierre et qu'une opération était urgente [1] ». À la lecture de tout ce qui précède, nous ne pouvons que nous interroger sur ce « témoignage »…

1. G. J. Witkowski, *Comment moururent les rois de France*, Bibliothèque des curieux, 1920, p. 234, qui cite un certain comte de La Chapelle à l'origine de cette phrase. Or un Alfred de La Chapelle (1830-1896) a écrit un *Œuvres posthumes et autographes inédits du NapoléonIII en exil*, dans lequel on ne relève pas cette phrase !

Chapitre XIV

1873, ensemble face à la mort

Début **1873**, le chirurgien ne va pas bien. « Auguste est moins bien »... « Auguste va s'affaiblissant », écrit le beau-frère en janvier dans son journal et l'ex Empereur est au plus mal.

Pour celui-ci, deux lithotrities sont effectuées, sous chloroforme, – l'une le 2 janvier à 15 heures, l'autre le 6 à 10 heures du matin, plus douloureuse – par Henry Thompson. À chacune des deux interventions – toutes les deux d'une durée inférieure à un quart d'heure – des débris sont retirés : une moitié du calcul est ainsi extraite. Et, alors que l'on peut lire dans le *Journal des Débats* : « Le bulletin de la santé de l'ex-empereur, publié à huit heures du soir, porte que les douleurs et le dérangement constitutionnel sont moindres. Sir William Gull a quitté Chislehurst où sa présence n'est pas jugée nécessaire maintenant », le malade ne va pas mieux. L'Impératrice écrit « Je passe de la tranquillité la plus complète à la plus complète désespérance [1] ». Après une journée difficile, Napoléon III meurt à 10 h 45 le 9 janvier, jour prévu pour la troisième intervention, illustrant ce qui a été écrit par le docteur Cabanès : « Tant qu'on a laissé dormir en paix l'Impériale pierre, Napoléon III a vécu, en dépit de tous ses tourments moraux; le jour où on s'est avisé de la broyer, la mort ne s'est pas fait attendre [2] » avant d'ajouter que la « marche de la maladie » avait donné raison à la temporisation recommandée par Nélaton, mais pourtant reprochée par certains de ses confrères, nous l'avons vu.

Voici le constat *post mortem* dressé le 10 janvier 1873, par les médecins, J. Burdon Sanderson, professeur de physiologie au Collège de l'Université, Conneau, le baron Corvisart, Henry Thompson, J.T. Clover, John Foster, à Camden Place : "Death took place by fai-

1. *L'éclair (de Paris)*, 1905.
2. Docteur Cabanès, *Les indiscrétions de l'Histoire*, Paris, Michel, 1952.

lure of the circulation, and was attributed to the general constitutional state of the patient. The disease of the kidneys was of such a nature and so far advanced, that it would in any case have shortly determined a fatal result.[1] J. Burdon Sanderson, M.D., Dr. Conneau, Dr le baron Corvisart, Henry Thompson, J.T. Clover, John Foster. Camden Place, Chislehurst, Jan. 10, 1873, 6 : 30 pm."[2] La pierre pesait vingt-deux grammes, et faisait 5 cm par 3 cm ![3]

Dans la presse française, il y a des doutes, des reproches : « Croit-on que le docteur Dumarquay, que Nélaton, que le docteur Dolbeau, que M. Ricord, ne pratiquent pas la lithotritie avec sûreté ? Croit-on que leurs conseils eussent été inutiles à M. Thompson, qui est, dit-on, renommé en Angleterre pour cette opération, mais dont le nom est parfaitement inconnu chez nous ? Nous croyons, nous, que l'intervention d'un chirurgien français aurait été de très grande utilité à l'opérateur [...] peut-être grâce à ses conseils, eût-il mieux compris la constitution, le tempérament du malade. Une consultation de chirurgiens de Paris aurait certainement exercé la plus heureuse influence sur ses décisions. Peut-être eut- il pris plus de précautions. Peut-être aussi cette consultation des chirurgiens français lui eût-elle fait rejeter la lithotritie et prescrit l'opération de la taille ou l'abstention pure et simple. On sait maintenant par le résultat de l'autopsie, que la vessie était parfaitement saine, et que les reins seuls étaient altérés. C'était là une condition favorable pour le succès de la taille et il est probable que l'extraction de la pierre opérée : par la voie sanglante, aurait donné un bon résultat...[4] ».

C'est la controverse. Thompson répond par l'intermédiaire d'Evans, « Mon cher docteur Evans, il est très mal de critiquer un acte quelconque sans connaître les circonstances qui l'ont accompagné. Cela est contraire à l'usage d'une profession libérale, qu'il s'agisse

1. « La mort survint par suite de l'arrêt de la circulation et doit être attribuée à la constitution générale du malade. L'affection des reins qui avait causé cet état était d'une nature telle et si avancée que, dans n'importe quel cas, elle aurait promptement déterminé une issue fatale » *The Medical Times and Register*, vol. 3, Feb. 8, 1873, p. 302, Philadelphia, J.B. Lippincott &Co. 1873.
2. *Ibid.*
3. « Le calcul qui devait séjourner dans la vessie depuis plusieurs années avait causé une irritation et une inflammation qui s'étaient propagées jusqu'aux reins et avaient atteint un degré impossible à soupçonner ». (Extrait de l'autopsie du 10 janvier, *Chronique médicale*, du 15 janvier 1901, p. 33-44, citant le *Lancet*). Sont visibles au Hunterian Museum du Royal College of Surgeons à Londres. Voir http ://surgicat.rcseng.ac.uk/search/simple. À noter que certains auteurs ont fait état d'une dose trop importante de chloral hydraté administrée le 8 (entre autres, William Smith, *Napoléon III*, p. 45 et professeur Grasset).
4. *L'Année scientifique et industrielle*, seizième année (1872), Paris, Hachette, 1873, p. 326.

de la médecine ou du droit. Ce que l'on dit de ma manière d'opérer, dans quelques journaux français, n'est pas seulement inexact c'est tout l'opposé de la vérité. Élève de Civiale, guidé par mon expérience, actuellement la plus étendue qui soit en Europe, la base de toute ma pratique en lithotritie et tout mon enseignement dans l'une des principales cliniques, de Londres, sur ce grand principe qu'il faut agir lentement, doucement et avec soin. J'ai passé mon existence de praticien à combattre le système contraire dans toutes les occasions où je l'ai pu faire, et je me réjouis d'être d'accord sur ce point avec vos sommités françaises. Toute règle a ses exceptions. Mes succès bien connus en lithotritie qui sont après tout la preuve certaine que ma pratique est bonne, me mettent, je crois, en état de discerner si, dans un cas donné, il est prudent d'agir avec promptitude... [1]»

Auguste Nélaton, qui devait malheureusement suivre son illustre patient huit mois après, ne se rend pas en Angleterre... Les obsèques ont lieu le 15 janvier. Le 19, de Chislehurst, Henri Conneau écrit au chirurgien :

> J'ai bien pensé que la maladie seule pouvait vous empêcher de vous rendre à la triste cérémonie des funérailles de l'Empereur. Je connaissais votre affection pour lui, et vous m'aviez donné tout récemment une preuve de votre dévouement à sa personne, pour être sûr de vos sentiments. Le coup qui me frappe est bien douloureux, et à ce chagrin viennent se joindre des accusations que je ne mérite nullement. [...] L'Empereur avait en vous et en M. Ricord une très grande confiance. Mais sa conviction était que Corvisart et moi nous cherchions une maladie dans la vessie pendant qu'elle existait dans son opinion dans le rectum. Il se refusait constamment à toute exploration et nous résistait. Il faut ajouter que lors de votre venue et celle de Mr Ricord la maladie avait accordé à l'Empereur un répit et qu'une certaine amélioration paraissait devoir avoir lieu. Les conseils du docteur Corvisart et les miens n'ont pas été écoutés, et la maladie faisait continuellement des progrès rapides. Et lorsque le mal put enfin être reconnu d'une manière certaine, l'urgence d'une opération ne faisait plus de doute. Il fallait la tenter. Les altérations toutefois étaient trop profondes et il ne nous a pas été accordé de voir la réussite de notre tentative. Cependant nous avons la conscience d'avoir fait notre devoir. L'opération a été exécutée par Sir Henry Thompson avec adresse et toutes les précautions les plus délicates et les plus minutieuses, et l'autopsie ne nous a point découvert aucune lésion produite par les instruments. Votre arrivée à Londres et celle de Mr Ricord qui l'avait précédée n'avait pu nous éclairer de vos lumières, et cependant nos craintes étaient fondées et l'événement les a

1. *La Presse* du 20 janvier 1873.

complètement justifiées. Vous qui aviez bien voulu venir en aide vous pouvez dire ce que nous avons fait et si nous sommes coupables ou d'ignorance ou de négligence. Faites-le je vous en supplie très honoré confrère et collègue, vous soulagerez notre douleur, et nous vous en serons bien reconnaissants. Notre ami et confrère le Dr Fauvel m'a déjà écrit une lettre spontanément dans laquelle il relève les inexactitudes du dire du Dr Sée. Je n'ai point la force actuellement de faire de la polémique, je suis trop accablé de douleur. Mais vous et Mr Ricord, si vous recueillez vos souvenirs vous trouverez bien des raisons pour me défendre de toute injuste attaque. Je compte sur vous [1].

Et le chirurgien reçoit cet autre mot du « bon Docteur Barthez » : « À mon retour de Chislehurst, je suis venu savoir des nouvelles de Nélaton et lui porter les compliments et la bonne parole de tous ceux que j'ai vus alors, son bien dévoué… [2] ».

Pendant ce temps-là, il ne va pas mieux comme le prouve cette lettre d'un certain docteur Campbell :

14 août, Charing Cross Hotel, Londres,

Chère Madame,

Dès mon arrivée auprès de S.M. l'impératrice Eugénie, je l'ai informée de l'état fort aggravé où se trouvait mon cher Maître et ami M. Nélaton. Sa Majesté a été fort émue de cette triste nouvelle et a été fort touchée des vœux que vous faites pour elle et son Fils, au milieu de votre désolation personnelle. L'Impératrice m'a chargé de vous témoigner toute sa reconnaissance pour ce fidèle souvenir et aussi toute la part qu'Elle prend à votre affliction, qu'elle-même n'est que trop appelée à comprendre en ce moment.

J'ai l'honneur de vous faire transmettre verbalement l'expression de ces sentiments de l'Impératrice. Et ce soir encore, S. M. me prie de renouveler auprès de vous, Madame, l'expression de toute la tristesse qu'elle éprouve de l'état de Mr Nélaton, en vous priant de croire à tous ses vœux pour une amélioration si elle est toutefois dans les possibilités humaines.

Je m'acquitte à l'instant même de cette commission dont S. M. a bien voulu me charger et je joins ici Madame Nélaton l'expression personnelle de tout mon chagrin qui est profond comme l'attachement que j'ai longtemps voué à mon cher maître et ami, ainsi qu'à toute sa famille.

J'ai l'honneur d'être…

C. Campbell [3]

---

1. Archives privées.
2. Archives privées.
3. Josjas Campbell ou Josias ? Diplômé de l'Université d'Édimbourg. Chirurgien militaire aux États-Unis ? Ami de la comtesse de Montijo et familier de la cour de l'Impératrice ?

Les journaux annoncent sa mort. Effectivement, il va pas très mal ; la maladie est là ; une maladie de cœur – le mal de Bright [1] – va le tuer progressivement. À partir du 15 août, tous les jours ou presque, la presse annonce sa disparition. Ce sont de fausses alertes, le docteur Moutard-Martin fait publier des bulletins, du genre « un peu moins de faiblesse ; nuit un peu plus calme » (17 août) ; toutefois son patient connaît sa situation, et répète « la mort est bien longue à venir ».

Le 17 août, l'ex-impératrice Eugénie écrit :

> Mon cher Monsieur Nélaton, avant de me quitter ce matin pour retourner à Woolwich [2], mon fils a tenu à ce que je vous dise de sa part combien il était heureux de savoir que votre santé était meilleure et je veux être de moitié dans les vœux qu'il forme pour que vous vous rétablissiez complètement et que nous puissions bientôt avoir de vos nouvelles par vous- même. J'avais chargé le Docteur Campbell de tous nos souvenirs pour vous et je pense qu'il l'a fait.
>
> Croyez à tous mes sentiments.
>
> Eugénie
>
> Je reçois à l'instant une lettre de Madame Nélaton, je vois que ma commission a été faite. Je vous prie de la remercier de ma part.

Dans le livre de chasse de Malnoue, on peut simplement lire : la chasse est ouverte le 31 août, personne n'a été à Malnoue à cause de la maladie de notre père. Deux chasseurs y vont cependant le 14 septembre, Charles et Paul Hérelle : résultat, deux lapins, cinq perdreaux...

Anger et Charles, ne le quittent plus. Le dimanche 21 septembre, c'est la fin. Dans la nuit qui a précédé, le docteur s'entretenant avec son fils et son gendre, leur disait : « Faites beaucoup de bien dans la vie, et surtout peu de bruit [3] ». Son testament, daté du 19 mai 1871 [4], commence par ces mots : « Je désire que ma femme élève mon fils dans les sentiments de religion, d'honneur et de travail ». Et, par un codicille, de date plus récente, il recommandait expressément qu'aucun discours ne fût prononcé sur sa tombe, et que ses funérailles fussent très simples. Ce fut le cas, et elles eurent lieu à Chaillot

1. Atteinte progressive, importante et définitive de la fonction rénale, et donc de la filtration glomérulaire. Du nom de Richard Bright (1789-1858).
2. Le prince impérial est entré à l'Académie militaire royale de Woolwich le 17 novembre 1872 (avec Louis Conneau, le fils du médecin).
3. *Le Figaro*, du 24 septembre.
4. À noter que l'Hôtel de Ville, après avoir été arrosé de pétrole, est incendié le 24 mai.

le mardi 23 [1]. Un bataillon du 123e de ligne rendait les honneurs militaires au grand officier de la Légion d'honneur…

1. Auguste Nélaton est enterré au Père-Lachaise (6e division, 1ère ligne, W, 31, voir illust. p. 348).

Chapitre XV

Que penser ?

Au terme de cet ouvrage, comment conclure ? Il est clair qu'Auguste Nélaton a toujours été, toute sa vie, très travailleur, passionné par son métier, animé par le sens du devoir et par une ambition certaine. Mais, c'est également un homme qui a eu de la chance. La chance d'avoir épousé une femme qui avait du bien, la chance d'avoir rencontré l'Empereur auprès du général Dieu, la chance de l'épisode Garibaldi – grâce à un médecin hongrois, un de ses anciens élèves, totalement inconnu qui s'est souvenu de lui – et la chance d'avoir soigné avec succès le prince impérial.

Beaucoup de chance, la chance amenant la chance. La chance amenant la gloire. La gloire amenant la fortune. Le succès va au succès. Son parcours a été splendide, reflétant magnifiquement son incontestable goût pour les honneurs et les distinctions.

Et certainement, comme tous ses confrères l'ont dit, habile dans l'exécution, il avait un talent opératoire indéniable. Par ailleurs, Nélaton, clinicien modèle, grand et bon professeur, a beaucoup apporté à la profession, à la fois par ses réussites et les progrès dont il a été à l'origine mais également par les cours qu'il a dispensés, les méthodes qu'il a testées, mises au point et fait connaître, mais aussi par les nombreux étudiants qu'il a formés à son image. Ceux qui pendant plusieurs années se sont réclamés de lui. Il aimait l'enseignement.

En revanche, faisant écho à la question sur la déclaration de la guerre, à ce qu'aurait dit l'Empereur en Angleterre, « si j'avais su… », … que penser ? Que penser également sur la responsabilité du chirurgien devant la lente, mais évidente, dégradation de la santé de l'Empereur ?

Est-ce que de 1855 à 1864, l'Empereur a été bien soigné ? Est-ce que les cures de Vichy n'auraient pas été une erreur ? Nélaton aurait-il dû décider de procéder à un véritable diagnostic dès les années

1861 ? Aurait-il dû imposer un examen approfondi à un Empereur qui s'y opposait ? L'Impératrice et Henri Conneau ont-ils considéré que les médecins étaient trop alarmistes ? D'où ces éternels rhumatismes, éternellement invoqués... Rien ne devait être su, obsession du secret !

Que serait-il advenu si l'existence de la pierre avait été effectivement prouvée dans les années 60 ? Prouvée et annoncée ? Le chirurgien aurait-il dû se ranger à l'avis du docteur Sée lors de la consultation du 1er juillet, ultime occasion pour faire la preuve de la pierre ? Napoléon III se serait-il laissé entraîner dans ce conflit ? Ou bien Bismarck lui aurait-il infligé de toute façon ? La guerre était-elle inévitable ? Que serait-il advenu au pays si, comme Niel, le chef de l'État n'avait pas supporté une éventuelle intervention chirurgicale ? Décidée dans l'urgence.

D'une manière plus générale. Nélaton avait-il été le bon chirurgien en face de cette maladie ? Ne faisait-il pas partie d'une « coterie impériale, encline à ne pas perturber davantage la feinte tranquillité de l'Empereur face à sa maladie [1] » ? N'aurait-il pas refusé tout examen approfondi pour ne pas risquer l'échec, pour ne pas risquer de devoir opérer si en ce 1er juillet 1870 le diagnostic avait été dévoilé, pour ne pas risquer d'avoir la mort du chef de l'État sur sa conscience. Pour ne pas risquer de ternir sa gloire ? Est-ce que la guerre aurait pu ne pas avoir lieu, ainsi celle de 1914 évitée, et de la sorte un espoir de dynastie napoléonienne pour la France ?

Autant de supputations, de questions complexes, auxquelles nous ne tenterons pas de répondre, car, à ce stade et dans ce cadre précis, nous n'avons pas tous les éléments. Ce n'est pas l'objet. Bien qu'il ne puisse s'agir de refaire l'Histoire, dans ce domaine, seuls des historiens pourraient peut-être émettre certaines hypothèses. Autant de voies ouvertes...

Seconde interrogation, dans le domaine « technique ». En ce qui concerne la méthode utilisée par Sir Henry Thompson, bonne ou mauvaise : taille latérale, pré-rectale ou médiane ou lithotritie ? Conditions défavorables ? Une intervention critiquable, inappropriée ? Mal conduite ? Bien qu'il y ait eu des progrès considérables depuis cette époque, seuls des chirurgiens sont habilités à pouvoir formuler des conjectures. C'est une autre histoire... laissons aux praticiens ces théories – ou divergences – d'écoles, de chapelles. Hier

1. Jean-Claude Jacoby.

comme aujourd'hui, les tenants d'une voie pouvaient s'opposer à ceux d'une autre. Hier, comme éventuellement encore aujourd'hui, par-delà les frontières, vérité à géométrie variable et possibles jalousies mutuelles… Il en a toujours été ainsi et il en sera toujours de même, c'est la rançon du progrès.

Donc, autant de doutes, à la croisée de l'Histoire et de la Médecine. Des doutes qui subsisteront. Avec finalement, en ce qui nous concerne, une légère hésitation sur la véritable compétence d'Auguste Nélaton pour comprendre les souffrances de l'Empereur et y mettre fin, sur sa maîtrise de la lithotritie, à moins qu'au contraire – et ce sera notre sentiment, notre conclusion –, parfaitement conscient des difficultés, des limites du savoir et des techniques, respectant les appréhensions du chef de l'État, sage et parfaitement avisé comme toute son existence l'avait prouvé, il ait eu raison de décider de temporiser, ce que n'ont pas voulu risquer les chirurgiens anglais, en dépit du traditionnel *wait and see* britannique.

Et, sans aller jusqu'à oser dire que l'Histoire a donné tort à Henry Thompson, pensons simplement qu'elle a cependant donné raison à Nélaton.

Postface

Aurait-il fallu opérer Napoléon III ?
par Francis Choisel

Professeur à l'Institut catholique de Paris

En ouverture de cet ouvrage, Denis Hannotin nous invite à un curieux exercice : remonter le temps pour refaire l'Histoire.

D'un bond, à la manière de Jean Réno et de Christian Clavier dans les *Visiteurs*, il se transporte dans le Paris des premiers jours du mois de juillet 1870. Et fort d'être le biographe de Nélaton, sitôt parvenu à destination il réussit à convaincre son héros d'opérer le souverain malade.

Le prestigieux chirurgien, comme prévu, manque son affaire : l'Empereur succombe. Dès lors, et c'était là le but poursuivi, plus de déclaration de guerre, plus de défaite. De surcroît, ajouterons-nous, l'Alsace et la Lorraine demeurent françaises, la revanche n'est plus nécessaire ; deux guerres mondiales nous sont épargnées.

Mais en conclusion, Denis Hannotin s'interroge, il doute. Est-on sûr que la mort de Napoléon III produirait l'effet escompté ? La réalité historique est si complexe, elle résulte de l'enchevêtrement de tant d'événements, de tant de volontés contradictoires, de tant d'enchaînements imprévisibles, qu'on peut se demander si modifier un seul de ces paramètres suffirait à faire autant dévier le cours des choses.

Seuls des historiens, écrit-il, pourraient valider l'hypothèse. Seuls ils pourraient lui dire si son voyage dans le passé aurait quelque chance d'aboutir à un résultat bénéfique.

Voici donc l'Université appelée en renfort, et tout particulièrement l'auteur de ces lignes, à qui la rédaction d'une postface a été obligeamment proposée dans l'évidente espérance qu'il évaluerait le scénario imaginé et répondrait à cette grave question : Nélaton est-il coupable ? Coupable d'avoir dissimulé son diagnostic pour échapper à l'opération, coupable d'avoir refusé de risquer la vie de l'Empereur sur son billard, coupable de n'avoir pas tué Napoléon III, ce fauteur de guerre.

Cette interrogation est en quelque sorte l'écho inversé de celle que souvent on entend formuler au sujet de la Première Guerre mondiale : « Si Jaurès, le 31 juillet 1914 dans un café de Montmartre, n'avait pas été assassiné, que ce serait-il passé ? Aurait-il pu empêcher le carnage ? »

Dans ce dernier cas, l'hypothèse est naïve et la réponse facile : évidemment non. Mais celle que présente Denis Hannotin, qui s'appuie astucieusement sur la consultation du 1er juillet et fixe habilement la mort du souverain exactement dix jours plus tard, mérite une analyse plus approfondie.

Rappelons donc les faits. Et remontons pour cela jusqu'au 11 mai 1869. Ce mardi-là, l'ambassadeur de France à Berlin, Benedetti, est reçu par le président du Conseil prussien Bismarck. L'objet de l'entretien est le trône d'Espagne : un an plus tôt, la reine Isabelle a été renversée, la dynastie des Bourbons déchue du trône ; et le gouvernement de transition qui lui a succédé cherche depuis cette date un nouveau souverain.

Parmi les personnalités évoquées ou pressenties, figure Léopold de Hohenzollern, un prince catholique de la famille royale prussienne. Benedetti fait comprendre à Bismarck que, malgré les relations amicales qu'entretiennent les deux pays, son gouvernement ne voit pas cette éventualité d'un bon œil. Le président du Conseil prussien le rassure : il n'en est aucunement question ; la France ne doit pas attacher de crédit aux bruits qui courent à ce sujet, ils sont sans fondement. L'ambassadeur français n'est guère convaincu, mais il n'insiste pas et les choses en restent là.

Pourtant, quatorze mois plus tard, coup de tonnerre, le gouvernement ibérique fait officiellement savoir aux autorités françaises que Léopold a été choisi et qu'il accepte. Il ne reste qu'à obtenir l'approbation de l'assemblée espagnole, simple formalité qui ne posera pas de difficulté.

L'opinion publique, en France, aussitôt s'enflamme ; la presse s'indigne, le Corps législatif demande des explications. Leur pression est d'autant plus forte que l'Empire est devenu depuis peu libéral et parlementaire. Le gouvernement, l'épée dans les reins, fait des déclarations viriles ; et il charge Benedetti d'obtenir du roi Guillaume de Prusse, en tant que chef de famille, le retrait public de ce qu'on appelle désormais la « candidature Hohenzollern ».

Mais comment le roi pourrait-il répondre favorablement à cette requête comminatoire ? Il doit lui aussi compter avec son opinion. Il a cependant compris la détermination française. Et les autres grandes puissances, Russie, Italie, Autriche, Grande Bretagne, font également pression sur lui : un Hohenzollern sur le trône d'Espagne serait un retour à l'époque de Charles Quint, lorsque les Habsbourg régnaient à la fois à Vienne et à Madrid ; l'équilibre européen en serait bouleversé.

Aussi, Guillaume refuse de céder aux objurgations de Benedetti sans pour autant l'éconduire, il élude la question ; il lui promet simplement de consulter Léopold pour connaître son sentiment face au fait nouveau que représente la ferme opposition française. En attendant, que le gouvernement impérial patiente !

Napoléon III, quant à lui, qui a vingt ans d'expérience diplomatique derrière lui, sait que cette démarche a peu de chances d'aboutir, que, même, elle est maladroite. Ce n'est pas sur la place publique, ni par la voie officielle, qu'on pourra obtenir satisfaction. Il faut jouer plus finement : le retrait de la candidature de Léopold doit apparaître spontané ; ni le roi de Prusse ni le gouvernement espagnol ne pourront en prendre l'initiative, sauf à s'humilier publiquement.

L'Empereur décide donc d'agir par la voie de la diplomatie parallèle, à l'insu de l'opinion, et aussi, par prudence, en dehors de ses ministres, comme il l'a si souvent fait avec succès dans le passé. Il suggère au chef intérimaire de l'État espagnol, le maréchal Serrano, qu'il connaît bien, de faire, à l'insu lui aussi de ses ministres et de son opinion, une démarche auprès de Léopold. Serrano accepte. Mis dans la confidence, le président du Conseil espagnol, le maréchal Prim, donne aussi son accord. Un émissaire est envoyé.

Au même moment, l'ambassadeur d'Espagne à Paris, ami de la France et soucieux des bonnes relations entre les deux pays, propose à Napoléon III de passer par une autre voie. Le prince qui est à la tête de la Roumanie, et qui y a été placé il y a peu grâce à la bienveillance de notre pays, est le frère de Léopold ; et son représentant auprès du souverain français, sollicité par l'ambassadeur, se déclare prêt à se rendre auprès de Léopold, qui l'écouterait certainement d'une oreille bienveillante. L'Empereur approuve.

On en est là le 11 juillet, date à laquelle Denis Hannotin voudrait faire trépasser l'Empereur. Avant de voir quelles en seraient les conséquences, continuons d'observer ce qui s'est réellement passé.

L'émissaire roumain, qui arrive le premier sur place, ne parvient pas à rencontrer Léopold, car celui-ci est en excursion dans les Alpes et ne peut être joint ; mais il est reçu par son père, Antoine, et réussit à le convaincre. Le lendemain de ce 11 juillet, date à laquelle il prend sa décision, Antoine annonce officiellement au gouvernement espagnol et à la presse, au nom de son fils mais sans avoir pu le consulter, sa renonciation au trône d'Espagne.

Cette heureuse nouvelle qui met un terme à la crise grâce à l'habileté de Napoléon III et à la bonne volonté espagnole, ne satisfait en France ni les journaux ni les députés. Antoine ne s'est-il pas trop avancé ? Léopold ne désavouera-t-il pas la renonciation de son père ? Et qu'en pense le roi Guillaume, qui a refusé de faire pression pour le retrait ? Les Hohenzollern ne sont-ils pas en train de manœuvrer pour gagner du temps ? Et si effectivement ils renoncent sur le moment, ne se raviseront-ils pas plus tard ?

Poussé encore par l'opinion, le Gouvernement relance alors le roi de Prusse à qui une nouvelle demande est adressée. On exige de lui qu'il approuve formellement la renonciation, et qu'il s'engage en outre à empêcher que cette candidature puisse un jour réapparaître. Cette deuxième demande, pressante, présentée presque en forme d'ultimatum, encore plus maladroite que la première, remet en marche l'engrenage qui, en quelques jours, aboutira au conflit armé entre les deux peuples.

Arrêtons là le récit. Contentons-nous de souligner que dans les négociations qu'on vient de résumer, la responsabilité de l'opinion publique est écrasante.

On comprend dès lors que la disparition de l'Empereur, à la veille du succès de la première demande, et avant que ne soit formulée la seconde, aurait changé le cours de l'Histoire. Non point parce qu'elle aurait mis hors-jeu un souverain belliqueux ou maladroit, mais parce qu'elle aurait détourné l'attention de l'opinion publique des affaires espagnoles. Il n'y aurait pas eu de deuxième demande, parce que la presse pas plus que les députés ne l'auraient réclamée. On n'aurait pas titré, comme l'imagine Denis Hannotin, « La guerre n'aura pas lieu » mais, tout simplement : « L'Empereur est mort ». La question de la succession, de la régence, de l'interrègne serait passée au premier plan.

Quant au trône d'Espagne, on l'a dit, l'affaire était réglée. Le Gouvernement, pétrifié par la disparition subite du souverain, aurait attendu quelques jours avant de réagir ; il aurait eu le temps de constater que Léopold confirmait l'engagement pris en son nom, que le Gouvernement espagnol, premier concerné, et toutes les grandes puissances en prenaient acte, que le roi Guillaume n'avait nullement l'intention de relancer la crise. Et tout serait rentré pacifiquement dans l'ordre. Cela fait d'autant moins de doute, le lecteur doit en être persuadé, que même après la défaite française de 1871, Léopold n'a pas ceint la Couronne espagnole.

Remarquons toutefois qu'il importe au plus haut point que la mort intervienne le 11 et qu'elle ne soit connue que le 12, en même temps que la renonciation. Quelques jours plus tôt, elle aurait empêché l'Empereur de lancer son opération de diplomatie parallèle ou dispensé le prince Antoine d'y répondre ; quelques jours après, elle n'aurait pas prévenu la calamiteuse deuxième demande.

De là à dire qu'il n'y aurait pas eu ensuite une guerre franco-prussienne, un autre incident sur un autre sujet qui aurait provoqué l'affrontement, il y a une distance que nous n'oserons franchir.

Bismarck voulait la guerre, tous les historiens s'accordent sur ce point. En 1869, il a menti à Benedetti car il s'activait à convaincre Léopold, qui était réticent. Ensuite c'est contre son avis que ce dernier, d'ailleurs approuvé par le roi, a d'abord refusé la couronne ; et sur son insistance qu'il l'a finalement acceptée. C'est en dehors de lui qu'a été décidée la renonciation, et il en a été fort mécontent. C'est lui enfin qui a diaboliquement utilisé la deuxième demande pour monter l'une contre l'autre les opinions allemande et française, obtenir de son souverain qu'il se résigne à la guerre, et réussir à faire en sorte que la France en prenne apparemment l'initiative. Déjà, d'ailleurs, en 1866, il avait voulu l'affrontement avec l'Autriche et était parvenu à ses fins.

Le conflit, très probablement, n'aurait été repoussé que de quelques mois. Aussi n'est-ce pas là qu'il faut chercher la conséquence principale d'une disparition prématurée de l'Empereur, mais dans le jugement tout différent que la postérité aurait porté sur lui.

Dans l'hypothèse envisagée par Denis Hannotin, Napoléon III aurait quitté ce monde la tête haute, juste après avoir rendu à son pays un ultime et insigne service : avoir empêché l'encerclement de la France par une nouvelle dynastie germanique, encerclement que notre pays avait connu à ses dépens quelques siècles plus tôt et auquel seule la détermination de Louis XIV avait pu mettre un terme.

Et si, comme nous le pensons, une guerre franco-allemande était néanmoins survenue un peu plus tard et que nous l'ayons perdue, on n'aurait pas manqué de s'exclamer : « Ah ! si l'Empereur avait été là… » Napoléon III aurait bénéficié de ce qu'on pourrait appeler le *syndrome Kennedy*.

Comme on le sait, le dynamique président démocrate, fauché en pleine force de l'âge sans avoir encore eu le loisir de décevoir ses admirateurs, figé dans une éternelle jeunesse pleine de promesses, ne laisse que des regrets. Son bref passage au pouvoir à la tête des États-Unis a pour la postérité l'amertume d'une œuvre inachevée. Bien d'autres personnalités, hommes d'État, artistes ou vedettes du spectacle, comme lui prématurément disparus, bénéficient de cette même enviable réputation.

Mais que seraient-ils devenus s'ils avaient duré ? Est-on sûr qu'ils auraient comblé toutes les espérances qu'on mettait en eux, qu'ils auraient tout réussi, rien manqué, qu'ils n'auraient pas mal tourné ? Libre à chacun de l'imaginer, mais rien n'est moins sûr.

De même et à l'inverse, on peut rêver à un Napoléon fauché à Eylau, à qui seraient ainsi épargnées la guerre d'Espagne et la déroute de Russie, à un Pétain mourant au cours des années trente comme les autres maréchaux de la Grande Guerre et qui aujourd'hui reposerait dignement près de Foch aux Invalides, et pourquoi pas, à un Napoléon III témérairement opéré par Nélaton et ainsi miraculeusement sauvé d'une longue et injuste impopularité.

« Ce n'est pas tout de naître, pour un grand homme, il faut mourir », écrivait Chateaubriand à propos du vainqueur d'Austerlitz. Il ne le faut pas tant pour changer le cours des choses que pour graver dans le marbre les dernières lignes d'une glorieuse épopée. Que serait celle de Napoléon s'il s'était éteint benoîtement après un long règne sur le trône d'opérette de l'île d'Elbe au lieu d'agoniser aux antipodes sur le mont des Oliviers de Sainte-Hélène ? Pour triompher à la face de la postérité, il faut savoir mourir à point.

On dit que Napoléon III, sur les champs de bataille de la fin du mois d'août 1870, vaincu, déprimé, semblait chercher le boulet qui l'emporterait. Mais il était déjà trop tard. C'est bien le 11 juillet qu'il lui aurait fallu disparaître. Rien n'aurait manqué à son bilan, sauf Sedan. Ce n'eût pas été l'apothéose de son oncle, mais c'eut été pour lui une meilleure fin.

Au terme d'une biographie du chirurgien de l'Empereur, on ne peut cependant pas faire décemment ce vœu rétrospectif. Car ce serait exiger de Nélaton une trop grande abnégation. En sauvant la popularité posthume de Napoléon III, il sacrifierait la sienne. Nous ne lui pardonnerions pas : il serait, pour l'éternité, le maladroit exécuteur d'un souverain « qui aurait su éviter la guerre », « qui aurait pu empêcher la défaite » ou, pour le moins, « qui avait encore de grandes choses à accomplir ».

Il existait d'ailleurs une autre solution pour échapper à l'affrontement fatal : museler la presse, faire taire le Corps législatif, laisser l'Empereur agir seul, dès le départ et tout au long de cette délicate négociation.

Mais il aurait fallu pour cela que l'Empire ne fût devenu ni libéral ni parlementaire.

Annexe A

Répertoire des 204 médecins, chirurgiens et personnages du monde médical

Albanese, Enrico (1834-1889). Docteur à Palerme en 1855, directeur de l'hôpital de Syracuse avant d'accompagner Garibaldi dans sa marche vers Rome, directeur de l'hôpital civil de Palerme en 1865, puis suit Garibaldi jusqu'à Mentana en 1867.

Alquié, Dominique (1792-1868). Chirurgien militaire, inspecteur et membre du conseil de santé militaire depuis 1847, directeur du Val-de-Grâce en 1852, admis à la retraite en 1855. Médecin consultant de l'Empereur de 1861 à 1866. Nommé à Vichy pour y être Inspecteur des eaux le 22 avril 1856.

Amette, Amédée. Secrétaire trésorier de la Faculté de médecine de Paris (jusqu'en 1859), après en avoir été l'agent comptable (1829) et avoir été auparavant rédacteur au ministère des Affaires écclésiastiques et de l'Instruction publique.

Andral, Gabriel (1797-1876). Fils de l'ex-médecin en chef des armées d'Italie et de Murat. Docteur en 1821, agrégé en 1823. En 1842, il entre à l'Institut. Médecin ordinaire de l'Empereur le 3 janvier 1853 ; gendre de M. Pierre-Paul Royer-Collard, père de Paul Andral, avocat, devenu Vice-président du Conseil d'État entre 1874 et 1879. « Un des meilleurs disciples de Laennec, pionnier en hématologie [...] inventeur du spiromètre ». (Jacques Léonard, *La vie quotidienne des médecins en province*, Hachette, 1977).

Anger, Théophile (1836-1913). Interne en 1862 ; en 1863, pendant l'épidémie de choléra il est dans le service de Germain Sée. En 1864, en quatrième année, il est avec Nélaton, « dont il est l'élève chéri ». Il soutient sa thèse en 1867. Attaché à l'état-major impérial lorsque la guerre éclate. Il est aux côtés de l'Empereur au moment où est signée la capitulation. Chirurgien des hôpitaux en 1872. Thèse sur le cancer de la langue pour l'agrégation. Il quitte les hôpitaux en 1899. Première phrase de son testament : « Je ne saurais mieux commencer qu'en rappelant une parole dernière de mon cher et vénéré maître Nélaton, qui, sur son lit de mort, et en exhalant son dernier souffle, disait, ne faites pas de bruit, faites du bien ».

Ashhurst, Astley Patton Cooper (1876-1932). Docteur en 1900. Professeur à l'Université de Pennsylvanie d'anatomie appliquée de 1904 à 1911, de chirurgie de 1911 à 1920 puis de chirurgie clinique à l'École de médecine de 1923 à 1930. Fellow du Collège des physiciens de Philadelphie en 1906. Pendant la 1ère Guerre mondiale, servant dans l'armée américaine, il avait été en France de 1916 à 1919 (Nantes, Beauvais, Neuilly, Verdun). A publié *Textbook on Surgery* en coopération avec John B. Deaver.

Atlee, Walter F. (1828-1910). Américain. Fils de L. John Atlee, neveu de Washington L. Atlee, chirurgien à Philadelphie.

Auzias-Turenne, Joseph Alexandre (1812-1870). A été le premier à prôner l'inoculation préventive de la syphilis et à essayer cette méthode sur des singes, en 1844. Il n'avait pas été autorisé à le faire sur des humains.

Baffos, Alexis-René (1777-1866). Parent d'Antoine Dubois, professeur et médecin de l'Empereur. Il est reçu au 1er concours de l'internat, 26 fructidor an X (13 septembre 1802). Docteur en 1803. En 1811, chirurgien adjoint de Necker et des Enfants, avant d'en être chirurgien chef en 1815 ; et en 1817, chirurgien chef de Necker également (notamment pendant le choléra en 1832). À l'Académie de médecine, membre associé résident en 1823 puis titulaire le 20 décembre 1826. En 1846, il laisse son service de Necker pour passer à La Rochefoucauld, où il va rester encore plusieurs années. Aveugle sept ans avant sa mort.

Baker Brown, Isaac (1811-1873). Un des fondateurs de l'hôpital St Mary à Londres en 1845. Président de la Société médicale de Londres en 1865. Expulsé de sa profession pour ne pas avoir eu le consentement de ses patients en 1867. Dans sa maison de santé à Nottinghill, a expérimenté les ovariotomies avec Thomas Spencer Wells (1818-1897), qui, lui, les a réussies à partir de 1858. Il avait opéré avec succès sa sœur, qui, par la suite s'était mariée et avait pu avoir sept enfants. Il opère avec élégance et sang-froid dans une mise irréprochable (habit noir, jabot et manchettes de dentelle). *Le Figaro* du 15 juin 1862.

Barth, Jean-Baptiste Philippe (1806-1877). Médecin et pathologiste. Externe en 1830, interne en 1831. Docteur en 1837 puis chef de clinique médicale. Agrégé en 1838. Médecin des hôpitaux de Paris en 1840, à la Salpêtrière en 1849 (médecin de Louis-Philippe et de la duchesse d'Orléans). Assistant de Pierre-Charles Alexandre Louis (1787-1872) à la Pitié. Vice-président de l'Académie de médecine en 1871 avant d'en devenir le président. A aussi été le médecin de Thiers.

Beau, Joseph-Honoré-Simon (1806-1865). Interne en 1831, docteur en 1836, chef de clinique médicale en 1837, agrégé en 1844. A été chef de service à la Salpêtrière et à Saint-Antoine, à Cochin et à la Charité ; fonde en 1847 le *Journal de Médecine et de Chirurgie* ; membre de l'Académie de médecine (1856), après y avoir été candidat à deux reprises.

Béclard, Jules (1817-1887). Fils de l'anatomiste Pierre-Augustin Béclard. Neveu de Paul, baron Dubois. Docteur en 1842, agrégé en 1845. Professeur de physiologie à la Faculté de médecine (1872), secrétaire perpétuel de l'Académie de médecine de 1873 à 1887. Doyen de la Faculté de médecine en 1881, succédant à Alfred Vulpian (1826-1887).

Bérard, Auguste (1802-1846). Fils de médecin militaire, chirurgien de l'hôpital Saint-Antoine en 1831, puis successivement à l'hôpital du Midi, à Necker et à la Pitié ; agrégé en 1829, professeur à la clinique chirurgicale de la Faculté de Paris, membre de l'Académie de médecine en 1838. Il est l'un des seize fondateurs – et son premier président – de la Société de chirurgie de Paris, ancêtre de l'Académie actuelle. Il a composé six thèses pour les concours. Il était souvent invité à dîner par la famille Nélaton. Son frère, Pierre-Honoré, (1797-1858), interne à Angers, puis venu à Paris en 1820, professeur agrégé en 1827, chirurgien des hôpitaux en 1831 et avait été médecin consultant de la Maison de l'Empereur.

Berrier-Fontaine, Camille(1804-1882). Après des études de médecine – docteur en 1835, thèse *Du typhus puerpéral observé à l'hospice de la maternité (accouchement) pendant l'année 1831* – il mène des activités républicaines, proche du socialiste utopique Étienne Cabet (Affaire de la Société des Amis du Peuple). Exilé à Londres, bien que non vraiment qualifié, il y ouvre un cabinet de médecine (3, Foley-place) et y rencontre en 1846 le futur Empereur. Rentré en France en 1848, il devient en mars commissaire provisoire du gouvernement dans l'Orne. Après le coup d'État il revient vers l'Empereur, médecin par quartier en 1864.

Bertani, Agostino (1812-1886). Médecin italien, homme politique et patriote. Chirurgien à Milan à partir de 1840. Après s'être exilé en Suisse et avoir été élu député du royaume de Sardaigne il participe à la guerre d'indépendance dans le corps des volontaires de Garibaldi. Élu au Parlement d'Italie en 1861 et opposé à l'expédition sur Rome de 1862, il reste un ami de Garibaldi. Il a également écrit de nombreux articles politiques.

Bigelow, Henry Jacob (1818-1890). Américain. Docteur en 1841. Entre 1842 et 1844, il a étudié à Paris et à Londres où, notamment, il a visité régulièrement James Paget. Chirurgien du Massachusetts Hospital en 1846, position qu'il a conservée pendant quarante ans. Également professeur de chirurgie à la Harvard Médical School de 1849 à 1882.

Blandin, Philippe-Fréderic (1798-1849). Chirurgien et anatomiste, pionnier de l'autoplastie et de l'anatomie chirurgicale. Externe en 1819, interne en 1820, docteur en 1824, chirurgien au Bureau central en 1825, agrégé en 1827. Adjoint à l'hôpital Beaujon, puis chirurgien chef à l'Hôtel-Dieu. En 1841, il obtient la chaire de médecine opératoire. Membre de l'Académie de médecine.

Boeck, Carl Wilhelm (1808-1875). Norvégien, chimiste, physicien, anatomiste et zoologiste, docteur en médecine en 1831, chef du service dermatologie à l'hôpital de Christiania (devenue depuis Oslo). A eu sa propre clinique à partir de 1850 où il soignait la syphilis. Honoré d'un prix Monthyon par l'Académie des sciences.

Boeckel, Théodore (1802-1869). Fils d'un pasteur, docteur en médecine à Strasbourg. Thèse sur l'homéopathie en 1826.

Boinet, Alphone-Alexandre (1808-1886). Soutient sa thèse de doctorat en février 1838. En 1865, il était signalé comme membre honoraire de la Société médicale allemande de Paris.

Bouillaud, Jean-Baptiste (1796-1881). Interne des hôpitaux en 1819, docteur en 1823. Membre de l'Académie de médecine à 30 ans, il en sera président en 1862. En 1831, professeur de clinique médicale à l'Hôpital de la Charité. Le 29 février 1848, il est nommé doyen de la Faculté de médecine de Paris, mais des dissensions avec son prédécesseur, Mathieu Orfila, le feront quitter ce poste. Député de Charente entre 1842 et 1846 ; a régulièrement voté avec la gauche. Avait été médecin consultant dans la Maison de l'Empereur.

Boulongne, Éloi-Alfred. En 1868, « médecin major en mission au Monténégro, 21 ans de service, 9 campagnes… ». En 1880, médecin à l'hôpital militaire de Vincennes. A fait un legs à l'Académie de médecine pour la fondation d'un prix biennal à la fin de la dixième année du décès de sa femme, usufruitière du legs.

Bretonneau, Pierre-Fidèle (1778-1862). A été médecin de campagne à Chenonceau et horticulteur, avant de devenir docteur à 36 ans et grand clinicien. Il a étudié tout particulièrement la typhoïde et la diphtérie, mais aussi le croup, le paludisme et le rachitisme. Il eut pour élèves Velpeau et Trousseau. Madame Bretonneau était une cliente assidue de Mellerio dit Meller.

Bright, Richard (1789-1858). Britannique, « père de la néphrologie », il a donné son nom à une description de la néphrite chronique. Docteur en 1813. A séjourné à Paris en 1840, a été très proche de Pierre Rayer, a été correspondant étranger de l'Académie de médecine en 1846 et nommé membre associé de la Société de biologie en 1848.

Broca, Paul (1824-1880). Anatomiste, anthropologue, pionnier de l'exploration du cerveau. Chirurgien des hôpitaux et agrégé à 28 ans, professeur de pathologie chirurgicale à la Pitié. Spécialiste de l'aphasie. Fondateur de la Société d'Anthropologie en 1859, de la *Revue d'anthropologie* en 1872 et de l'École d'anthropologie de Paris en 1876. Membre de l'Académie de médecine (1867). Sénateur à la fin de sa vie (1879).

Broussais, François-Joseph-Victor (1772-1838). Médecin en 1803, participe aux guerres de Napoléon Ier en Allemagne, aux Pays-Bas et en Espagne. Médecin en chef du Val-de-Grâce (1814) ; professeur de pathologie en 1830 et membre de l'Académie des sciences morales et politiques, lors de son rétablissement, en 1832.

Burdon-Sanderson, John, Sir (1828-1905). Docteur en 1851, a étudié la physiologie et la chimie à Paris auprès de Wurtz, en 1860, médecin à l'hôpital du Middlesex et au Brompton Consumption hospital (hôpital pour phtisiques à Londres) de 1859 à 1863 et de 1865 à 1867. De 1874 à 1882, professeur de physiologie à l'University College, Londres. En 1895, Professeur royal de médecine à Oxford, jusqu'en 1904. A publié un *Handbook for the Physiological Laboratory* (1873). Baronet en 1899. Sanderson est le nom de sa femme. Voir *http ://munksroll.rcplondon.ac.uk/Biography/Details*.

Campbell, Josiah. Diplômé de l'Université d'Edimbourg. Beau-père d'Adah Isaacs Menken, la Menken, citée par ailleurs. Chirurgien dans l'Armée américaine en 1843 ? Proche de la comtesse de Montijo, introduit dans la cour de l'Impératrice Eugénie ?

Caudmont, Oscar (1821-1877). Un des médecins les plus réputés de Paris, élève favori de Civiale, dont il suivait en tous points la méthode pour les maladies de la vessie, les opérations de la taille et de la lithotritie. Professeur des affections des voies génito-urinaires à l'École de Paris (1856). Membre de la Société française de Tempérance et membre correspondant de la Société médicale Allemande de Paris fondée en 1854. Thèse en 1847, *Sur les engorgements de la prostate*.

Charcot, Jean-Martin (1825-1893). Fondateur de la neurologie moderne. Interne en décembre 1848, est en 1851 à la Charité avec Rayer. Après le concours des médecins des hôpitaux de Paris, en avril 1856, il est affecté à la Salpêtrière. Médecin de la famille Fould, puis, soutenu par Rayer, de Napoléon III en 1858. Agrégé en 1860. Professeur d'anatomie pathologique (1872), membre de l'Académie de médecine en 1873. A travaillé sur la médecine interne, sur les maladies du système nerveux central, sur l'hypnose et l'hystérie ; en 1882 une chaire des maladies du système nerveux est créée pour lui, la Salpêtrière devient une école de neurologie, et il ouvre au public ses séances d'hypnose (Freud a été un de ses élèves, octobre 1885/février 1886). Père du médecin explorateur.

Charrière, Joseph-François-Bernard (1803-1876). Né en Suisse, le « fournisseur titulaire de la Faculté de médecine de Paris, des hôpitaux civils et militaires, des ministères de la Guerre, de la Marine et de l'Intérieur, de plusieurs universités étrangères, etc. », était au départ simple ouvrier coutelier. Arrivé en France en 1815, il commence comme apprenti, avant de prendre la suite de son patron. En 1837 il se rend en Angleterre afin d'en visiter certains industriels. Il assistait aux cliniques des professeurs. Il exportait beaucoup ; 150 ouvriers en 1839, 300 en 1844. Son fils, Jules, meurt en 1865.

Chargé, Alexandre Dominique (1810-1890). Docteur en 1832. En 1843, président de la société royale de médecine de Marseille. Connu pour son traitement homéopathique des organes de la respiration (1878). « One of the most important homeopaths of his time ».

Chassaignac, Pierre-Marie (1804-1879). Chirurgien des hôpitaux en 1840. Président de la Société de chirurgie en 1856-1857. Inventeur du drainage chirurgical. Membre de l'Académie de médecine, section pathologie chirurgicale, en janvier 1868. Met au point un « écraseur linéaire », « tous les serre-nœuds, toutes les anses coupantes ne sont que des dérivés de son écraseur ». « Une des grandes figures chirurgicales de notre époque ». (Professeur Panas, *Gazette médicale de Paris*, octobre 1879).

Chenu, Jean-Jacques (1808-1879). Médecin (médecin militaire) et naturaliste. Docteur en 1833. Sous-inspecteur des Eaux minérales de Passy ; participe à l'expédition de Crimée. A été très impliqué dans la création de la Société de secours aux blessés militaires et en est le directeur général, le président étant le comte de Flavigny.

Civiale, Jean (1792-1867). Né à Salilhes (Cantal), mort à Paris. Ancien externe de Dupuytren, il n'avait pas suivi le *cursus* chirurgical classique et était spécialisé dans « la maladie de la pierre ». Il se considérait comme le plus spécialisé des spécialistes, ce qui était mal vu par ses collègues, les chirurgiens « encyclopédiques » de la Faculté qui défendaient le caractère généraliste de leur art ; ce qui ne l'empêcha pas d'opérer 133 confrères dont certains très connus, comme Dubois ou Lisfranc. Ses succès lui valurent une clientèle internationale.

Cloquet, Jules Germain (1790-1883). Académie de médecine en 1821. Agrégé en 1823. Professeur de pathologie externe en 1831. Opère sous hypnose et pratique l'acuponcture. Chef du service de chirurgie de Saint-Antoine en 1829, pour un an. Chaire de pathologie externe en 1831, puis celle de la clinique chirurgicale en 1833. Chirurgien consultant de l'Empereur le 31 décembre 1852 et membre de la Société de chirurgie la même année. Académie des sciences en 1855. Dernier médecin à être fait baron d'Empire. Dans les ambulances de la Presse pendant le siège de Paris. Connu pour son goût des beaux-arts. Grand voyageur. Ami de Bretonneau, de Lafayette et de Flaubert. Son neveu, Ernest Cloquet, qui meurt en 1855 en Perse, y avait été médecin du Shah et correspondant de l'Académie de médecine.

Clover, Joseph Thomas (1825-1882). Anglais, pionnier de l'anesthésie dans son pays (en 1867, Princess of Wales, Edward VII). Avait été auprès de Thompson lors de l'intervention sur le roi des Belges, Léopold Ier en mai-juin 1863. Avait inventé « the rubber evacuator and evacuating tubes ».

Conneau, Henri (1803-1877). Né à Milan d'un père français originaire de Béziers et d'une mère italienne. Docteur en chirurgie à Florence en 1827. Ancien secrétaire de Louis Bonaparte, médecin de la reine Hortense à Arenenberg. A été aux côtés de Louis-Napoléon Bonaparte dans l'affaire de Boulogne (1840), puis a participé activement à son évasion du fort de Ham (1846), avant de se réfugier en Angleterre. Médecin personnel de Louis-Napoléon Bonaparte à partir de 1848. Chef du service santé de la Maison impériale dès janvier 1853 (traitement 30 000 francs) et Académie de médecine en février. Élu député de la Somme en 1852, et nommé au Sénat en novembre 1867. Certains ont dit de lui « il sait beaucoup de choses, et même un peu de médecine ». (Alfred Maury, *Souvenirs d'un Homme de Lettres*). Et il disait « Je suis Français parce que les circonstances m'ont fait tel, mais je sens qu'au fond du cœur je suis, j'ai été et je serai toujours Italien ». (*Revue historique*, PUF 1876-2007, t. 66, fasc. 21, 1898). Suivit l'ex Empereur en exil.

Conneau, Louis (1856-1930). Fils du médecin. Ami du prince impérial, entré à Saint-Cyr en 1874, après une année comme cadet étranger à Woolwich en Angleterre. Cavalier, général de division à la déclaration de guerre en 1914, en activité jusqu'en 1918. Grand officier de la légion d'Honneur en 1917.

Cooper, Astley Paston, Sir (1768-1841). Anglais. Chirurgien et anatomiste. En 1792 il suit les leçons de Desault à l'Hôtel-Dieu. A été le chirurgien du roi George IV, de Guillaume IV et de la reine Victoria. Deux fois président du Royal College of Surgeons (1827 et 1836). A été l'auteur de nombreuses publications. Il laisse à sa mort deux millions de francs, a reçu 525 000 francs en une seule année, et bien rarement ses recettes ont été au-dessous de 387 000 francs. (*Revue britannique*, cinquième série, Paris, 1841). Baronet en 1820.

Cordus, Valerius (1515-1544). Allemand, médecin, chimiste et grand botaniste, considéré comme l'un des pères allemands de la botanique. En 1540 il synthétise l'éther (qu'il appelle huile douce de vitriol), par ajout d'acide sulfurique à de l'alcool.

Corvisart, Jean-Nicolas (1755-1821). Docteur en 1782 ; lors de la création de l'École de médecine, instituée par décret du 14 frimaire an III, il y obtient la chaire de clinique interne ; à l'hôpital de la Charité il fait construire un amphithéâtre d'anatomie. En 1804, il devient médecin personnel de Napoléon Ier et de Joséphine de Beauharnais. Il participe à certaines campagnes de l'Empereur.

Baron d'Empire en 1808, élu membre de l'Académie des sciences en 1811 et de l'Académie de médecine en 1820.

Corvisart, Lucien, baron(1824-1882). Petit-neveu du précédent (cousin de Scipion Corvisart, neveu et fils adoptif de Jean-Nicolas Corvisart, mort sans enfant en 1866). Docteur en 1852. En 1854, il est le premier à utiliser la pepsine (suc gastrique animal) comme moyen thérapeutique. Après la proclamation du Second Empire, il devient médecin ordinaire de l'Empereur (1853), adjoint à Henri Conneau. Il accompagne Napoléon III dans sa captivité puis à Chislehurst. S'était opposé à la lithotritie. A identifié le corps du prince impérial à son retour en Angleterre (1879).

Cruveilhier, Jean (1791-1874). Médecin, né à Limoges, élève favori de Dupuytren, reçu au concours de l'internat en 1811, reçu à l'agrégation en 1823, chirurgien et pathologiste. Premier titulaire de la chaire d'anatomo-pathologie de la Faculté de médecine de Paris en 1836. Membre de l'Académie de médecine en 1836, et son président en 1859.

Cullerier, Auguste (1805-1874, président de la Société nationale de chirurgie en 1848-1849, appréciant particulièrement que « la bienséance y soit toujours observée ».

Davet de Beaurepaire, Aimé-Julien, comte (1797-1874). Médecin homéopathe, né à Évian. Ancien élève des célèbres Volta, Brugnatelli, Borda, Scarpa, Pannizza, et de Hahnemann, « subordonnant la science aux inspirations d'une âme honnête, aux révélations soudaines que le tact suggère » (Émile Bégin, *Voyage pittoresque en Suisse*, p. 526). Docteur en 1820 (Pavie), il s'établit en France en 1825. Nommé chevalier de la Légion d'honneur en 1855.

Daviers, Eugène-Joseph (1815-1871). Docteur en 1839. Spécialisé en anatomie. Il est successivement titulaire de plusieurs chaires (chimie et pharmacie, pathologie externe, clinique chirurgicale) à l'école de médecine d'Angers, dont il devient directeur en 1865. « Il fut le bienfaiteur de nos hospices » (délibération du 8 avril 1881).

Davy, Humphry (1778-1829). Anglais. Physicien et chimiste. Découvre en avril 1799 que « L'oxyde d'azote gazeux (le gaz hilarant) est parfaitement respirable lorsqu'il est pur. Il n'est jamais nocif, alors qu'il s'agit d'un gaz azoté. J'ai trouvé un moyen de le rendre pur ». En 1808, il a fabriqué une pile électrique géante. Fait baronet en 1819.

Decaisne, Joseph (1827-1888). Externe en 1831, interne en 1834. Deux thèses pour l'agrégation (1839, 1844). A écrit *De l'emploi médico-chirurgical de l'iode.*

De Marchi Gherini, Ambroglio (1804-1889). De Milan, un des premiers à pratiquer l'anesthésie générale avec l'éther et le chloroforme.

Delasiauve, Louis (1804-1893). Médecin en chef des aliénées à la Salpêtrière, qui a écrit à Jules Duval, directeur de *l'Économiste français*, en mai 1868 : « Au Sénat, [...] le médecin est un mythe ».

Demarquay, Jean-Nicolas (1814-1876). Docteur en 1847. Chirurgien en chef de la maison de santé Dubois, hospice des malades au Faubourg Saint-Denis, ainsi nommé à partir de 1820, car, en 1804, Antoine Dubois (1756-1837), le médecin consultant de Napoléon Ier et accoucheur de l'Impératrice, en devint le chirurgien en chef. Il s'intéresse à l'hypnotisme et publie de nombreux ouvrages sur les procédés opératoires. Dirigera avec Ricord les quatre ambulances de la Presse pendant le siège de Paris.

Denonvilliers, Charles-Pierre (1808-1872). Interne en 1830, docteur en 1837, reçu au concours de prosecteur en 1838, agrégé en 1839, chirurgien des hôpitaux en 1840. Professeur à la chaire d'anatomie de la Faculté de 1846 à 1856, avant d'accéder à celle de pathologie chirurgicale, puis à partir de 1865, à celle des opérations et appareils. Académie de médecine en 1859. Président de l'Académie de chirurgie en 1870. Pionnier de la chirurgie réparatrice et de la prothèse du visage. Selon Paul Labarthe, il avait honneurs, titres et richesse...

Desault, Pierre-Joseph (1738-1795). Professeur à l'école pratique, membre du collège de chirurgie en 1776, chirurgien en chef de l'hôpital de la Charité en 1782, puis de l'Hôtel-Dieu en 1788. Élu en 1792 membre du comité de santé des armées, il devient professeur de clinique chirurgicale à la nouvelle école de santé.

Désir, Aimé-Philippe-Joseph. Interne de Rayer à la Charité en 1835, thèse doctorale en 1835 sur l'albumine, signalé comme médecin habitant 2 rue de la Chaussée-d'Antin en 1842.

Després, Armand (1834-1896). Élève de Jobert de Lamballe, élève chéri de Velpeau, et élève de Nélaton, chirurgien et professeur agrégé en 1865. Conseiller municipal de Paris, et député de la Seine de 1889 à 1893. Brillant journaliste (*La Gazette médicale*). Mort en Suisse (Interlaken). A publié un *Dictionnaire de thérapeutique médico-chirurgicale*.

Di Negro. Giuseppe, de Gênes.

Diday, Paul (1812-1894). Chirurgien de l'Antiquaille à Lyon – à l'origine pour aliénés et vénériens, à Fourvière, ouvert de 1805 à 2005 ; en 1876, les aliénés avaient été envoyés sur un autre site – avant d'occuper un poste à l'Hôtel-Dieu de Paris ; membre de l'Académie de médecine.

Dolbeau, Henri-Ferdinand (1830-1877). Interne en 1851, docteur en 1855, prosecteur en 1857, chirurgien des hôpitaux en 1858 (Beaujon), agrégé en 1860, professeur de pathologie chirurgicale de décembre 1868 à 1872 à l'Hôtel-Dieu. A été Secrétaire de la Société de chirurgie. A publié un *Traité pratique de la pierre dans la vessie*.

Double, Joseph (1776-1842). Médecin et ami du maréchal Soult. Membre fondateur de l'Académie royale de médecine, il succède à Antoine Portal à l'Académie des sciences en 1832.

Dubois, Antoine, baron (1756-1837). Chirurgien consultant de Napoléon Ier – et médecin accoucheur de l'impératrice Marie-Louise – qui en 1829 avait eu une lithotritie par Civiale. Doyen de la Faculté de médecine en 1830. En mai 1831 il est élevé par Louis-Philippe au rang d'officier dans l'ordre de la Légion d'honneur. Son fils, Paul, lui succéda comme médecin et accoucheur de l'impératrice Eugénie. Eut une fille qui épousa Pierre-Augustin Béclard, (1785-1825), père de Jules (1817-1887).

Dupuytren, Guillaume (1775-1835). Assisté par Breschet et Sanson, en charge de 264 lits, il est chirurgien chef de l'Hôtel-Dieu à partir de 1815, avant d'en être évincé par son successeur. Chirurgien de Louis XVIII, nommé baron par celui-ci en novembre 1821. Membre de l'Académie royale de médecine en 1820, et de l'Académie des sciences en 1825.

Duval, Vincent (1795-1876). Directeur d'un établissement orthopédique (une maison de santé ?), 34, vieille route de Neuilly (ou avenue du Roule), puis 1, rue du Dôme, où Baudelaire a passé un an. A été appelé auprès du duc d'Orléans immédiatement après son accident à la porte de Neuilly où il lui a donné les premiers soins.

Esquirol, Jean-Étienne (1772-1840). Interne à la Salpêtrière pendant six ans ; soutint sa thèse en 1805, avant de devenir médecin-chef du service des aliénés à la Salpêtrière. En 1820, membre de l'Académie de médecine et en 1823, Inspecteur général de l'Université pour les facultés de médecine. De 1826 à 1834 il est médecin-chef de la maison royale de Charenton où il succéda à Antoine Royer-Collard (1768-1825).

Essarts, Jean-Charles des (1729-1811). Né à Langres en Baffigny. Désigné le 20 novembre 1795 « Docteur régent et Doyen de la Faculté de Médecine en l'Université de Paris, ancien professeur de pharmacie ».

Evans, Thomas Wiltberger (1823-1897). « Le bel Evans ». Chirurgien-dentiste américain, très innovateur, à Paris à partir de 1847 ; dentiste de l'Empereur – dont il était un des « conseillers » – et de l'Impératrice dès janvier 1853 (traitement 6 000 francs) ; ami de la Famille impériale, chevalier de la Légion d'honneur en 1853, officier en 1866 et commandeur en 1871. A fait fortune, c'est lui qui aide Eugénie à quitter Paris en septembre 1870. « Le dentiste de toutes les mâchoires couronnées » (Maxime Du Camp).

Fauvel, Sulpice Antoine (1813-1884). Interne en 1835, il va devenir chef de clinique de Chomel à l'Hôtel-Dieu. Docteur en 1840. En 1847, il se rend à Constantinople pour combattre le choléra. En 1849, il y est nommé professeur de pathologie médicale. Il dirige le service de santé des troupes ottomanes pendant la guerre de Crimée et va beaucoup se confronter au choléra. Rentré en France en 1867, il est nommé inspecteur général des services sanitaires (où Adrien Proust lui succédera) puis médecin consultant de l'Empereur le 6 septembre, avant d'être médecin ordinaire le 1er novembre (traitement 8 000 francs). Membre de l'Académie de médecine en 1869.

Favrot, Alexis (Probablement). Né en 1819, docteur en 1844. A recueilli et publié les leçons cliniques sur les affections cancéreuses professées à l'hôpital Cochin par le docteur Maisonneuve.

Ferguson, Robert (1799-1865). Anglais. Docteur à Édimbourg en 1823, ami de Walter Scott. En 1827, il a fondé la *London Medical Gazette*. Il est professeur d'obstétrique au Kings College à Londres en 1831. « Physician accoucheur to Queen Victoria » en 1840. Il avait épousé en premières noces une La Balmondière... Il a été indiqué à l'Empereur par Conneau. À rapprocher peut être du fait que lorsque celui-ci fut libéré de Ham, Louis Napoléon Bonaparte lui "acheta une clientèle médicale à Londres" (Éric Anceau, *Napoléon III*, Tallandier, 2008), celle de Berrier-Fontaine, Foley-place, et qu'il connaissait son compatriote, Antonio Panizzi, le conservateur du British Museum.

Fleury, Louis-Désiré (1810-1874). « L'éminent et si spirituel docteur Fleury ». Né à Saint-Pétersbourg, externe en 1835, interne en 1837, docteur en 1839, professeur agrégé en 1844. En 1864, il cède son établissement d'hydrothérapie de Meudon qu'il avait fondé en 1846 et en installe un autre, la Clinique de Plessis-Lalande (hameau du Plessis-Trévise, commune de l'actuel Val-de-Marne, tout près de Malnoue).

Flourens, Marie-Jean-Pierre (1794-1867). Médecin et biologiste, docteur en 1813, il est l'un des fondateurs des neurosciences expérimentales. Membre de l'Académie des sciences en 1828. Député de l'Hérault en 1838 et 1839. Élu à l'Académie française en 1840.

Gaimard, Joseph Paul (1793-1858). Chirurgien de la Marine royale. A servi sur de nombreux bâtiments, *L'Uranie, La Coquille, L'Astrolabe, La Recherche* et a visité l'Islande, la Laponie et le Spitzberg.

Gau, François-Christian (1790-1854), Allemand, naturalisé en 1825, architecte de la ville de Paris, et à ce titre l'a été de Saint-Julien-le-Pauvre, Saint-Séverin, La Roquette et Sainte-Clotilde en 1846.

Gerdy, Pierre-Nicolas (1797-1856). A enseigné dès 1817 avant de devenir interne (à la Pitié) en 1828, professeur à la Faculté de médecine avec la chaire de pathologie chirurgicale (1833), membre de l'Académie de médecine (1837) et de la Société de chirurgie ; chirurgien de la Charité (1838). Il s'était opposé à la notion de « chirurgien en chef » dans les hôpitaux civils. Élu député de l'Aube en avril 1848, fervent républicain. Avait un frère, Joseph-Vulfranc (1809-1873), docteur en 1837, agrégé libre de la Faculté de Paris en 1839 (thèse : *De la résection des extrémités articulaires des os*), médecin inspecteur des eaux d'Uriage.

Goujon, Étienne (1840-1907). Aliéniste. Docteur en 1866. A dirigé une maison de santé pour aliénés, rue Picpus, à Paris. Maire du 12e arrondissement de 1879 à 1900. Sénateur républicain de l'Ain de 1885 à 1907.

Grisolle, Augustin (1811-1869). Interne en 1832, docteur en 1834, médecin du Bureau central en 1840, agrégé en 1844. Professeur à la Faculté de 1853 à 1869, et membre de l'Académie de médecine. Auteur d'un *Traité élémentaire et pratique de pathologie interne* (1844). A beaucoup étudié la variole. Remplace Trousseau comme professeur de clinique médicale à l'Hôtel-Dieu en 1864.

Gubler, Adolphe. (Adolphe Goblet, dit Gubler). 1821-1879. Élève de Trousseau. Interne en 1845, docteur en 1849. Médecin à Beaujon. Agrégé en 1853 avec une thèse sur la cirrhose du foie. Professeur de thérapeutique et matière médicale à la Faculté de médecine de Paris en décembre 1868. A beaucoup étudié le curare et la strychnine ; président de la Société médicale des hôpitaux en 1868 ; rédacteur en chef de la *Revue médicale* de 1873 à 1879. Il achète en 1874 la propriété de Jules Cloquet, le prieuré de Lamalgue à l'est de Toulon. Chaque vendredi il recevait ses amis, Broca (1824-1880), Pidoux, Cloquet, Larrey, etc.

Guéneau de Mussy, Noël (1813-1885). Fils de Philibert, écrivain. Médecin et chirurgien. Élève de Dupuytren en 1832, interne en 1835, docteur en 1839, admis au Bureau central en 1842. Il exerce successivement à Lourcine, Saint-Antoine, la Pitié et l'Hôtel-Dieu. Professeur suppléant en 1847, puis professeur libre. Médecin de l'École normale supérieure. A publié plusieurs ouvrages. Cousin d'Henri Guéneau de Mussy (1814-1892), fils de François, médecin de Louis-Philippe ; était auprès de ce dernier lors de sa mort à Claremont, en Angleterre, en août 1849 et auprès du duc d'Aumale lors de la mort de son fils, Condé, en juin 1866. A vécu vingt ans à Londres, avant de revenir en France en 1871.

Guépin, Ange (1805-1873). Ophtalmologiste, un des premiers médecins à avoir opéré de la cataracte. Après avoir été professeur de chimie à l'École de médecine de Nantes, il est chirurgien dans cette ville en 1832. Commissaire de la République dans la Loire-inférieure en 1848, Conseiller général de la Loire en 1864, il est nommé préfet en 1870. Également historien et philosophe. « Dont le dévouement et le désintéressement envers les pauvres était bien connu à Nantes » (Noël Blayau, *Billault, ministre de Napoléon III, d'après ses papiers personnels*, Paris, Klicksiek, 1969, p. 59).

Guérin, Alphonse (1816-1895). Médecin et chirurgien. Spécialiste en urologie. Chirurgien de Lourcine puis de Saint-Louis. Élu membre de l'Académie de médecine en juillet 1868, en remplacement de Civiale, par 51 sur 63 votants. Il avait été appelé auprès de Pie IX qui souffrait d'ulcères variqueux en 1863. Appelé le « père de la méthode aseptique » car il avait inventé pendant le siège de Paris de 1870 le pansement ouaté (ouate, recouvrant de l'alcool camphré et de l'eau phéniquée, emballée dans du tissu) pour empêcher les germes présents dans l'air d'atteindre la plaie.

Guérin, Jules (1801-1885). Belge, homme de science, praticien et écrivain distingué. Docteur en médecine en 1826. Ayant racheté la *Gazette de santé* (1828), il en fait la *Gazette médicale de Paris*. Directeur propriétaire de l'établissement orthopédique de la Muette. A publié un mémoire sur le *Choléra morbus de Paris*. Inventeur d'un procédé de traitement des plaies par occlusion pneumatique. A intenté un procès à Malgaigne, que celui-ci, se défendant tout seul, a gagné. A fondé avec Charles Pravaz (1791-1853) en 1835 l'Institut orthopédique de Paris. Membre de l'Académie de médecine en 1842. Chirurgien consultant avec Demarquay dans les ambulances de la Presse pendant le siège de Paris.

Guillon, François-Gabriel (1793-1881). Docteur en 1820. Chirurgien militaire qui a fait les campagnes du premier Empire. Il s'est distingué en juillet 1830 à l'Ambulance de la Bourse de Paris. Chirurgien consultant de Louis-Philippe. S'est beaucoup intéressé à l'anesthésie et s'est occupé à perfectionner le traitement des maladies des voies urinaires. Il a perfectionné le brise-pierre d'Heurteloup. Père d'Alfred Guillon (1832-1890), inventeur d'un épélcomètre pour redresser l'utérus et d'un lithotriteur pour enfant.

Guillotin, Joseph Ignace (1738-1814). Doctorat de régent en 1770. Médecin et homme politique (député de Paris en 1789 ; lors de la convocation des États Généraux, il a suggéré la salle du Jeu de Paume comme lieu de réunion pour le Tiers état) ; et c'est lui qui a fait adopter la guillotine comme moyen d'exécution (6 octobre 1791). Il est également le fondateur de la Société des premiers médecins de Paris, ancêtre de l'actuelle Académie nationale de médecine.

Gull, William Withney, Sir (1816-1890). Anglais. Spécialiste de la glande thyroïde, proche de la reine Victoria. Nommé baronet et Physician-in-Ordinary to HM Queen Victoria en février 1872, après avoir soigné avec succès le prince de Galles (typhoïde en novembre/décembre 1871).

Guyon, Félix (1831-1920). Élève de Velpeau, interne en 1853, agrégé en 1863 ; en 1867, il succède à Civiale, à l'hôpital Necker. Il est le fondateur de l'école de chirurgie urologique. Un des pionniers de la lithotritie et de la prostatectomie.

Hache, Norbert Irénée (1810-1900). Chirurgien en chef de l'hôpital d'Étampes, en 1865, maire de l'Haÿ-les-Roses ; beau-frère d'Ingres.

Hahnemann, Samuel (1755-1843). Docteur en médecine en 1779 ; il exerce ensuite dans un grand nombre de villes d'Allemagne du Nord et d'Allemagne moyenne comme médecin, chimiste, traducteur et écrivain. En 1790, à l'occasion d'un travail de traduction, il expérimente sur lui-même les propriétés du quinquina. À partir de 1800, il pratique véritablement l'homéopathie et à partir de 1820, il fabrique lui-même ses médicaments. En 1835 il épouse une Parisienne de trente ans qu'il avait guérie, Mélanie d'Hervilly (1800-1878).

Herczeghy, Maurice. Hongrois, né à Pest. Arrivé en France en 1844, il y a été médecin à Paris pendant six ans, jusqu'en 1860 (AN, AJ/16/6497). Chirurgien major de l'armée méridionale d'Italie et inspecteur des hôpitaux militaires de Naples. Chevalier de l'ordre des SS. Maurice et Lazare. Il publiera en 1864 chez Masson, *La femme au point de vue physiologique, pathologique et moral*, une étude médico-philosophique et littéraire.

Heurteloup, Charles Louis Stanislas, baron (1793-1864). Fils de Nicolas Heurteloup (1750-1812) chirurgien en chef de la Grande Armée, après Larrey. Auditeur au Conseil d'État, puis docteur en médecine en 1823, spécialiste en lithotritie, l'a pratiquée en Angleterre en 1829.

Honoré, Pierre-Marie (1777-1851). Né à Vitry-sur-Seine. Docteur en 1803. Médecin de l'Hôtel-Dieu (antérieurement Bicêtre). A fait en 1813, 1814, 1815 des cours de pathologie interne. Membre de l'Académie Royale de médecine (section de pathologie médicale).

Huguier, Pierre-Charles (1804-1873). Aide d'anatomie, prosecteur puis professeur agrégé de la Faculté de médecine de Paris (1835). Chef du service de chirurgie de l'Hôpital Lourcine (1840) puis de Beaujon (1847 à 1866). Membre de l'Académie de médecine. Président de la Société nationale de chirurgie en 1854-1855. Professeur d'anatomie à l'Académie des Beaux-Arts. Dans son service à l'hôpital, payé 1 200 francs par an. Il dirigera pendant la Commune le service chirurgical de La Charité.

Jackson, Charles (1805-1880). Américain. Chimiste, physicien, géologue et minéralogiste ; docteur en 1829, a abandonné la médecine en 1836 pour ouvrir son laboratoire. Admis dans un hôpital psychiatrique en 1873 pour maladie mentale.

Jamain, Jean-Alexandre (1816-1862). Fils d'un horticulteur. Chirurgien des Hôpitaux. Membre de la Société anatomique. Rédacteur de nombreux ouvrages qui eurent beaucoup de succès parmi les étudiants, en particulier il a poursuivi la rédaction des *Éléments de Pathologie chirurgicale* de Nélaton (en utilisant le « nous »), avant qu'ils ne soient achevés par Péan.

Jarjavay, Jean-François (1804-1868). Externe en 1838, interne en 1841, docteur en 1846, agrégé et chirurgien des hôpitaux en 1847. Exerça à Beaujon, aux Enfants trouvés, à Lourcine. Il succéda à Nélaton à la chaire de clinique chirurgicale (sans concours, le concours n'existant plus). « Ambidextre et littérateur ». « Celui qui permet d'opérer aussi bien les cataractes de l'œil gauche que celles de l'œil droit ».

Jobert de Lamballe, Antoine-Joseph (1799-1867, ou né en 1802 ?) Externe en 1820 – aux côtés de Cloquet et Velpeau – dans le service de Richerand, interne en 1821. Chirurgien au Bureau central en 1829. Agrégé et médecin consultant de Louis-Philippe en 1830. Chirurgien à l'hôpital Saint-Louis. Académie de médecine en 1840. Chaire de clinique chirurgicale en 1854, à la suite de Roux. « Ni orateur, ni professeur » (*La France médicale*). Chirurgien ordinaire de l'Empereur le 1er janvier 1853 (traitement 8 000 francs), chirurgien honoraire le 1er juin 1866. Conseiller général des Côtes-du-Nord en 1861. Commandeur de la Légion d'honneur. Fuyait les milieux mondains, mais ne se lassait jamais des honneurs : le jour où succédant à Malgaigne, il est reçu à l'Institut, certains disent « À quand l'Académie française ? »

Kaempfen, Antoine (1784-1856). Suisse, a commencé ses études de médecine à Vienne et les a poursuivies à Landshut, docteur en 1805 ; chirurgien major militaire en 1807, autorisé à pratiquer en France par Napoléon Ier, exerça la médecine à Paris à partir de 1830. S'est fait remarquer pendant l'épidémie de choléra de 1832, comme Nélaton, s'est vu décerner une médaille par la ville de Paris pour son dévouement.

Koeberlé, Eugène (1828-1915). Un des pionniers de la chirurgie abdominale moderne ainsi qu'ardent promoteur de l'asepsie et de l'hémostase. Agrégé en 1855. Promoteur de l'ovariectomie, il le fut aussi de l'hystérectomie totale et la myomectomie. Considéré comme le fondateur de la « chirurgie propre ». Il fait quatre ovariotomies dans l'année 1862. À la fin de 1869, il en était à sa cent vingt-troisième opération, avec un taux de réussite de 75 %. Pour lui, les soins de propreté sont essentiels, la propreté avant tout. (R. Pichevin, *Revue alsacienne*, 1914).

Kolb (K.). Anglais. Docteur en médecine, reçu à l'université de Munich en 1835, autorisé à exercer en France en 1838 ; habitait rue de Miromesnil.

Labarthe, Paul (1844-1894). Ex-professeur libre à l'École pratique de la Faculté de médecine de Paris. Rédacteur en 1887-1888 d'un *Dictionnaire médical* de 2 072 pages destiné au grand public. Membre de la Société thérapeutique expérimentale de France, de la Société des naturalistes de Paris, etc.

Laennec, René-Théophile-Hyacinthe (1781-1826). Breton, issu d'une famille d'avocats. Étudiant sous la direction de Corvisart et de Dupuytren. Docteur en 1804. Inventeur du diagnostic par auscultation et du stéthoscope (1816).

Lagasquie, Auguste (1804-1876). Docteur en médecine en 1827, participe en 1828-1830 à une mission médicale en Égypte ; rue de l'Estrapade, il a fondé et dirige une « École auxiliaire de Médecine » ; il a beaucoup travaillé sur les origines de la peste.

La Martinière, Germain Pichault de (1697-1783). Chirurgien affecté aux armées royales de 1733 à 1748, il devient ensuite chirurgien personnel du roi Louis XV (il conservera cette charge auprès de Louis XVI), consacrant l'essentiel de son temps à l'organisation de la chirurgie et de la médecine. En 1771 il est nommé conseiller d'État.

Lambron, Ernest (1815-1882). Interne des hôpitaux de Paris en 1840. Académie de médecine en 1881.

Langenbeck, Bernhard von (1810-1887). Chirurgien allemand. Docteur en 1835, professeur en chirurgie en 1842 ; en 1848, il devient directeur de l'institut clinique pour la chirurgie et l'ophtalmologie à la Charité de Berlin, qu'il abandonne en 1887.

Lannelongue, Odilon Marc (1840-1911). A eu pour professeurs Denonvilliers et Nélaton. Interne en 1862 à Bicêtre, docteur en 1867, professeur à la Faculté de médecine en 1868. En 1869, il est agrégé et chirurgien des hôpitaux de Paris. Membre de l'Académie de médecine (1883) et des sciences (1895), président de l'Académie nationale de chirurgie (sera le médecin personnel du président de la République) puis de l'Académie de médecine (1911), député (1893) et sénateur du Gers (1906). Il a soigné de nombreuses personnalités de la fin du 19e siècle, tels Gambetta, Sarah Bernhardt.

Larrey, Dominique (1766-1842). A commencé sa carrière comme chirurgien dans la Marine royale. Il est créé baron d'Empire en 1809 à Wagram. Chirurgien en chef de la Grande Armée, Napoléon Ier l'appelait « Le plus honnête homme du monde ».

Larrey, Hippolyte (1808-1895). Fils de Dominique, médecin militaire. Professeur au Val-de-Grâce en 1841. Chirurgien en chef au Gros-Caillou et agrégé en 1843. Chirurgien ordinaire de l'Empereur à partir de 1853 (traitement 8 000 francs). « Qui devait plus à son nom qu'à son talent » (Alfred Maury, *Souvenirs d'un Homme de Lettres*, Ms 2651). Médecin en chef de l'Armée d'Italie en 1859. Président de la Société nationale de chirurgie en 1851-1852 et de l'Académie de médecine en 1863 ; avait été à Solferino en juin 1859, où il eut un cheval tué sous lui. Député des Hautes-Pyrénées de 1877 à 1880.

Laugier, Stanislas (1799-1872). Ancien élève de Dupuytren. Docteur en 1828, agrégé libre en 1830, chirurgien du Bureau central en 1831 : Necker de 1832 à 1836 et Beaujon après. En 1844 il est élu membre de l'Académie de médecine. Très nombreuses publications. Académie des sciences le 17 février en 1868, à la place laissée vacante après la mort de Velpeau. Nélaton fera son éloge funèbre le 18 février 1872. Il sera remplacé à l'Institut, après sa mort, par Sédillot, le 24 juin 1872.

Leale, Charles Augustus (1842-1932). Américain. Chirurgien dans l'armée de l'Union lors de la Guerre de Sécession. Présent lors de la représentation théâtrale (*Our American Cousin*) pendant laquelle Lincoln fut victime d'un attentat.

Le Fort, Léon Clément (1829-1894). Élève de Malgaigne dont il épousera la fille. Docteur en 1858 ; en 1861 il est prosecteur à la Faculté de médecine de Paris ; en 1870, il est volontaire pour aller travailler à l'hôpital de Metz, avant de devenir Inspecteur général de la Société de secours aux militaires blessés pendant le siège de Paris. En 1893, il est membre de l'Académie de médecine.

Lhéritier, Sébastien Didier (1809-1894). Docteur en médecine, médecin aux eaux de Plombières, où il s'était établi en 1852. En 1859, par arrêté du ministre de l'Agriculture il est nommé inspecteur des eaux de Plombières en remplacement du docteur Sibille, puis médecin consultant de l'Empereur. Il est remplacé à Plombières en 1869 par un docteur Verjon. Officier de la Légion d'honneur. Membre de l'Académie de médecine.

Lenoir, Adolphe Alexandre (1802-1860). Agrégé de la Faculté de médecine de Paris en 1835, chirurgien de Lourcine (1840) puis de l'hôpital Necker (1842). Président de la Société nationale de chirurgie en 1846-1847. Mort à l'issue d'une très longue maladie (*Gazette hebdomadaire de Médecine et de Chirurgie*, volume 7, 1860).

Leroy-d'Étiolles, Jean-Jacques-Joseph (1798-1860). Docteur en 1822, un des premiers urologistes français, le spécialiste de l'urètre. Inventeur d'instruments médicaux. Sa famille était originaire d'Étiolles (91). Membre de l'Académie de médecine de Belgique.

Lévy, Michel (1809-1872). Médecin militaire. Officier général, médecin inspecteur des Armées, membre du Conseil de santé, directeur de l'École d'application du Val-de-Grâce, fonction qu'il assume jusqu'à sa mort en 1872. Considéré comme le fondateur de la médecine militaire. Membre de l'Académie de médecine en 1840, et son président en 1857.

Lisfranc de Saint-Martin, Jacques(1790-1847). Descendant de trois générations de chirurgiens. Chirurgien et gynécologue. A commencé auprès de Dupuytren. Docteur en 1813. Bureau central en 1818. Agrégé en 1823. A été dans le service santé des Armées, notamment à Leipzig (1813) puis à Metz. Chirurgien chef de la Pitié après Béclard (1825), pendant vingt-deux ans. A essuyé quatre échecs (1818, 1820, 1822, 1834) dans l'obtention d'une chaire de pathologie externe. A eu des relations difficiles avec ses confrères, notamment avec Dupuytren, dont il a dit devant sa tombe « Ce Dupuytren qui m'a fait tant de mal, il aimait le grand, il aimait le beau, il aimait le bon ». Très critiqué par certains. Spécialiste en gynécologie (amputations d'utérus), prônant cependant de ne faire appel à la chirurgie qu'en dernier recours. Appelé par Conneau auprès de la reine Hortense à Arenenberg peu avant sa mort en avril 1837. Membre fondateur de l'Académie de médecine, puis son président en 1835. Orateur et pédagogue ; pas marié ; chasseur.

Littré, Émile (1801-1881). Médecin, lexicographe, journaliste et homme politique. Interne des hôpitaux en 1825, n'a pas passé le doctorat. Traducteur d'Hippocrate et de Pline. A rédigé son *Dictionnaire* à partir de 1847, pour un achèvement en novembre 1872. Député de la Seine en février 1871, sénateur à partir de 1875. Sous la pression de sa femme, baptisé quinze minutes avant sa mort. « Une amitié de quarante ans » avec Rayer.

Long, Crawford Williamson (1815-1878). Chirurgien américain de Géorgie, opère avec succès et sans douleur un kyste du cou chez un certain James M. Venable, après utilisation de l'éther, le 30 mars 1842.

Louis, Pierre Charles Alexandre (1787-1872). Docteur en 1813. Commence sa vie professionnelle en Russie. Après l'avoir été à la Charité (1829-1859), médecin de la Pitié et de l'Hôtel-Dieu jusqu'en 1854 et médecin en chef des épidémies du département de la Seine. « Ses ouvrages remarquables le placèrent au rang de nos cliniciens les plus distingués » (Paul Labarthe). Esprit judicieux et scrupuleusement observateur. Membre de l'Académie de médecine dont il a été Vice-président et refusé la présidence (1851), président perpétuel de la Société médicale d'observation dont il est le fondateur. A étudié la fièvre jaune à Gibraltar (1828-1829). A échoué pour la chaire de clinique interne en 1831. Officier de la Légion d'honneur le 20 décembre 1842. « Je n'ai jamais désiré, écrivait-il, une position supérieure à la mienne, et depuis que j'ai conquis l'indépendance, je n'ai rien demandé de plus à la fortune » (cité par Béclard, dans son *Éloge*).

Magendie, François (1783-1855). « Un savant ». Médecin et physiologiste. Docteur en 1808, exerça la médecine à l'hôpital de la Salpêtrière (1826) et à l'hôtel-Dieu de Paris (1830) avant d'occuper la même année la première chaire de physiologie expérimentale (expérimentations sur des animaux vivants, absence de doctrines, aversion pour toute espèce de raisonnement) du Collège de France. Il est considéré comme un des pionniers de la physiologie expérimentale moderne (a fondé un *Journal de la Physiologie expérimentale*). Élu membre de l'Académie des sciences en 1821. Médecin honoraire en 1845. Il a choisi comme successeur au Collège de France Claude Bernard (1813-1878).

Maisonneuve, Jules Germain François (1809-1897). Fils d'un conseiller municipal de Nantes. En 1830, externe de Dupuytren et de Récamier, interne en 1831, docteur en 1835, il a été le premier médecin à expliquer le rôle de la rotation externe dans les fractures de la cheville. Chirurgien des hôpitaux en 1840, chirurgien chef de Bicêtre en 1844, il a ensuite été chirurgien de la Pitié, de l'Hôtel-Dieu (1862) et de l'Hôpital Cochin. Inventeur de l'uréthrotome. Il termina sa carrière à la Pitié. A essuyé plusieurs échecs : agrégation en 1836 et 1844, professorat en 1845 et 1849. Très introduit dans le monde religieux, profitant du fait que Nélaton en raison de ses soins à Garibaldi ne l'était pas.

Maissiat, Jacques (1805-1878). Docteur en médecine en 1838, agrégé libre, conservateur des collections de la Faculté de médecine. Familier d'Orfila. Député de 1848 à 1851. Secrétaire du conseil général de l'Ain en 1863. Auteur de *Jules César en Gaule*. Souvent invité à dîner chez les Nélaton.

Malgaigne, Joseph (1806-1865). Externe en 1827. A commencé sa carrière comme chirurgien militaire. Docteur en 1831 devant Orfila et Dupuytren. Partit combattre le choléra en Pologne en 1830. En 1835, professeur agrégé à la Faculté de médecine et chirurgien du Bureau central des hôpitaux, à Bicêtre (1841), Saint-Antoine (1843), à Saint-Louis et à la Charité (1845). « Petit homme sec, au teint bilieux, l'œil ardent, une voix cassante et métallique, scandant les paroles comme pour les faire entrer plus avant, laissant filer entre ses lèvres minces l'ironie, le sarcasme et même l'invective. Elle s'élevait souvent jusqu'à la hauteur de l'éloquence, mais il ne sut jamais la maîtriser » (J. Rochard). S'il n'avait pas été « un célèbre chirurgien, il fut évidemment devenu un grand avoçat ». En 1843, il est un des fondateurs de la Société de chirurgie. Il entre à l'Académie de médecine en 1846, en est le président en 1865. Il a enseigné la médecine opératoire (1850) et on lui doit le perfectionnement de nombreux appareils chirurgicaux. Il a été un moment député de la capitale (1846-1848), un des six médecins parlementaires de la Monarchie de Juillet. Son nom est lié à l'introduction en France de l'éthérisation. Il avait été journaliste (*Journal de chirurgie*, mensuel, cahiers de 32 pages, abonnement annuel 8 francs) et historien, ayant notamment édité les *Œuvres complètes d'Ambroise Paré*. À sa mort il laissait une fortune de plus de plus de dix millions de francs.

Marini, Efisio (1835-1900). Né à Cagliari, après des études de médecine à Pise, il devient assistant à l'université de Cagliari. En 1866, il pétrifie le corps de l'historien Pietro Martini. En l'occurrence, à Paris, en 1867, il redonne à un pied d'une momie égyptienne sa texture naturelle, sa couleur initiale et son élasticité presque complète. Marini offra une table à l'Empereur qui l'aurait lui-même confiée au Musée de l'Académie de Médecine. La dédicace figure sur une plaque d'argent, accrochée à un pied humain, qui indique : « Table composée de différentes substances animales réduites à l'état de pierre par le docteur Efisio Marini, dédié à S. M. l'Empereur ». (Gian Marco Vidor, *Frontières*, vol. 23, p. 71).

Marjolin, Jean-Nicolas (1780-1850). Fut d'abord clerc de notaire à 16 ans puis soldat dans un régiment de dragons. Docteur en 1808. Chirurgien en second à l'Hôtel-Dieu qu'il quittera ultérieurement pour Beaujon. Membre de l'Académie de médecine en 1820. Nommé en 1819 professeur de pathologie externe. Membre de l'Académie de Médecine en 1820 ; il est nommé chirurgien consultant de Louis-Philippe en 1830. Lu dans *Le Figaro* du 2 février 1865 : « Un jour, Marjolin sort de l'hôpital en oubliant de fermer la porte. M. Roux qui était là le rappelle. Je croyais, Monsieur Marjolin, lui dit-il d'un ton acéré, que les portes étaient faites pour être fermées. Monsieur Marjolin blêmit, ne répond rien, et s'en va en laissant la porte ouverte. Mais, arrivé au bout de la galerie, il fait volte-face, et revient d'un pas solennel. Et moi, Monsieur Roux, dit-il avec un rire infernal, je pense que les portes sont faites pour être ouvertes. » A publié un *Manuel élémentaire d'anatomie* (1810-1815). Passionné d'horticulture.

Marjolin, René (1812-1895). Fils du précédent. Chirurgien de l'hôpital Sainte-Eugénie, membre de l'Académie de médecine. Chirurgien du Bureau central des hôpitaux en 1842. L'année suivante, il est l'un des fondateurs de la Société de chirurgie à laquelle à cette occasion il avance 1827 francs. Il devait en être le président en 1859/1860. Sa femme, Cornelia (1830-1899) était la fille du peintre Ary Scheffer.

Mathieu, Louis-Joseph (1817-1879). D'origine belge (Namurien). Employé chez Charrière, il ouvre sa maison à Paris en 1847. Il reçut plusieurs médailles à l'occasion de différentes expositions (Paris, 1855 ; Londres, 1862).

Mazzoni, Costanzo (1823-1885). Italien. Docteur en 1846, a poursuivi des études en France. Professeur de clinique chirurgicale à Rome. Premier président de la Société Italienne de chirurgie (1870).

Ménière, Prosper (1799-1862). Internat en 1824, doctorat en 1828, agrégation en 1832, spécialiste des vertiges, de la surdité et des bourdonnements d'oreille. Aux côtés d'Orfila pour aller constater à Blaye la grossesse de la duchesse de Berry (1832).

Merle d'Aubigné, Robert (1900-1989). Chirurgien-orthopédiste, pionnier de la chirurgie orthopédique. Chirurgien des hôpitaux en 1936, professeur agrégé en 1946, professeur de clinique chirurgicale en 1948. Membre de l'Académie de médecine en 1967.

Meurdefroy, Paul-Michel. Docteur en médecine le 8 juillet 1823. Habite à l'époque de Nélaton 4 rue des Jeûneurs.

Michon, Louis-Marie (1802-1866). Interne en 1825 chez Dupuytren à l'Hôtel-Dieu. Les trois années d'internat terminées, alors qu'il prenait congé de son chef, celui-ci lui dit « Déjà ! », ce fut pour Michon la plus glorieuse récompense de ses efforts et de son dévouement. Professa à l'hôpital Cochin et à la Pitié. Présida la Société de chirurgie, dont il avait été un des fondateurs, à la suite d'Auguste Bérard (1844-1845). Très lié avec Émile Littré.

Milne-Edwards, Henri (1800-1885). Fils d'un planteur de la Jamaïque. Docteur en médecine en 1823. Docteur ès sciences naturelles en 1837. Professeur (entomologie, puis mammologie et ornithologie) au Muséum national d'histoire naturelle de 1841 à 1861. Également doyen de la Faculté des sciences de Paris et professeur de zoologie, anatomie, physiologie. Il aura un fils Alphonse (1835-1900), zoologiste également.

Monod, Gustave (1803 - 1890). Né à Copenhague (son père y était pasteur à l'église réformée française). Docteur en 1831, chirurgien des hôpitaux de Paris, professeur « agrégé libre » à la Faculté de médecine de Paris (1833), un des fondateurs de l'Académie de chirurgie. Chirurgien en chef de la Maison impériale de Santé du faubourg Saint-Denis, du Diaconat et de plusieurs établissements de bienfaisance protestants de Paris.

Morton, William T. G. (1819-1868). Américain. Camarade d'étude de Wells. A procédé avec l'éther comme anesthésique, par inhalation.

Morvan, Augustin (1819-1897). Né à Lannilis. Interne en 1843 dans le service de Nélaton. Thèse de doctorat sur l'anévrisme variqueux en 1845. Député en 1871.

Moutard Martin, Eugène (1821-1891). Médecin de l'hôpital Beaujon, puis à l'Hôtel-Dieu, membre de l'Académie de médecine dont il sera président, membre du comité de surveillance de l'Assistance publique. Famille de médecins ayant eu une propriété à Marcoussis, non loin des Nélaton. Beau-frère du docteur Bayle (?) et grand-oncle de l'amiral Charles Jessé Bayle (1842-1918).

Nélaton, Charles (1851-1911). Fils d'Auguste Nélaton. « Toto » pour son père qui l'avait envoyé chez une de ses clientes, Mme Arnould-Plessy, sociétaire de la Comédie-Française pour apprendre à mieux travailler (lecture et récitation). Pendant la guerre de 1870, il est infirmier au Palais de l'Industrie puis au Grand Hôtel. Il accompagne son père à Chislehurst en 1872. Interne à Lariboisière en 1875, docteur en

1880, après avoir présenté une thèse sur *Les épanchements de sang, les plèvres consécutifs aux traumatismes* ; chirurgien des hôpitaux de Paris (Bureau central) en 1884, et agrégé en 1889. Après Tenon (1893-1895), il est à l'hôpital Saint-Louis de 1894 à 1906. Il y aurait fini sa carrière si la laïcisation n'était venue en 1905 en renvoyer les sœurs Augustines, qu'il a donc suivies à l'hôpital Boucicaut. Là, il devient spécialiste des autoplasties et des rhinoplasties. Parallèlement, il est aussi « un des piliers de la maison médicale de la rue Bizet ». Auteur d'un certain nombre de publications et Vice-président de la Société de Chirurgie.

Obernitz, Hugo von (1819-1901). Second lieutenant en 1836, capitaine en 1852, major en 1856, général en 1866. À l'issue de la guerre, il commande la 14e division à Düsseldorf jusqu'à 1879, année où il a été nommé commandant général du XIVe Corps d' Armée à Karlsruhe.

Orfila, Mathieu-Joseph-Bonaventure (1787-1853). Né à Mahon (Minorque), docteur en 1811, naturalisé en 1819. Médecin et chimiste, pionnier de la toxicologie médico-légale. Après Landré-Beauvais et Dubois (juillet 1830), doyen de la Faculté de médecine, de mai 1831 au 29 février 1848. C'est grâce à lui que les salaires des professeurs sont passés de 400 francs à 1 500 francs. A laissé un grand déficit lors de son départ. Remplacé le 2 mars par Jean-Baptiste Bouillaud, ancien député, professeur à la Faculté de médecine. « S'il avait suivi une autre voie, aurait pu devenir un célèbre baryton » (*La Presse* du 19 juillet 1841). Bouillaud constatant des irrégularités dans la gestion Orfila ne se plie pas aux instructions du ministre en vue de leur régularisation, est « démissionné » par Falloux le 30 décembre 1848 et remplacé par Bérard. Voir *Mémoire* de Jean-Baptiste Bouillaud adressé à l'Assemblée nationale en 1849.

Pagel, Julius Leopold (1851-1912). Allemand, médecin et historien, installé à Berlin, professeur en 1898. A également été éditeur. A collaboré à une *Histoire de la médecine.*

Paget, James, Sir (1814-1899). Baronet. Chirurgien de la reine Victoria en 1858. En 1875, président de la Société médicale et chirurgicale de Londres. Un des fondateurs de la pathologie médicale scientifique. A donné son nom à plusieurs maladies.

Pariset, Étienne (1770-1847). Docteur en 1805. Fondateur de la Société protectrice des animaux (décembre 1845) dont il fut le premier président, médecin de Bicêtre en 1814, puis à la Salpêtrière, de 1826 à 1840 ; membre du Conseil général des prisons en 1818 ; secrétaire perpétuel de l'Académie de médecine. Il a participé à une mission en Égypte de 1828 à 1830. À ce titre, il aurait été amené à soigner Ibrahim Pacha, le fils de Méhémet Ali, origine du cadeau de l'obélisque de Louxor à la France.

Partridge, Richard (1805-1873). « A very old fashioned type of an eccentric Englishman [...] he flavored his discourse with jests which were not always quite convenient » ; « Un genre démodé d'Anglais excentrique [...] il accompagnait ses propos de plaisanteries qui n'étaient pas toujours de très bon goût » (Dr Warren, dans *Massachusets Historical Society*, March 1915, p. 234). Professeur d'anatomie au Kings College (1836) et à l'Académie royale (1853). « Was regarded as a painstaking but not brilliant surgeon » (Était considéré comme un chirurgien appliqué, mais pas comme un brillant chirurgien), JRSM, *Journal of the Royal Society of Medecine*, May 2001 ; 94 (5) : 248-252.

Pauly, Jean Hippolyte (1806-1854). Prosecteur de Lisfranc en 1833, devenu très critique vis-à-vis de lui au cours des ans.

Péan, Jules (1830-1898). Externe en 1852, interne en 1855 à Saint-Louis auprès de Denonvilliers puis auprès de Nélaton pendant deux ans, docteur en 1860. Chirurgien des hôpitaux en 1865. Il sera successivement à Lourcine, à Saint-Antoine (1872) et chef de service à Saint-Louis (1873). Passionné de chasse, il avait du gibier exotique dans sa propriété de Boulayes. Reçu à l'Académie de médecine en 1887. « Rare âpreté au gain » (Marcel Guivarc'h, *Jobert de Lamballe*, p. 147). A fait construire un hôpital rue de la Santé en 1893. Inventa de précieux instruments de chirurgie en particulier les pinces hémostatiques (« la pince Péan ») pour remplacer la ligature des vaisseaux ouverts. « Il fonctionnait en habit, en cravate blanche, assaisonnant son travail de prestidigitateur tragique avec des coq-à-l'âne et des truismes effrayants » (Léon Daudet). Commandeur de la Légion d'honneur. Bien qu'enseignant, il ne sera jamais nommé professeur. En 1863, il est le premier à effectuer une ablation de la rate. Ricord disait : « Demarquay fait de la chirurgie, Péan fait de la bijouterie » (*Chronique médicale*, 1910, n° 17). Chirurgien de l'ambulance des Tuileries pendant le siège de 1870-1871. Il y a un tableau de Gervex *Le docteur Péan enseignant sa découverte du pincement des vaisseaux*, exposé au Salon en 1887, aujourd'hui au musée d'Orsay et un tableau de Toulouse Lautrec, *Le chirurgien Péan* (1891).

Pelletan, Philippe-Jean (1747-1829). Professeur à la Faculté de médecine, chirurgien en chef de l'Hôtel-Dieu, chirurgien consultant de Napoléon Ier. Membre de l'Académie royale de chirurgie, membre de l'Institut et de l'Académie de médecine dès leur fondation.

Pidoux, Hermann (1808-1882). Élève de Trousseau. Docteur en 1835. Professeur de thérapeutique, fit carrière dans les hôpitaux du Bon-Secours, de Lariboisière et de la Charité. A accepté le poste des Eaux-Bonnes en 1861. Membre de l'Académie de médecine en 1864. Chevalier de la Légion d'honneur en 1849, puis commandeur. Auteur avec Trousseau d'un *Traité de thérapeutique et de matière médicale*, publié en 1836.

Pillore, Jean-Marie-Henri (1807-1855). Fils et petit-fils de médecins. Interne provisoire en 1830, interne titulaire en 1831. À Bicêtre en 1832, pendant le choléra. Se fixe à Rouen en 1836. Médecin en chef de la gésine à l'Hôtel-Dieu de cette ville de 1846 à 1853, puis professeur (chaire d'anatomie), très apprécié. Meurt d'une fièvre typhoïde le 25 janvier 1855.

Pirogoff, Nicolay Ivanovich (1810-1881). Russe. Chirurgien et anatomiste. Un des premiers à utiliser l'éther comme anesthésiant en 1847 (*Revue étrangère de la Littérature, des Sciences et des Arts*, tome 68, Saint-Pétersbourg, Béllizard, 1848). Professeur d'université à partir de 1836, en particulier à Saint-Pétersbourg (1840). Il a été sur plusieurs fronts lors de guerres (Crimée, et 1870, en France, comme représentant de la Croix Rouge russe, ainsi que sur le front de la guerre turco-russe en 1877).

Plisson, François-Édouard. Docteur en médecine (1818). Professeur à l'Athénée royal de Paris (?) en 1847. Auteur d'un *Essai philosophique sur les conditions d'existence des êtres organisés* (sa thèse de 1818 ?) et d'un *Essai historique et thérapeutique sur les asphyxies* (1826).

Porta, Luigi Porta (1800-1875). Professeur de clinique chirurgicale à l'université de Pavie.

Portal, Antoine (1742-1832). Docteur en 1765, médecin, anatomiste, biologiste et historien de la médecine française. Premier médecin de Louis XVIII et de Charles X. Professeur d'anatomie au Jardin du Roi en 1776 puis, en 1796, au Muséum national d'histoire naturelle. Il contribue en 1820 à la création de l'Académie de médecine dont il est nommé président d'honneur.

Prandina, Giovanni Battista Prandina (1816-1886). Né à Milan, diplômé à Pavie en 1839. Considéré comme le médecin des Garibaldiens.

Rayer, Pierre (1793-1867). Docteur le 7 août 1818. Dermatologue. Saint-Antoine en 1825, la Charité en 1832. Médecin consultant de Louis-Philippe en 1832 et « médecin ordinaire » de Napoléon III en 1853 (traitement, 8 000 francs). Membre de l'Académie de médecine et de l'Académie des sciences (1843) qu'il préside en 1851. En 1862, l'Empereur l'avait nommé à une chaire de médecine comparée, créée pour lui, à la Faculté, puis l'avait nommé doyen le 19 avril 1862 ; les élèves l'ayant très mal accueilli – une « créature de l'Empire » –, il démissionne, le 18 janvier 1864 – remplacé par le docteur Tardieu, qui démissionne le 21 décembre 1865 – ayant été élevé au grade de grand-officier de la Légion d'honneur le 9 janvier. Il avait été nommé président de l'Association générale de prévoyance et de secours mutuel des médecins de France en 1858. Enfin, c'est sous son impulsion qu'a été fondée la Société de biologie. Proche des Saint-Simoniens et ami de Littré.

Récamier, Joseph (1774-1852). A servi dans la Marine de 1793 à 1795. Docteur en 1799. Chirurgien, professeur au Collège de France (1826) et à la Faculté de médecine (jusqu'en 1830), créateur de la gynécologie médicale et chirurgicale. Proche d'Alfred de Falloux (1811-1886) et de Charles de Montalembert (1810-1870), dans les milieux d'intellectuels catholiques. A écrit un *Traité du cancer*.

Renauldin, Léopold-Joseph (1775-1859). Né à Nancy. Docteur en 1802. Sous la Restauration, médecin consultant du Roi et médecin-chef de l'hôpital Beaujon (notamment pendant le choléra en 1832), membre de l'Académie de médecine en 1821, où tout ce qu'il dit est « écouté avec attention et respect ». Décoré de la légion d'Honneur en 1830. Littérateur distingué.

Requin, Achille-Pierre (1803-1854). Après avoir effectué d'excellentes études au collège de Bourbon puis à la Faculté de médecine, externe en 1824, avec Dupuytren, il soutient sa première thèse en 1829 (ou 1831 ?), sur *Quelques propositions de philosophie médicale*, et est agrégé la même année. Il enseigne ensuite la physiologie et l'hygiène à l'Athénée. Il publie ensuite trois autres travaux, en 1837 pour la chaire d'hygiène, en 1839 pour la chaire de thérapeutique et en 1840 pour la chaire de pathologie médicale, médecin de l'hôpital de la Pitié. En 1835, il a reçu la croix de la Légion d'honneur pour son zèle à combattre le choléra dans le Vaucluse. L'année suivante, il est nommé médecin du Bureau central. Après 1848, il supplée André Marie Constant Duméril (1774-1860) dans sa chaire de pathologie interne à la Faculté. En 1853, il est élu membre de l'Académie de médecine. A publié *Éléments de pathologie médicale* (1852).

Riboli, Timothée (1808-1895). Italien. Docteur en médecine, membre de tous les congrès scientifiques d'Italie, correspondant de plusieurs sociétés savantes, à Turin. A publié en 1852 *Nouvelles Études anthropologiques*. Médecin personnel de Garibaldi.

Richard, Félix Adolphe (1822-1872) Chirurgien de l'hôpital Beaujon. Professeur agrégé. Sa mère était une fille d'Antoine Dubois qui accoucha l'Impératrice Marie-Louise du roi de Rome. Auteur de *Pratique journalière de la chirurgie*, Germer-Baillière, 1868.

Richet, Alfred (1816-1891). Docteur en 1844, chirurgien des hôpitaux de Paris en 1847, professeur en 1864, membre de l'Académie de médecine en 1865. Père de Charles Richet, prix Nobel de médecine en 1913.

Ricord, Philippe (1800-1889). Fils d'un armateur, né à Baltimore, dans une famille émigrée pendant la Révolution. Élève de Dupuytren. Dermato vénérologue, connu pour ses études sur la syphilis. Interne en 1822, auprès de Lisfranc. Docteur en 1826. Avait débuté comme médecin de campagne. Bureau central en 1828. Chirurgien en chef de l'hôpital du Midi en 1831, où il restera 30 ans ; entré à l'Académie de médecine en 1850, nommé chirurgien consultant de l'Empereur le 26 octobre 1869. Ennemi acharné de Péan, tout en étant cependant un de ses plus fervents admirateurs, puis son plus ardent défenseur. Président des ambulances de la Presse pendant le siège de Paris. Il a été l'année suivante promu grand officier de la Légion d'honneur. Ses publications furent nombreuses. Revenus annuels signalés comme étant de l'ordre de 300 000 francs. Grand amateur de peintures et d'objets d'art, il habitait au 6, rue de Tournon, mais possédait également plusieurs autres résidences, Le Chesnay, Deauville, Morsang-sur-Orge. Il était poète à ses heures, et amateur de plaisanteries, par exemple : à Dupuytren qui lui disait d'un malade qui venait de mourir, « sa mort est due à un delirium tremens », il réagit, « pas si mince que cela ! », du coup, il a failli être exclu du service. Il fut sous le Second Empire l'homme le plus décoré de France (212 décorations), son habit disparaissait sous les médailles. En 1855, lors de sa visite en France, la reine Victoria l'apercevant demanda qui était ce maréchal.

Rigaud, Philippe (1805-1881). Interne en 1826, prosecteur en 1835, en 1838 chirurgien au Bureau central et agrégé en 1839. Deviendra en 1841 professeur de pathologie externe et clinique à Strasbourg.

Riolan, Jean, dit **Jean Riolan le Jeune**(1577-1657). Premier médecin de Marie de Médicis qu'il suivit dans l'exil et ne quitta qu'à sa mort. Obtint la création d'un jardin botanique (aujourd'hui Jardin des Plantes).

Ripari, Pietro (1802-1885). Italien. Médecin (docteur en 1847, exerçait à San Marino) et publiciste. Envoyé aux galères de 1849 à 1856, libéré suite à l'intercession de Napoléon III. Député de 1867 à 1870.

Rizzoli, Francesco (1809-1880). Italien. Considéré dans son pays comme le père de l'orthopédie moderne. Député en 1859.

Robert, César-Alphonse (1801-1862). Interne chez Dupuytren à l'Hôtel-Dieu en 1824. Docteur en médecine en 1831, professeur agrégé de la Faculté de médecine de Paris en 1832, chirurgien des hôpitaux en 1835 et placé ainsi successivement à la Pitié, à Beaujon et l'Hôtel-Dieu. Reçu à l'Académie de médecine en 1849. Avait également été nommé titulaire de la chaire d'anatomie à l'École des Beaux-arts en 1856. A été un des membres fondateurs de la Société anatomique.

Rochefort, Louis Desbois de (1750-1786). Fils d'un médecin. Fondateur de la médecine clinique. Médecin de l'hôpital de la Charité en 1780 où il donna le premier exemple des leçons de clinique. Son successeur est Jean-Nicolas Corvisart.

Rochoux, Jacques-André ou **Jean-André** (?) (1787-1852). Interne en 1807, docteur en 1812. Neurologue, médecin de Bicêtre, agrégé de la Faculté en 1824 et membre de l'Académie royale de médecine (section d'anatomie pathologique). Bureau central en 1831.

Rostan, Léon (1790-1866). Interne en 1809. Docteur en 1812. Médecin des hôpitaux en 1818. Professeur à l'Hôtel-Dieu en 1840. Membre de l'Académie de médecine de 1821 à 1861.

Rousseau, peut-être **Emmanuel** (?). Né à Belleville en 1788, docteur en médecine de la Faculté de Paris. Adjoint au chef des travaux anatomiques du Muséum d'histoire naturelle (voir la Vénus hottentote, en 1814-1815). Avait été médecin militaire et publié de nombreux travaux de physiologie et d'anatomie comparée.

Roux, Philibert-Joseph (1780-1854). Docteur en 1803. Chirurgien en second à Beaujon en 1806, puis cinq ans après à la Charité où il professe pendant vingt-cinq ans. Avait été le concurrent de Dupuytren en 1812 pour la succession de Sabatier à l'École. Président de l'Académie de médecine en 1828 et de l'Académie des sciences en 1834. Remplace Dupuytren en 1835 à l'Hôtel-Dieu. Ardent défenseur de l'anesthésie lorsqu'elle apparut. Sera remplacé par Laugier, car Velpeau, le plus ancien des professeurs, avait préféré rester à la Charité. « L'un des restaurateurs de la chirurgie plastique qui fit la première réfection du voile du palais divisé en 1819 » (Paul Lecène, *L'évolution de la chirurgie*, Paris, Flammarion, 1923).

Royle, John Forbes (1798-1858). Chirurgien et botaniste de la Compagnie anglaise des Indes orientales. Lors de l'Exposition universelle de 1851 il est sur-intendant de l'espace réservé à l'Inde.

Saint-Hilaire, Geoffroy (1805-1861). Assistant naturaliste de son père, Étienne-Geoffroy Saint-Hilaire (1772-1844, naturaliste), en 1824. Membre de l'Académie des sciences en 1833, professeur au Muséum national d'histoire naturelle en 1840, en 1850 il est professeur de zoologie à la Faculté des sciences. En 1854, il est président de la société qui devait devenir le Jardin d'Acclimatation.

Sanson, Louis Joseph (1790-1841). Élève de Dupuytren, externe en 1805, interne en 1807, passa quelques années dans les armées – thèse en 1817 – puis chirurgien au Bureau central en 1823 et en second à l'Hôtel-Dieu en 1825. Agrégé en 1830 et reçu à l'Académie de médecine en 1833. Chirurgien consultant du Roi en 1834. Devient en 1836 professeur de clinique chirurgicale.

Sappey, Marie Philibert Constant (1810-1896). Anatomiste réputé. Reçu neuvième sur vingt et un à l'internat en 1836, il soutient sa thèse en 1843. Agrégé en 1859. Entre à l'Académie de médecine en 1862 – qu'il a présidée en 1887 – et nommé professeur d'anatomie en remplacement de Jarjavay passé à la chaire de clinique (1868). Membre de l'Institut (Académie des sciences) en 1886, à la mort de Milne-Edwards père. C'était un savant. Figure de temps en temps parmi les invités de Nélaton, chez lui à Paris et à la chasse au Déluge.

Saurel, Adrien (1830-1869). Né à Pau. « Aide et secrétaire de Nélaton ». En 1869, une maladie du larynx dont il souffrait beaucoup s'aggrave brutalement. Mort d'une apoplexie pulmonaire à Alger où il était allé pour rétablir sa santé qui n'avait jamais été bonne.

Schmitt, Gerard von. Allemand. Né en 1837. Mandé à Paris par M. de Goltz, pratiquait la médecine indienne. « Il est devenu en quelques mois le guérisseur à la mode ». Se disait Hollandais et docteur en médecine sans indication de l'origine étrangère du titre. Avait fondé une maison de santé avenue d'Eylau puis avenue du Trocadéro. Clientèle très nombreuse. (*Le théâtre-journal*, 4 mars 1869).

Sédillot, Charles (1804-1883). Docteur en 1829. Médecin militaire et chirurgien, au Val-de-Grâce en 1836 après avoir été agrégé de la Faculté de Paris ; en 1841, il est reçu au concours d'agrégation de la Faculté de médecine de Strasbourg ; chirurgien en chef de l'Hôpital militaire de Strasbourg en 1856. Précurseur de l'asepsie opératoire et promoteur de l'anesthésie au chloroforme.

Sée, Germain (1818-1896). Docteur en 1846, médecin des hôpitaux en 1852, professeur, titulaire de la chaire de pathologie médicale à la Faculté de médecine de Paris en 1866, « débuts difficiles » ; en 1868, à la suite de la disparition d'Édouard Monneret (1810-1868), il devient titulaire de la chaire de clinique médicale à la Charité, et en juillet 1869, il est élu membre de l'Académie de médecine. En 1876, il est professeur de clinique médicale à l'Hôtel-Dieu et nommé officier de la Légion d'honneur. Il a publié de très nombreux ouvrages et en 1885 il a été appelé au chevet de Victor Hugo mourant.

Serres, Étienne-Renaud-Augustin (1787-1868). Interne en 1808, docteur en 1810. Après l'Hôtel-Dieu passa à la Pitié en 1815 pour en être le médecin en chef en 1822. Agrégé en 1823. Chaire d'anatomie comparative au Muséum national d'histoire naturelle de 1850 à 1868. Admis à l'Académie royale des sciences, membre de l'Institut en 1828 dont il est le président en 1841. Auteur de nombreux ouvrages.

Sichel, Fréderic Jules (1802-1868). Originaire de Francfort-sur-le Main, docteur en 1825 à Berlin et à Paris en 1833. Ophtalmologue, l'un des fondateurs de l'ophtalmologie, ayant sa propre clinique, intéressé par l'entomologie. « Échange à peine quelques paroles avec les médecins qui lui conduisent des malades ». A publié en 1837 un *Traité de l'ophthalmie, la cataracte et l'amaurose, pour servir de supplément au Traité des maladies des yeux de Weller*.

Sims, James Marion (1813-1883). Américain, le père de la gynécologie dans son pays, que Nélaton avait rencontré en France en 1861. Chirurgien de l'impératrice Eugénie de 1863 à 1866. Organise un corps d'ambulancier anglo-américain lors de la bataille de Sedan. Cidessus, dans l'ouvrage, il y une confusion éventuelle, par Théophile de Valcourt, avec Sir James Young Simpson d'Édimbourg.

Simpson, James Young (1811-1870). Écossais qui utilisa pour la première fois le chloroforme au cours de l'accouchement. Nommé médecin de la reine en 1847. La première petite fille qu'il mit au monde a été appelée Anaesthésia.

Smith, William Tyler (1815-1873). Anglais. Physician-Accoucheur au St Mary's Hospital et à la Medical School. A participé à la fondation de l'Obstetrical Society of London et en a été le second président. A eu une activité de journaliste et a écrit quelques ouvrages.

Snow, John (1813-1858). Britannique, docteur en 1844, un des chefs de file dans le domaine de l'anesthésie et de l'hygiène médicale (a lancé la mode de l'anesthésie après l'avoir administrée à la reine Victoria, pour la naissance de Léopold en avril 1853). Il est considéré comme l'un des fondateurs de l'épidémiologie moderne ; il a beaucoup étudié le choléra.

Soubeiran, Eugène (1797-1858). Pharmacien, professeur adjoint de physique de l'École de pharmacie de Paris, pharmacien à l'Hôpital de la Salpêtrière, directeur des Hôpitaux et Hospices de Paris. Président de la Société de pharmacie de Paris en 1840 et 1857. A découvert le chloroforme (mélange alcool et chlorure), utilisé pour la reine Victoria pour un accouchement sans douleur en 1853.

Tardieu, Ambroise (1818-1879). Professeur de médecine légale. Interne en 1838, reçu docteur le 31 janvier 1843, agrégé en juin 1844, médecin des hôpitaux en 1847, médecin de Lariboisière en 1850. En 1858, il examine les blessés de l'attentat d'Orsini. Professeur de médecine légale en 1861. Élu à l'Académie de médecine en 1859, qu'il présidera en 1867. Médecin consultant de l'Empereur en 1860. De janvier 1864 à décembre 1865, doyen de la Faculté de médecine (traitement 19 000 francs). Président de l'Association générale des médecins de France, après Rayer, en 1868 et jusqu'en 1876. Conseiller municipal en 1866. En janvier 1870, il doit procéder à l'examen du visage de Pierre Bonaparte : ses conclusions génèrent l'acquittement de ce dernier et entraînent des manifestations ; hué par les étudiants, il fit suspendre les cours.

Tenon, Jacques (1724-1816). Chirurgien principal des hôpitaux de Paris, en 1748 il est affecté à la Salpêtrière. En 1757 il accède à la chaire de pathologie du collège de chirurgie et en 1759 à l'Académie des sciences. En 1788 il publie son *Mémoire sur les Hôpitaux de Paris*. Député en 1791, il se retire en 1792.

Tessier, Jean-Paul (1811-1862). Clinicien renommé. Médecin de l'hôpital Sainte-Marguerite, annexe de l'Hôtel-Dieu. Aura recours à l'homéopathie. Il est un des fondateurs de la Société médicale des hôpitaux de Paris, puis en 1860 de la Société médicale homéopathique de France.

Thénard, Arnould, baron (1843-1905). Petit-fils du chimiste Louis Jacques, baron Thénard (1777-1857), membre de l'Institut et pair de France ; externe auprès de Nélaton qui l'envoya en 1862, à 19 ans, en mission en Pologne aux côtés de Charles Louis Stanislas Heurteloup ; physicien, chimiste et agronome, auteur de travaux relatifs à l'action de l'effluve électrique sur différents gaz, sur la production de l'ozone, la composition des terres, le rôle de l'électricité dans la végétation ; administrateur de Saint-Gobain et des Mines de Blanzy, maire et conseiller général.

Thompson, Henry (1820-1904). Britannique. Professeur de chirurgie clinique, avait été l'élève de Civiale en juillet 1858, membre de la Société nationale de Chirurgie ; il avait opéré le roi des Belges Léopold Ier avec succès en juin 1863. « He returned home 3 000 pounds richer », après être resté 26 jours à Bruxelles. Chirurgien de Léopold II. Dans deux cent quatre-vingt-quatre cas semblables, il n'aurait perdu que huit à dix de ses malades. Il était écrivain, artiste et grand collectionneur.

Tommasi, Salvatore (1813-1888). Italien. Député en 1848. Sénateur en 1864.

Trousseau, Armand (1801-1867). Élève de Bretonneau, comme Velpeau. Docteur en 1825, interne de Récamier, nommé agrégé en 1827. Médecin des hôpitaux en 1831, au Bureau central en 1832, affecté d'abord à l'Hôtel Dieu puis à Sainte-Marguerite (désigné plus tard en son honneur sous le nom d'Hôpital Trousseau), avant de l'être à Necker et enfin à Saint-Antoine en 1838. À la suite de Marc Alibert (1768-1837), professeur en thérapie et en pharmacologie à la Faculté en 1839. Député en 1848. Chaire de la clinique médicale à l'Hôtel Dieu en 1852 en remplacement d'Auguste-François Chomel (1788-1858). Le premier à Paris, il a pratiqué la trachéotomie. Remplace Grisolle à la Charité en 1864 ; il y reste jusqu'en 1866. Trousseau disait à ses élèves, « De grâce, un peu moins de science, un peu plus d'art ». Académie de médecine en 1856. A publié, notamment, en 1836, en collaboration avec Pidoux, un *Traité élémentaire de thérapeutique et de matière médicale.*

Valcourt, Théophile de (1836-1919). Né à Paris. Lauréat de la Faculté de médecine de Paris, licencié en droit, membre de la Société médicale d'Émulation de Paris, médecin en chef de l'hôpital maritime de Cannes. Dans *La Chronique médicale*, 1913, volume 20, p. 23.

Velpeau, Alfred (1795-1867). Anatomiste, inventeur de la bande Velpeau. « Vile peau » pour Lisfranc, qui l'avait comme concurrent en 1834 pour l'obtention d'une chaire de pathologie externe. Né à Brèches (37), fils d'un maréchal-ferrant ; il apprend à lire tout seul ; docteur en 1823 ; Bureau central en 1828 ; chirurgien en chef de la de la Pitié en 1830 ; professeur en 1834 pour, en 1835, à la Charité, occuper la chaire de clinique chirurgicale ; Académie de médecine en 1832 ; il remplace Larrey en 1842 à l'Institut et dit « Je n'aurais jamais cru, Messieurs, que j'arriverais un jour si haut, étant parti de si bas » ; chirurgien consultant de l'Empereur, le 31/12/1852 ; il avait la main droite mutilée à la suite d'un accident ; il a laissé de nombreux ouvrages. Sept discours sont prononcés lors de son enterrement, dont celui de Nélaton au nom de l'Institut. Académie des sciences en 1843. Avait la passion des jeux de mots. À sa mort, le chirurgien le plus influent et le plus riche de Paris…

Vernois, Maxime (1809-1877). Docteur en 1837. Médecin au Bureau central puis à l'hôpital Saint-Antoine en 1849. Vice-président du Conseil d'hygiène publique et de la salubrité de la Seine. Officier de la Légion d'honneur le 12 août 1859. Médecin consultant de Napoléon III, membre de l'Académie de médecine où il participa aux discussions sur la rage (1862-1863). Il participe à la fondation de la Société de médecine légale.

Villermé, Louis-René (1782-1863). Un des précurseurs de la sociologie et de la médecine du travail. Élu membre de l'Académie de médecine en 1823 et de l'Académie des sciences morales et politiques en 1832 et il en sera le président en 1849. « A consacré tous ses efforts à une vaste et consciencieuse enquête sur l'état physique et moral des classes ouvrières [...] prolonger l'existence de l'homme et la rendre heureuse : voilà en peu de mots, le but constant de cet apôtre de progrès physique et moral [...] a plus d'une fois éveillé la sollicitude du pouvoir au profit des classes pauvres et provoqué des mesures salutaires ».

Vio-Bonato, Antonio. Né à Padoue. « Connu par son grand talent, son érudition musicale et littéraire », ami de Rossini, membre de la Société médicale du Panthéon et de l'Académie royale des sciences de Palerme. Thèse de docteur en 1861. Attaché à l'ambulance du Théâtre-Italien en 1872. A soigné Verdi. Il sera aux côtés de Nélaton pour soigner Rossini en 1868. Mort en 1898.

Warren, John Collins (1778-1856). Américain. Fils d'un médecin, professeur et fondateur de la Harvard Medical School (dont il a été le doyen de 1816 à 1819), a étudié à Londres, Paris et Édimbourg puis avec Astley Cooper (1768-1841). Nommé professeur adjoint d'anatomie et de chirurgie en 1809, il est professeur en 1815. Il a été un des fondateurs du *New England Journal of Medicine and Surgery* (premier numéro en janvier 1812).

Wells, Horace (1815-1848). Dentiste américain de Boston, remarque le 10 décembre 1844, lors d'une présentation de Gardner Colton (directeur du Cirque du Gaz Hilarant et chimiste ambulant), qu'un spectateur ayant testé ce gaz se blesse en tombant de l'estrade et ne se plaint d'aucune douleur.

Wells, Sir Thomas Spencer (1818-1897). Britannique. Il a servi dans la Royal Navy jusqu'en 1853, chirurgien en 1848. Un des pionniers de l'ovariotomie (1857) et un des premiers à faire usage de l'anesthésie. Chirurgien de la Maison de la reine Victoria de 1863 à 1896. Il est mort au Cap d'Antibes. A été admiratif des instruments chirurgicaux adaptés par Nélaton pour les ovariotomies (trocart et pince).

Wurtz, Charles-Adolphe (1817-1884). Docteur en 1843, agrégé en 1848. Remplace Orfila en 1853, membre de l'Académie de médecine en 1856, membre de l'Académie des sciences en 1867. Il aime beaucoup la musique, la gymnastique et la pêche à la ligne (Paul Labarthe).

Zannetti, Ferdinando (1801-1881). Diplômé à Pise. Député en 1859, puis sénateur. A été un des médecins au chevet de Joseph Bonaparte (1768-1844) lors de ses dernières années à Florence de 1840 à juillet 1844.

Annexe B

Répertoire des 230 autres personnages

Abdul Aziz Khan (1830-1876). Sultan des Ottomans à partir de 1861. Il a promulgué une loi accordant aux étrangers le droit de posséder des immeubles sur le territoire ottoman en 1867, créé un Conseil d'État en 1868, fondé un lycée impérial sur le modèle des lycées français et a beaucoup modernisé son pays.

Ambès, baron d'. Pseudo pour **Alfred d'Alembert** (1813-1887). Né à Nancy, fils de Jean-François d'Alembert, proche de Jérôme Bonaparte à Cassel ; il avait rencontré le futur Empereur à Arenenberg en 1833 ; publiciste, il avait été le secrétaire du candidat avant l'expédition de Boulogne, et présent durant celle-ci. (Éric Anceau, *Napoléon III*, Paris, Tallandier, 2012). Romancier et a publié un *Dictionnaire politique napoléonien*, ainsi entre autres que *La Physiologie du duel*, et même en 1873 quelques semaines après la mort de l'Empereur, *Quatrième dynastie. Le bonapartisme, son passé, son avenir*.

Antonelli, Giacomo (1806-1876). Créé cardinal en 1847, nommé cardinal secrétaire d'État en 1848.

Augier, Émile (1820-1889). Bibliothécaire du duc d'Aumale en 1848. Dramaturge à succès. Élu à l'Académie française en 1857. Nommé sénateur à la fin du Second Empire.

Baciocchi, Élisa (1806-1869). Épouse en 1824 le comte Camerata dont elle se sépare rapidement. « Vieille folle, fort dépensière qui a encore des amants et qui dans sa vie a mangé des millions on ne sait à quoi faire. » (Viel-Castel, mars 1853). Reçoit 1 million de l'Empereur en 1852 et une subvention annuelle de 150 000 francs et 200 000 francs pour la construction de l'église de Colpo, le tout représentant plus de six millions pendant la durée de l'Empire (*Papiers et correspondance de la Famille impériale*, t. 2, 1871, p. 45). Elle avait inauguré le 18 décembre 1865 un embranchement ferroviaire entre Auray et

Napoléonville (Pontivy). Son fils, maître des requêtes au Conseil d'État, a mis fin à ses jours en mars 1853. Fièvre chaude ? Ou perte en bourse ? (Viel-Castel).

Baciocchi, Félix, comte (1803-1866). Neveu de Félix Baciocchi, mari d'Élisa et beau-frère de Napoléon Ier, mort en 1841 à Rome, âgé de 81 ans. Chargé de missions diplomatiques en 1852. Il est nommé en 1855 surintendant des Spectacles de la Cour, surintendant général des Théâtres de l'Empire en juin 1863 et enfin sénateur en mars 1866. « Le meneur attitré des divertissements de la Cour » (Frédéric Loliée, *Les Femmes du Second Empire : la Fête impériale*). Voir, *L'Illustration*, journal universel hebdomadaire, samedi 29 septembre 1866. Jouissait de l'intimité de l'Empereur, en 1856, il lui a été donné une bague de 3 800 francs en provenance de chez Mellerio, et, en mars 1862, 15 000 francs.

Barbier de Blignières, Louis. Architecte-expert-bourgeois depuis 1830.

Barillet-Deschamps, Jean-Pierre (1824-1873). Jardinier en chef du Service des Promenades et Plantations de la Ville de Paris. Il a notamment, dessiné le bois de Boulogne et le bois de Vincennes, créé le jardin du Luxembourg, les parcs Monceau et Montsouris ainsi que les Buttes-Chaumont.

Barthez de Marmorières, Antoine Charles Ernest (1811-1891). Interne en 1834. Pédiatre réputé, l'un des pionniers de la pédiatrie moderne. Médecin de l'hôpital Sainte-Eugénie et du prince impérial. Académie de médecine en 1866. A publié en collaboration avec Frédéric Rilliet un *Traité clinique et pratique des maladies des enfants* ainsi que *Empress Eugenie and Her Circle*.

Bartholoni, Marie-Thérèse (1833-1910). Née Fraser-Frisell (famille écossaise), filleule de Chateaubriand (dont son père avait été un intime), dame d'honneur de l'impératrice Eugénie, amie de la princesse Mathilde et de la princesse Julie Bonaparte. Elle épouse en 1854 Anatole Bartholoni (1822-1902).

Bartholony, François. (1796-1881). Banquier français né en Suisse. Un des pionniers du développement des chemins de fer, notamment par la promotion de la garantie des investissements par l'État, président de la Compagnie d'Orléans à partir de 1840.

Bazaine, François Achille (1811-1888). Engagé comme simple soldat en 1831, il a servi en Algérie (1835 et 1840 à 1851), en Espagne (1835,

1836, 1837), en Crimée (1854, 1855), en Italie (Solferino) et au Mexique (octobre 1863 à 1867), mais surtout, alors qu'il commandait l'Armée du Rhin en 1870, il a contribué à la défaite française (capitulation le 28 octobre à Metz). Il passe devant un Conseil de guerre en octobre/décembre 1873 et est incarcéré. Il s'évade l'année suivante et se réfugie en Espagne où il mourra.

Beaujon, Nicolas (1718-1786). Financier, banquier de la Cour en 1770, puis fermier général et conseiller d'État sous Louis XV. L'actuel Élysée lui a appartenu de 1773 à 1786. Grand collectionneur d'œuvres d'art.

Beauvau, Charles, prince de (1793-1864). Militaire, prit part à toutes les campagnes de Napoléon Ier, blessé pendant la retraite de Russie. Nommé sénateur en 1852.

Beauvoir, Roger de (1807-1866). De son vrai nom Eugène-Auguste-Nicolas Roger. Romancier (*L'écolier de Cluny, Le chevalier de Saint-Georges*), poète et dramaturge romantique. Grand ami d'Alexandre Dumas père. « Poète dandy, héros de boudoirs ». « Un des rares poètes de notre temps » (H. de Villemessant, *Mémoires d'un journaliste*).

Becquerel, Antoine-César (1788-1878). Polytechnicien, officier du Génie. Physicien à partir de 1815. Membre de l'Académie des sciences en 1829, professeur de physique au Muséum d'histoire naturelle en 1837. Fait de l'électrochimie et donne l'idée des piles à courant constant. Père d'Alexandre Edmond (1820-1891), physicien. Parfois invité à dîner chez le chirurgien.

Bellini, Vincenzo (1801-1835). Compositeur de musique romantique. Grands opéras : *La Sonnanbula* (1831), *Norma* (1831), *I puritani* (1835).

Berezowski, Anton (1847-1916). Réfugié polonais furieux en raison des expulsions conduites dans son pays par le général russe Mikhaïl Nikolaevitch Muraviov (1796-1866), surnommé le « le bourreau », en référence à la rébellion de 1863-1864 qu'il mata en envoyant plusieurs milliers d'insurgés en Sibérie et en faisant procéder à de très nombreuses pendaisons, ainsi qu'à sa technique « terreur contre terreur ». Berezowski après avoir participé à l'insurrection polonaise en 1863, est arrivé à Paris en 1865. Après sa tentative d'assassinat du tsar Alexandre II (juin 1867), à l'issue de son procès, tenu en juillet, il a été déporté au bagne en Nouvelle-Calédonie. En 1886 le bagne est remplacé par l'exil à vie ; amnistié en 1906, il reste en Nouvelle-Calédonie jusqu'à sa mort.

Berryer, Pierre-Antoine (1790-1868). Avocat et parlementaire. Il défendit Louis-Napoléon Bonaparte devant la Chambre des Pairs, après sa tentative échouée de coup d'État à Boulogne en 1840.

Bixio, Jacques Alexandre (1808-1865). Agronome et homme politique d'origine italienne. Après des études de médecine, journaliste, il fonde en 1829 *La Revue des Deux Mondes*, suivie par un certain nombre d'autres publications, notamment dans le domaine de l'agriculture. En décembre 1848, après avoir été membre de la Constituante, il est ministre de l'Agriculture pendant quelques jours. Il fait un mois de captivité après le coup d'État du 2 décembre 1851 Sous le Second Empire, ami des frères Pereire, il est administrateur de plusieurs grandes compagnies financières. Trousseau était de ses proches. Il est le père de Maurice Bixio (Président de la Compagnie générale des voitures, à Paris), dont le nom a été donné à une rue de Paris.

Blanche, Émile (1820-1893). Aliéniste. Interne des hôpitaux, docteur à 28 ans. Il a pris la suite de son père, Esprit Blanche (1796-1852), le fondateur de cette maison de santé.

Bocher, Édouard (1811-1900). Auditeur au Conseil d'État, puis sous-préfet à Étampes en 1834, avant d'être préfet du Gers puis du Calvados, pour en devenir député en 1849. Chargé des biens de la gestion de Louis-Philippe et de sa famille. À nouveau élu du Calvados en 1871, il en sera sénateur de 1876 à 1894.

Boinvilliers, Éloi-Ernest Forestier de (1799-1886). Avocat à Paris en 1822. Se bat sur les barricades en Juillet 1830, puis aide de camp de La Fayette (avait participé à la charbonnerie). Député de la Seine en 1849, nommé conseiller d'État après le coup d'État de décembre 1851 – président de nombreuses commissions, entre autres de la Commission des pétitions adressées à l'Empereur en 1853 – puis sénateur en octobre 1864. Il revient à la vie privée en septembre 1870.

Bonaparte, Augusta (1836-1900). Fille de Charles-Lucien Bonaparte – donc petite-fille de Lucien – et de Zénaïde Bonaparte. Mariée à Paris le 1er février 1856 avec son cousin, Placido Gabrielli, quatrième et dernier prince de Prossedi (1832-1911), président de la Banque de Rome.

Bonaparte, Bathilde (1840-1861). La plus jeune fille de Charles Lucien Bonaparte (donc, petite-fille de Lucien Bonaparte), deuxième prince de Canino, et de Zénaïde Bonaparte – la fille du roi Joseph et de Julie Clary –, mariés en 1822. De son mariage, Bathilde eut deux filles : Zénaïde (1857-1932), épouse du 3e duc d'Albufera (1845-1925) et Léonie (née en 1859), épouse de Charles de Goyon, 3e duc de Feltre (5 juin 1879), député des Côtes-du-Nord. Nélaton avait été invité à assister à son mariage : « Cher Docteur, Je viens vous prier de venir mardi prochain à la chapelle des Tuileries, pour assister au mariage de Madame Bathilde qui aura lieu à 10 h 1 /2 du matin. Recevez cher… »

Bonaparte, Élisa (1777-1820). Sœur de Napoléon Ier, princesse Baciocchi, princesse de Lucques et de Piombino (1805), grande-duchesse de Toscane (1809). Elle souhaita faire de Carrare une capitale des arts en réorganisant ses carrières de marbre. Elle meurt d'une fièvre pernicieuse en 1820.

Bonaparte, Mathilde (1820-1904). Fille de Jérôme Bonaparte, épouse en 1840 d'Anatole Demidoff (1813-1870), dont elle se sépare en 1847. Elle s'est installée à Paris en 1846, où elle tient un brillant salon littéraire. Avant le mariage de Louis-Napoléon Bonaparte avec Eugénie elle était la « maîtresse de maison » à l'Élysée. En 1835, elle avait été « fiancée » avec lui… jusqu'à la colère de son père après l'épopée de Strasbourg en 1836.

Bonaparte, Napoléon-Jérôme, prince Napoléon (1822-1891). Napoléon-Jérôme Bonaparte, fils de Jérôme Bonaparte, frère de la princesse Mathilde, « Plon Plon », cousin germain de Napoléon III. Participe à la guerre de Crimée jusqu'au jour où il décide de rentrer en France, ce qui lui vaut le surnom de « Craint-plomb ». Président de l'Exposition Universelle en 1855. Député, ministre de l'Algérie et des Colonies (1858-1859), à l'aile gauche du mouvement bonapartiste ; tombé en disgrâce en 1865, puis banni de France en 1886, il se retire en Suisse. Marié en 1859 avec Marie-Clotilde de Savoie, la fille du roi de Piémont-Sardaigne, qui a vingt et un ans de moins que lui.

Bonaparte, Pierre-Napoléon (1815-1881). Septième des dix enfants de Lucien Bonaparte. Élu député de la Constituante en 1848. Tue le journaliste Victor Noir en janvier 1870.

Bonaparte, Zénaïde (1801-1854). Fille de Joseph-Napoléon, elle épouse en 1822 le prince Charles-Lucien Bonaparte, son cousin germain, fils de Lucien, autre frère de Napoléon Ier. Ils eurent douze enfants. Elle a traduit quelques œuvres de Schiller. Elle est morte à Rome.

Bonheur, Auguste (1824-1884). Frère cadet de Rosa Bonheur (1822-1899), peintre et sculptrice spécialisée dans les scènes de genre avec des animaux et la peinture animalière. Chevalier dans l'ordre de la Légion d'honneur en 1865.

Bonheur, Rosa (1822-1899). Artiste peintre et sculptrice. Spécialisée dans la peinture animalière. Elle expose pour la première fois au Salon en 1841 et ensuite jusqu'en 1855. Elle s'est installée à Thomery en 1860, et y reçoit la visite de l'Impératrice en juin 1864, un an avant que cette dernière ne lui remette elle-même au même endroit les insignes de chevalier dans l'ordre de la Légion d'honneur.

Booth, John Wilkes (1838-1865). Acteur de théâtre sympathisant des confédérés, en particulier opposé à la décision de Lincoln d'étendre le droit de vote aux esclaves récemment émancipés. Après l'attentat contre ce dernier, il s'enfuit, mais est repéré et abattu par les soldats de l'Union deux semaines plus tard.

Boudet, Paul (1800-1877). Avocat, protestant, libéral, fit partie de la charbonnerie sous la Restauration. Député de la Mayenne à plusieurs reprises, conseiller d'État, ministre le 23 mars 1863 et sénateur en mars 1865.

Bourbaki, Charles-Denis (1816-1897). S'est distingué dans l'Armée d'Afrique et pendant la Guerre de Crimée. Général de division en 1857. À la tête de l'Armée de l'Est en fin 1870 qui se termine par un échec et une retraite. Gouverneur militaire de Lyon en juillet 1871.

Bourbon, François d'Assise de (1822-1902). Mari de sa cousine, Isabelle II, Roi consort d'Espagne de 1846 à 1868. Meurt à Épinay-sur-Seine.

Bourbon, Joséphine Fernande de (1827-1910). Épouse le 4 juin 1848 José Guell y Rente, homme politique et écrivain (né à La Havane en 1819), député aux Cortès en 1855 et client régulier de la maison Mellerio dit Meller. La Reine l'avait privée de ses titres et honneurs en raison de ce mariage.

Bouvet, Amélia (Bouvet de Maisonneuve) (1839-1926). Des environs de Saint-Malo, elle est la petite-fille d'un contre-amiral, Pierre Bouvet (1775-1860). Repérée par l'Impératrice lors de son voyage en Bretagne en 1858, elle devient dame du Palais à partir de 1866. Devenue par son mariage Madame Jean Pierre Henry Carette (1822-1883), elle est l'auteure de *Souvenirs*. Prénommée Amélia en souvenir d'un combat acharné (1812) conduit par son ancêtre contre une frégate anglaise, *HMS Amelia*.

Brévannes, marquis de. Il y a un conseiller d'État de ce nom en 1782 qui a fait valoir ses droits à la retraite en 1835 ?

Broglie, Victor, prince de (1785-1870). Pair de France en 1814. En août 1830, il entre pour quelques mois dans le premier ministère constitué par Louis-Philippe. Ministre des Affaires étrangères de 1832 à 1834, président du Conseil de 1835 à 1836, élu dans le département de l'Eure en 1849, il se retire après le coup d'État du 2 décembre 1851. Il est élu à l'Académie française en mars 1855.

Bruyas, Alfred (1821-1877). Collectionneur d'œuvres d'art français. Fut également le mécène de Delacroix. Fit don de sa collection au musée Fabre de Montpellier.

Burgoyne, John Montagu, Sir (1832-1921). Anglais, 10e baronet. Officier aux Gardes de la reine. Petit-fils du général Burgoyne (reddition britannique de Saratoga).

Butenval, Charles-Adrien, baron His de (1809-1883). Fils d'un député de l'Orne, diplomate (Lisbonne, Constantinople, Brésil). Chambre des pairs de septembre 1835 à février 1848. Ambassadeur de France en Belgique et conseiller d'État, nommé sénateur le 4 novembre 1865, il l'est jusqu'au 4 septembre 1870.

Cabet, Étienne (1788-1856). Penseur politique, socialiste utopique. Opposant à Louis XVIII et à Charles X, il adhère à la charbonnerie. Député de la Côte-d'Or en 1831, il est condamné en 1834 pur délit de presse et part pour l'Angleterre, dont il revient en 1839. Son ouvrage, *Voyage en Icarie* publié en 1842 connut un grand succès.

Cambacérès, Bathilde de (1840-1861). Née princesse Bathilde Bonaparte, la plus jeune des filles du prince Charles Lucien Bonaparte et de Zénaïde Bonaparte (voir plus haut, Bathilde Bonaparte).

Cambacérès, Louis-Napoléon de (1832-1869). Auditeur au Conseil d'État (nommé par l'Empereur en 1855) puis député de l'Aisne, « homme sans éclat, mais plein d'honneur et de dignité » (A. Quentin-Bauchart, *Études et Souvenirs sur la Deuxième République* *et le Second Empire*, p. 181). Fils d'Étienne-Armand-Napoléon (1804-1878) et d'Adèle Napoléone Davout d'Auerstaedt (fille du maréchal), député de l'Aisne à partir de 1842. Il épouse le 14 octobre 1856 la princesse Bathilde Bonaparte. Il est le père de Zénaïde (1857-1932), épouse du comte Raoul Napoléon, 3e duc d'Albufera (1845-1925) et de Léonie (1858-1909), épouse du comte Charles-Marie-Michel de Goyon, 3e duc de Feltre et député des Côtes-du-Nord (1844-1930).

Camden, William (1551-1623). Anglais. Antiquaire, historien, géographe et archéologue. Directeur de l'école de Westminster (1593) et roi d'armes de Clarenceux (1597), un titre datant de 1334. Auteur de *Britannia* (1586), une description topographique et historique de la Grande-Bretagne, ainsi que d'une grammaire de grec en 1595. En 1621 il eut une chaire d'histoire à Oxford. Il est enterré à Westminster Abbey.

Carette, Madame. Voir Bouvet.

Carjat, Pierre Étienne (1828-1906). Photographe, journaliste et caricaturiste. Proche de Courbet et soutenant la Commune de Paris, a réalisé de nombreux portraits d'Arthur Rimbaud.

Castelnau, Henri-Pierre Jean Abdon (1814-1890). Général de division ayant été successivement aide de camp des maréchaux Magnan et Vaillant avant d'être celui de l'Empereur qu'il a accompagné jusqu'au château de Wilhelmshöhe. A effectué une mission au Mexique en octobre 1866. Conseiller général des Landes.

Chevalier, Michel (1806-1879). Homme politique et économiste. Adepte de la doctrine saint-simonienne, sénateur en 1869.

Chevreau, Henri (1823-1903). Préfet de l'Ardèche en 1849, puis à Nantes, puis dans le Rhône. Sénateur le 15 mars 1865, préfet de la Seine en janvier 1870. Ministre de l'Intérieur dans le cabinet Palikao en août 1870, il quitte la France lors de la révolution du 4 septembre pour n'y revenir qu'en 1877. Il échoue aux législatives de 1886.

Chevreul, Michel-Eugène (1786-1889). Connu pour son travail sur les acides gras, la saponification, la découverte de la créatine et sa contribution à la théorie des couleurs. Membre de l'Académie des sciences en 1826.

Clary, Julie (1771-1845). Fille de François Clary (1725-1794, négociant à Marseille), épouse de Joseph Bonaparte. Donc, reine consort de Naples puis d'Espagne. Après Waterloo, elle séjourne successivement aux États-Unis, en Suède, à Francfort, à Bruxelles, puis à Florence où Joseph la rejoint en 1840. Elle aura trois filles, Julie-Joséphine qui ne vit pas, Zénaïde (1801-1854), mariée avec Charles-Lucien Bonaparte (1803-1857), et Charlotte (1802-1839), mariée avec Napoléon-Louis Bonaparte (1804-1831), deuxième fils de Louis Bonaparte (1778-1846), roi de Hollande et de la reine Hortense (1783-1837).

Claudin, Gustave (1823-1896). Études de droit. Journaliste et romancier. Lié avec Flaubert a servi de secrétaire à Lamartine. Chroniqueur au *Figaro.*

Conegliano, Alphonse Auguste Duchesne de Gillevoisin, duc de (1798-1878). Il épouse en 1824 la fille de Moncey, maréchal, duc de Conegliano (1792-1817). Il est créé duc de Conegliano par Charles X en 1825. Pair de France, il ne put siéger à la Chambre des Pairs, la pairie ayant été abolie par la monarchie de Juillet.

Courbet, Gustave (1819-1877). Originaire du Doubs. Artiste peintre, anticlérical, proche des anarchistes, un des élus de la Commune (avril 1871). Arrêté en juin 1871, il est condamné à six mois de prison. Ruiné, car devant rembourser la reconstruction de la colonne Vendôme, dont il avait été un des acteurs de la destruction, il termine sa vie exilé en Suisse.

Cowley, Henry-Richard-Charles Wellesley (1804-1884). 1er comte de Cowley, neveu du duc de Wellington. Ambassadeur d'Angleterre à Paris de 1852 à 1867. Avait épousé en 1833 Olivia Fitz-Gerald de Ros (1807-1885).

Crapelet, Georges-Adrien (1789-1842). Imprimeur libraire à Paris, traducteur, auteur de quelques ouvrages et également poète, fils et successeur de Charles Crapelet (1762-1809). Il aurait dit « Un livre sans faute est une chimère ».

Cuxac, Léon (1814-1871). Né à Toulouse, ancien serviteur de la reine Hortense. Avait fait partie de l'expédition de Boulogne. Premier valet de chambre de l'Empereur, le plus sincèrement dévoué de tous ses serviteurs.

Dantan, Jean-Pierre (1800-1869). Élève de François-Joseph Bosio (1768-1845), a fait beaucoup de caricatures et portraits ainsi que de nombreux bustes des personnalités des mondes des arts, de la politique et des lettres. Ayant été « triangle dans la musique de la Garde nationale »...

Darboy, Georges (1813-1871). Ordonné prêtre en 1836. Evêque de Nancy de 1859 à 1863, puis archevêque de Paris à la suite du cardinal Morlot (1795-1862) de 1863 à 1871, année où il est assassiné par les communards le 24 mai. Il avait été nommé sénateur en 1864.

Darimon, Alfred Louis (1819-1902). Journaliste. Élu député de la Seine en 1857. Réélu en 1863, il se rapproche d'Émile Ollivier. Il ne se représente pas en 1869 et est nommé consul à Rotterdam, poste qu'il n'occupe pas. Le 14 décembre 1869, il est désigné commissaire spécial du Conseil supérieur du commerce, de l'agriculture et de l'industrie pour la question monétaire. Après le 4 septembre 1870 il revient au journalisme et écrit.

Daru, Napoléon (1807-1890). Polytechnicien, officier d'artillerie, pair de France en 1833, il est élu député en 1849 ; il ne soutient pas le coup d'État de 1851 ; réélu en 1869, il est membre du Tiers Parti avant de devenir ministre des Affaires étrangères de janvier à avril 1870. Représentant de la Manche à l'Assemblée nationale de 1871 à 1873. Il est sénateur en 1876.

Davout d'Auerstaedt, Adèle Napoléone (1807-1885). Fille de Louis-Nicolas Davout, duc d'Auerstaedt (1770-1823) et de Louise-Aimée-Julie Leclerc (1772-1868), sœur du général Charles Victor Emmanuel Leclerc (1772-1802), mort à Saint-Domingue. Mariée en mars 1827 avec Napoléon-Étienne de Cambacérès (1804-1878).

Delaage, Albert-François-Germain (1816-1896). Architecte, a fait toute sa carrière au sein de l'administration de l'Assistance publique. À ce titre il a été l'architecte de l'hôpital Lariboisière et de plusieurs travaux dans d'autres établissements hospitaliers.

Delaroche, Paul (1797-1856). Peintre, élève de Gros. Il a exposé pour la première fois au Salon en 1822. Il a épousé une fille d'Horace Vernet en 1843. Il est professeur à l'École des Beaux-arts de 1833 à 1843.

Diet, Arthur-Stanislas (1827-1890). Architecte du gouvernement (36 quai des Orfèvres, plusieurs bâtiments de l'École nationale vétérinaire de Maisons Alfort, etc.), élève de Félix Duban (1797-1870), grand prix de Rome en 1853.

Dieu, Charles-Prosper (1813-1860). Sorti de Saint-Cyr en 1831. Avait servi en Afrique et en Orient, avant d'être affecté dans l'armée ottomane en 1853. Blessé à Solferino, il meurt neuf mois après.

Dombrowski, Jaroslav (1836-1871) Officier russe, puis polonais ; arrivé en France en 1865, il rallie la Commune en mars 1870.

Dosne, Félicie (1823-1906). Sœur de Madame Thiers. Elle a fait don de la correspondance de Thiers à la Bibliothèque Nationale et créé la Bibliothèque Thiers.

Douay, Abel (1809-1870). Blessé le 24 juin 1859 à Solferino. La blessure a nécessité les soins du baron Hyppolyte Larrey, médecin personnel de l'Empereur qui n'a pu extraire la balle qu'il gardera pendant quatre ans. Premier général français tué pendant la guerre de 1870.

Douay, Gustave-Paul (1811-1859). Né à Sienne. Il assiste au siège de Sébastopol. Chevalier de la Légion d'honneur en 1854. Le 24 juin 1859, à quatre heures du soir, il venait d'enlever la ferme de San Cassiano (Solferino) et s'élançait à la tête du 2e bataillon sur les hauteurs de Cavriana lorsqu'il est atteint à la tête par un boulet ; il ne mourra pas sur le coup et sera évacué sur Castiglione où il décédera une demi-heure plus tard, au soir de la bataille, non loin de son frère Abel.

Doudeauville, Sosthène Ier de La Rochefoucauld, duc de (1785-1864). Fils d'Ambroise de La Rochefoucauld. Militaire et homme politique. Il vit en France sous l'Empire et, ultraroyaliste, il suit Louis XVIII à Gand. Député de la Marne en 1815. Directeur général des Beaux-Arts, des théâtres royaux et des manufactures, au sein de la Maison du Roi, en 1824 (direction créée pour lui). Maréchal de camp en 1825. Marié à la fille de Mathieu de Montmorency.

Drouyn de Lhuys, Édouard (1805-1881). Ancien député sous Louis-Philippe, ambassadeur à Londres et en Espagne, ministre des Affaires étrangères d'abord en 1848 puis à deux autres reprises (1852, 1862,) et sénateur (1852 et 1863). « Sa femme était une grosse petite boulotte, qui roule plutôt qu'elle ne marche... » *(Journal du Docteur Prosper Ménière).*

Dufaure, Jules (1798-1881). Avocat de formation, très catholique. Il est élu plusieurs fois député dans la Charente-Inférieure (la première en 1834) ; collaborateur de Thiers en 1836 ; ministre des Travaux publics dans le ministère Soult en 1839, vice-président de la Chambre des députés en 1842 et en 1845. Élu à nouveau de son département en 1848, puis ministre de l'Intérieur en 1848 et en 1849. Il se retire de la politique après le coup d'État, jusqu'en 1871 date à laquelle il est réélu, avant d'être plusieurs fois ministre (Justice) et enfin président du Conseil en 1876 et 1877. Sénateur en 1876.

Duhesme, Gaston, Comte (1833-1905). Son père est mort à Waterloo. Épouse Amélie Niel (1844-1924) le 21 avril 1865.

Dulaure, Jacques-Antoine (1755-1835). Archéologue et historien.

Dumas, Jean-Baptiste André (1800-1884). Chimiste, pharmacien et homme politique. Membre de l'Académie dans la section chimie depuis 1832. Secrétaire perpétuel de 1868 à 1884. Doyen de la Faculté des sciences en 1841, un des fondateurs de l'École centrale ; ministre de l'agriculture et du commerce de 1850 à 1851 dans le gouvernement de Louis-Napoléon Bonaparte et devient sénateur lors du sacre de l'Empereur.

Dunant, Henry (1828-1910). Homme d'affaires suisse. En 1863, il participe à Genève à la fondation du Comité international de secours aux militaires blessés, désigné dès 1876 sous le nom de Comité international de la Croix-Rouge. Avait été très frappé par l'hécatombe de Solferino (1859).

Dupin, Charles (1784-1873). Polytechnicien, ingénieur du génie maritime, économiste, homme politique à partir de 1827 – député du Tarn puis à Paris, en 1830 et enfin en seine-Inférieure –, nommé pair de France en 1837 et sénateur en 1852. Il quitte la vie publique en 1870.

Favé, Ildefonse (1812-1894). Général de brigade, artilleur, écrivain militaire, membre de l'Académie des sciences. A été un des proches de Louis-Napoléon Bonaparte.

Félon, Joseph (1818-1897). Sculpteur, lithographe et peintre sur verre. A réalisé de nombreux vitraux. En juillet 1874, Pauline Nélaton fait don du buste de son mari à la Faculté. (Lettre de remerciements du doyen Wurtz, datée du 7 juillet, archives privées).

Fertiault, François (1814-1915). Poète et homme de lettres, caissier dans une banque à Paris, fils de militaire, né à Verdun-sur-le-Doubs, scolarité au collège de Chalon-sur-Saône, mort à Paris.

Fitz-James, Charles, vicomte de (1839-1913). Chef de bataillon de la garde nationale mobile (lieutenant aux guides). Marié en 1866 avec Marie-Madeleine-Adèle Dulong de Rosnay (1845-1913).

Flahaut, Auguste Charles Joseph, comte de (1785-1870). Militaire, il a participé à toutes les campagnes de Napoléon Ier, général de brigade en 1812, aide de camp de Napoléon et général de division en 1813. Pair de France en 1831. Il est ambassadeur à Vienne en 1841 et à Londres en 1860, jusqu'à 1862. Sénateur en 1852. Grand chancelier de la Légion d'honneur en 1861. En réalité, fils de Talleyrand (et de Madame de Souza) et père de Morny, né en 1811.

Flavigny, Maurice Adolphe Charles, comte de (1799-1873). Diplomate en début de vie professionnelle. Entré à la chambre des Pairs en 1841. Député d'Indre-et-Loire successivement légitimiste, orléaniste puis bonapartiste de 1852 à 1863. Il a participé à l'organisation de la *Société internationale des secours aux blessés des armées de terre et de mer*, fondée en 1864 et en a été nommé à la présidence. Sa sœur, la comtesse d'Agoult, a eu trois enfants de Franz Liszt (1811-1886), dont Blandine, la femme d'Émile Ollivier, et Cosima, mariée en secondes noces avec Richard Wagner (1813-1883).

Flavigny, comtesse de (1811-1883). Née Louise Mathilde de Montesquiou. Épouse de Maurice de Flavigny (1799-1873). Elle est donc belle-sœur de Marie d'Agoult (1805-1876), connue sous le pseudonyme de Daniel Stern, écrivain, qui a une liaison avec Franz Liszt (1811-1886) à partir de 1833. Voir ci-dessus.

Fleury, Émile-Félix (1815-1884). Fils d'un notaire qui lui avait laissé de la fortune, mais ayant dissipé ce patrimoine, il s'engage dans l'armée d'Afrique jusqu'en 1850. Général et diplomate, sénateur en 1865, grand officier de la Légion d'honneur en 1859, « jeune dandy, chassé de l'armée pour dettes », « grand organisateur » dirigeant le service intérieur de l'Élysée (Éric Anceau, *Napoléon III*, Paris, Tallandier, 2008) qu'en janvier 1873, l'impératrice Eugénie devait accuser « de la mort de l'Empereur auquel il aurait facilité dans le temps certaines débauches » (Archives de la Préfecture de Police de Paris).

Forey, Élie Fréderic (1804-1872). Entré à Saint-Cyr en 1822, il fait une grande partie de sa carrière en Algérie ; colonel en 1844, il est général de brigade en 1848 ; il adhère au coup d'État du 2 décembre 1851 et est nommé général de division. Il participe à la guerre de Crimée (1854), à la campagne d'Italie (1859) et à l'expédition du Mexique, à partir de septembre 1862 (Puebla, mai 1863, puis Mexico en juillet). Maréchal en 1863.

Fortoul, Hippolyte (1811-1856). Professeur de littérature à Toulouse, puis doyen de la Faculté d'Aix-en-Provence, avant d'être élu député en 1848. Ministre de l'Instruction publique et des cultes après le coup d'État. Sénateur en 1853. Mort subite d'une crise d'apoplexie selon la terminologie de l'époque (en fait, semble-t-il d'un excès de tension artérielle) à Ems.

Fourcroy, Antoine-François (1755-1809). Chimiste et député ; il est à l'origine de l'École centrale des travaux publics en 1795, qui deviendra en 1796 l'École polytechnique ; il est directeur général de l'Instruction publique, après le 9 novembre 1799.

Fourier, Charles (1772-1837). Philosophe, fondateur de l'école sociétaire, figure du socialisme critico-utomique (une communauté idéale, avec des phalanstères : hôtel coopératif pouvant accueillir quelques centaines de familles au milieu d'un grand domaine avec des fleurs et des fruits ; *cf.* le familistère Godin, à Guise, dans l'Aisne).

Fowle, Adeline (1799-1869). Américaine, « d'une beauté ensorcelante », épouse en 1816 du banquier américain, Samuel Welles, décédé en 1841, puis en 1843 du marquis Félix de La Valette (1806-1881), député de la Dordogne en 1846, sénateur en 1853, ambassadeur au Saint-Siège d'août 1861 à octobre 1862. Une fille d'Eugène Rouher, Léonie, épouse son fils, Samuel Welles de La Valette.

Foy, Maximilien Sébastien (1775-1825). Républicain convaincu, opposé au Consulat, opposé à l'Empire. Il est dans l'armée d'Espagne à partir de 1809. Blessé à Bussaco, baron d'Empire (1809) puis général de division en 1810. De retour en France en 1813. Député à partir de 1819 (Saint-Quentin, Vervins).

François II des Deux Siciles (1836-1894). Il monte sur le trône en 1859 mais doit capituler en 1861, après que son royaume ait été annexé au royaume d'Italie en 1860. Il vécut ensuite à Rome sous la protection du Pape.

Freteau, baronne de. Probablement, Thérèse-Philippine Dassy (1792-1865), épouse d'Emmanuel-Jean-Baptiste Freteau, baron de Pény (1775-1855), avocat à la Cour de cassation, pair de France, officier de la Légion d'honneur. Pény était l'actuel Vaux-le-Pénil, près de Melun. Le château de Vaux-le-Pénil a été construit en 1766 par Michel Louis Fréteau de Saint-Just (1715-1771). La baronne de Freteau est active dans l'Institution royale des Sourds-Muets de la rue Saint-Jacques.

Frochot, Nicolas (1761-1828). Conseiller d'État et premier préfet de la Seine.

Gabrielli, Charlotte Bonaparte, princesse (1795-1865). Fille aînée de Lucien Bonaparte et de Christine Boyer (1771-1800). Connue sous le nom de Lolotte, elle épouse le 27 décembre 1815, Mario Gabrielli, prince de Prossedi (1773-1841).

Galliffet, marquise de (1830-1901). Née Florence Laffitte, fille de Jacques Laffitte (1767-1844), petite-nièce du banquier Charles Laffitte (1803-1875), elle épouse en 1859 Gaston, marquis de Galliffet (1830-1909) – surnommé plus tard Galliffet le Sanguinaire ou le Boucher de Versailles –, jeune officier d'ordonnance né en 1830 qui sera ministre de la Guerre en 1900. Elle passe pour une des beautés les plus remarquables de la Cour Impériale.

Galignani, William (1798-1882) et Anthony (1796-1873), de mère anglaise, leur père, Italien (1757-1821), arrivé à Paris en 1808, y a fondé un journal, *The Galignani's Messenger*. Ses fils poursuivent cette activité aux côtés d'une librairie d'ouvrages édités en Angleterre. William était maire d'Étiolles. L'établissement de la rue de Rivoli date de 1855, auparavant la maison Galignani se trouvait rue Vivienne.

Garets, Marie, comtesse des (1848-1927). Née Marie de Larminat, demoiselle d'honneur auprès de l'Impératrice à l'âge de 18 ans. Elle la suit en Angleterre et elle y restera pendant neuf ans. A épousé en 1881 le colonel Ludovic des Garets (1838-1927), veuf depuis 1877, promu général en 1892.

Gill, André (1840-1885). Caricaturiste, artiste peintre et chansonnier.

Girodet, Anne-Louis (1767-1824). À la croisée du néoclassique et du romantique. Il a participé à la décoration du château de Compiègne en y peignant des fresques murales.

Gisors, Henri Alphonse de (1796-1866). Entré aux Beaux-arts en 1814. Architecte, second prix de Rome en 1823. Architecte du Sénat et du palais du Luxembourg. Architecte du ministère de l'Instruction publique en 1840. AN, J 16/6661.

Goltz, Robert Heinrich Ludwig, Graf von der (1817-1869). Diplomate prussien. À noter qu'en septembre 1867, avec le prince de Metternich (1773-1859), il avait suivi la Cour à Biarritz, logé à Bayonne. Vieille famille de diplomates.

Gounod, Charles (1818-1893). Compositeur. Prix de Rome en 1839. Son *Faust*, mentionné dans le texte avait été créé en 1859 au Théâtre Lyrique et y avait remporté un grand succès. De 1870 à 1874 il est installé en Angleterre.

Gondoin, Jacques (1737-1818). Architecte de l'École de chirurgie (actuelle École de médecine) ; il fut également architecte et dessinateur du garde-meuble de la Couronne. En 1795 il est nommé à l'Institut de France.

Gramont, Agénor, duc de (1819-1880). Entré à l'École polytechnique en 1837, dans l'armée jusqu'en 1840, diplomate à partir de 1851 (Cassel, Stuttgart, Turin, Rome – 1860 – et Vienne, 1866) et ministre des Affaires étrangères en 1870.

Haentjens, Alphonse-Alfred (1824-1884). Homme politique. Fils d'un armateur de Nantes, marié en 1858 avec Marie Maurice Agathe Magnan (1836-1893), la fille du maréchal Magnan. Un des pionniers de la grande presse parisienne. Un des premiers actionnaires du *Monde illustré*. Conseiller général de la Sarthe de 1858 à 1870. Bonapartiste. Élu député de 1863 à 1870, représentant en 1871, puis à nouveau député de 1876 à 1884. A voté contre la déclaration de guerre en 1870 et contre la déchéance de la famille impériale le 1er mars 1871. En 1865 il s'était prononcé contre une augmentation de l'armée : « Comme je désire ardemment la prospérité de la France et de la dynastie impériale, je voterai toutes les mesures qui tendront à diminuer le chiffre de notre armée ».

Halévy, Ludovic (1834-1908). Auteur dramatique, librettiste d'opérettes et d'opéras. Il a été dans l'Administration jusqu'en 1865. Il est élu à l'Académie française en 1884. Par ailleurs, gendre de l'horloger Louis Bréguet (1804-1883), cousin de Madame Strauss, veuve de Bizet (née Geneviève Halévy), dont le salon littéraire recevait le tout-Paris.

Hamilton, duchesse d' (1817-1888). Princesse Marie-Amélie de Baden, épouse du 11e duc. La plus jeune fille du grand-duc Charles II de Bade (1786-1818) et de son épouse, Stéphanie de Beauharnais (1789-1860), elle est devenue duchesse d'Hamilton à la mort de son beau-père en 1852. Amie de l'impératrice Eugénie. Sa fille a épousé Albert Ier de Monaco, puis, après annulation du mariage, un magnat hongrois, Taszilo Festetics (1850-1933). Le duc d'Hamilton (1811-1863) était parfois invité à chasser par l'Empereur.

Harpignies, Henri (1819-1916). Peintre paysagiste, aquarelliste et graveur de l'école de Barbizon.

Hertford, Lord, 4e marquis d'Hertford (1805-1859). De son vrai nom Richard Seymour-Conway, frère aîné d'Henry, connu sous le nom de « Milord l'Arsouille » (1800-1870). Habite à Bagatelle à partir de 1848. Un des premiers à faire un voyage en ballon. Grand collectionneur, dont à sa mort, la collection passa à Richard Wallace (1818-1890), son secrétaire et unique héritier. Celui-ci laissa une veuve et une partie de la succession revint à l'Angleterre : Hertford House et d'importantes collections. La ville de Paris put racheter Bagatelle en 1904.

Hoff, Jean. Israélite, brasseur à Breslau, inventeur de la bière de malt, fournisseur de la Cour à Berlin, conseiller municipal.

Hohenzollern, Léopold de, prince (1835-1905). Fils aîné de Charles-Antoine de Hohenzollern-Sigmaringen (1811-1885) et de Joséphine de Bade (1813-1900) est un membre de la famille princière de Hohenzollern-Sigmaringen. Lointain cousin du futur Empereur allemand Guillaume Ier, il épouse en 1861 Antoinette (1845-1913), la fille de Marie II de Portugal (1819-1853).

Höpken, Nils Albrekt (1811-1868). Norvégien. Carrière militaire de 1827 à 1844. Maréchal de la Cour en 1861, et chevalier de l'Ordre de l'Etoile polaire en janvier 1868. Propriétaire d'une propriété à Sundbyvick.

Howard, Elisabeth-Ann, née Haryett (1823-1865). Fille d'un bottier cordonnier réputé de Brighton, actrice qui avait fait ses débuts au théâtre Haymarket à Londres. Belle, visage de « camée antique », grâce inimitable et maintien d'une incomparable noblesse, fin visage au regard songeur (*Histoire de la Celle-Saint-Cloud*). Maîtresse et soutien financier de Napoléon III, de 1846 jusqu'à son mariage en 1853 ; devenue comtesse de Beauregard ensuite, lors de sa rupture avec l'Empereur. Elle avait un fils, Martin, né en août 1842, qui deviendra comte de Béchevet et vendra le domaine en 1870.

Humbert, Ferdinand ou **Jacques Fernand Humbert** (1842-1934). Portraitiste mondain très apprécié. Fils aîné d'un docteur Humbert Mollière – médecin de l'Hôtel-Dieu de Lyon, inspecteur des Eaux thermales d'Évian –, élève d'Eugène Fromentin (1820-1876), de Picot et d'Alexandre Cabanel (1823-1889).

Hunauld, Pierre (1664-1728). Grand avocat de l'enseignement hospitalier. « Conseiller médecin ordinaire du Roi. Docteur régent en la faculté de médecine et de l'Académie royale des Belles lettres d'Angers », puis doyen de la Faculté de médecine d'Angers. « Était d'une famille qui conserva pendant plus d'un siècle un goût héréditaire pour la médecine » (N. F. J. Eloy, *Dictionnaire historique de la Médecine ancienne et moderne*, Mons, Hoyois, 1778, p. 574).

Ismaïl Pacha (1830-1895). Vice-roi d'Égypte, fils d'Ibrahim Pacha (1789-1848) et petit-fils de Méhémet Ali (1769-1849). Il régna de 1863 à 1879, année où il abdiqua en faveur de son fils Tawfiq. Il a vendu ses droits sur le canal de Suez en 1875 au Royaume-Uni.

Jacquemart, Nélie (1841-1912). Artiste peintre et collectionneur. Elle épouse l'homme politique et collectionneur Édouard André (1833-1894) en 1881.

Jamin, Jules (1818-1886). Physicien, professeur de physique à l'École polytechnique.

Joubert, Charles (1640-1721). Architecte expert juré de la ville de Paris. A donné les dessins et conduit la construction de l'hôpital Saint-Côme, en 1707. « Homme d'une très grande expérience et possédant à fond la théorie de la bonne architecture ». (J. Fr. Blondel, *Architecture Françoise*, Paris, 1752-1756, cité dans « L'amphithéâtre d'anatomie de la communauté des chirurgiens de Paris sis rue des Cordeliers » de Pierre-Louis Laget, www.persee.fr.)

Jurien de la Gravière, Jean Pierre Edmond (1812-1892). Amiral, contre-amiral en 1855, il commande les forces navales françaises envoyées au Mexique en décembre 1861. Vice-amiral en 1862, il est aide de camp de l'Empereur Napoléon III en 1864, puis commandant de l'escadre de la Méditerranée ; il protège la fuite de l'Impératrice en 1870. Il a publié un certain nombre d'ouvrages. Invité à chasser à Fontainebleau le 10 janvier 1869.

Klumpke, Anna (1856-1942). Artiste peintre américaine. Elle a trois sœurs, une astronome (Dorothea), une neurologue (Augusta) et une violoniste (Julia). Elle expose au Salon en 1884 et ensuite régulièrement. Elle rencontre Rosa Bonheur en 1889, elles vivent ensuite ensemble à Thomery.

La Bonnardière, Jean-Philippe-Gabriel, baron de (1769-1842) Homme politique et maître des requêtes au Conseil d'État en 1816, vice-président, Administration générale des Hospices civils de Paris. Président de la Société Saint-Augustin, maire du XIe[VIe] arrondissement de Paris.

Laborderie-Boulou, Pierre. Docteur en droit en 1905 (Faculté de Bordeaux). Auteur de nombreuses publications et conférences, en particulier en 1951 l'une sur *Les hôpitaux de Paris durant le siège, 1870-1871*.

La Chapelle, Alfred, comte de (1830-1896). Auteur, historien et agent politique. Fils d'un officier sous Louis XVIII. Marié en 1862 en Dordogne avec Kate Creed Royal.

Lamey, Jules Eugène Alfred (1824-1902). Capitaine du génie, nommé aide de camp de l'Empereur le 23 mars 1864, puis du prince impérial le 15 mars 1867. Chevalier de la Légion d'honneur en juillet 1854.

Lariboisière, Élisabeth, comtesse de (1794-1851). Fille d'Antoine Roy (1764-1847), ministre des Finances à la Restauration. Belle-fille d'un général d'Empire. Elle n'eut pas d'enfant et laissa à sa mort la plus grande partie de sa fortune pour la fondation d'un hôpital à Paris.

La Roncière, Camille Clément de (1813-1881). Entré en 1829 à l'École navale. Il se distingue en 1854 à Sébastopol, il est présent à Beyrouth en 1860 ; contre-amiral en 1861, vice-amiral en 1868. Il s'illustre pendant le siège de Paris en 1870, la Marine assurant la défense des forts entourant la capitale. Député en 1871, sénateur en 1876. Président de la Société de Secours aux Naufragés et de la Société Géographique de Paris.

Laugier, Paul Auguste, Ernest (1812-1872). Astronome, a fait d'importantes découvertes dans les domaines du magnétisme, des comètes, des éclipses, des météores, et des taches solaires. Il a déterminé la latitude exacte de l'Observatoire de Paris (1853).

La Valette, Charles Jean Martin Félix, marquis de (1806-1881). Diplomate (Stockholm, Alexandrie, Hesse-Cassel, Constantinople), député de la Dordogne, sénateur en 1853, ambassadeur auprès du Saint-Siège en 1861-1862, ministre de l'Intérieur de 1865 à 1867 puis des Affaires étrangères de 1868 à 1869. Il est ensuite ambassadeur à Londres de 1869 à 1870. Il a eu cette phrase « La France ne pouvait que se réjouir de l'agrandissement de la Prusse, qu'elle a appelé de tous ses vœux et favorisé de son concours ».

Lebœuf, Edmond (1809-1890). Polytechnicien, commanda l'artillerie à Sébastopol et à Solferino. Général de brigade en 1854, général de division en 1857. Il fait la campagne de Crimée et commande l'artillerie de l'armée d'Italie en 1859. Nommé ministre de la Guerre le 21 août

1869 en remplacement de Niel, décédé, il est fait maréchal de France et nommé sénateur le 24 mars 1870. Jeu de mot de Napoléon III à son sujet, « Il avait été trop longtemps sous le joug ».

Legouvé, Ernest (1807-1903). Après avoir commencé par la poésie, il écrit de nombreuses pièces de théâtre, dont certaines en collaboration avec Scribe (1791-1861). Il est élu à l'Académie française en 1855. En 1881, il est nommé inspecteur général de l'Instruction publique. Ami proche de Berlioz (1803-1869), de Gounod (1818-1893), d'Eugène Labiche (1815-1888) et de Victor Schœlcher (1804-1893). Il a publié en 1886 son autobiographie.

Le Pérugin (1448-1523). Peintre italien de la Renaissance, fut un des maîtres de Raphaël (1483-1520). Peint surtout des tableaux religieux.

Leroy, Norbert (1802-1886). Notaire dans les Ardennes ; en 1850, il est nommé par le gouvernement commissaire auprès de l'établissement thermal de Vichy où il est nommé maire le 7 août 1860, et ce jusqu'au 15 septembre 1865.

Levicomte, Paul-Frédéric (1806-1881). Architecte. On lui doit notamment la première Mairie du 11ème arrondissement, rue Keller, et le 120 boulevard de Sébastopol.

Lincoln, Abraham (1809-1865). Seizième président des États-Unis, élu pour deux mandats de quatre ans. Sorti victorieux de la Guerre de Sécession. Considéré comme un des plus grands présidents des États-Unis.

Livry, Emma (1841-1863). Fille de Célestine Emarot, qui avait été mime pour les ballets, et d'un baron de Chassiron, ce qui faisait dire « Comment un chat si rond a-t-il fait un chat si maigre » (Maxime Du Camp, *Souvenirs d'un demi-siècle*).

Lüders, Alexander Nikolajevitsch von (1790-1874). Général russe, dont la famille était d'origine allemande. Il a participé aux guerres napoléoniennes, commandé les troupes russes en Valachie (1849) et en Transylvanie ainsi qu'à la guerre de Crimée (grièvement blessé en juillet 1854). Vice-roi/gouverneur de Pologne, très brutal, de novembre 1861 à juin 1862.

Magnan, Bernard Pierre (1791-1865). A fait les campagnes napoléoniennes ; en non activité au retour de Louis XVIII, il reprend du service aux Cent-Jours. Il participe à la conquête de l'Algérie. Député de la Seine en 1849. Commandant en chef de l'armée de Paris en juin

1851, il participe à l'organisation du coup d'État de décembre 1851. Nommé sénateur et maréchal de France en 1852. Napoléon III en fait son grand veneur et le nomme grand maître du Grand Orient.

Mailfaire, Charles-Étienne-Gabriel (ou Louis-Désiré ?). Né le 20 décembre 1823. Employé à l'administration centrale des hospices de Paris. Chevalier de la Légion d'honneur en mars 1856.

Malakoff, Aimable Jean-Jacques Pélissier, duc de (1794-1864). Officier, issu de Saint-Cyr. Fit de nombreuses campagnes, Espagne (1823), Morée, Algérie (1830 et 1839-1854), Crimée (1855) avec son succès à Malakoff. Ambassadeur à Londres en 1858-1859, avant d'être commandant de l'armée d'observation sur le Rhin, puis gouverneur général de l'Algérie en 1860. Nommé maréchal de France le 12 septembre 1855 (et donc, sénateur) et créé duc de Malakoff le 22 juillet 1856 ; grand-chancelier de la Légion d'honneur le 23 juillet 1859. Meurt en Algérie.

Margueritte, Jean-Auguste (1823-1870). Militaire, a servi en Algérie et au Mexique, nommé général en 1867. Blessé mortellement à Sedan.

Massa, Alexandre-Philippe Régnier, marquis de (1831-1910). Auteur dramatique et compositeur. Ancien officier de cavalerie, ancien écuyer de Napoléon III.

Mauduit. Peut-être (?), **Antoine-François** (1778-1854), homme de lettres également, fils d'un célèbre mathématicien. A été l'architecte de l'empereur de Russie Alexandre Ier, ayant passé dix-sept ans dans ce pays (essentiellement à Saint-Pétersbourg), et ayant été secrétaire bibliothécaire de l'Académie de France à Rome.

Maupas, Charlemagne-Émile de (1818-1888). Sous-préfet de 1845 à 1848. Préfet de police de Paris en octobre 1851, puis ministre de la Police de janvier 1852 à juin 1853, enfin ambassadeur à Naples avant d'être nommé préfet des Bouches-du-Rhône de 1860 à 1866.

Maury, Alfred (1817-1892). Érudit, élu membre de l'Académie en 1857, bibliothécaire des Tuileries (1860), puis directeur général des Archives (1868). Avec Victor Duruy (1811-1894), il est l'un des fondateurs de l'École pratique des Hautes Études.

Maximilien d'Autriche (1832-1867). Frère de l'empereur François-Joseph Ier d'Autriche, il épouse en 1857 la princesse Charlotte de Belgique (1840-1927), fille de Léopold Ier (1831-1865), roi des Belges et de Louise-Marie d'Orléans (1812-1850) ; il est empereur du Mexique à partir du 12 juin 1864. Après avoir été reçue par Napoléon III en août 1865, l'impératrice Charlotte part pour Rome où elle rend visite au pape Pie IX (le 27 septembre), et c'est lors de cette rencontre que sa folie apparaît. Elle meurt le 19 janvier 1927.

Meilhac, Henri (1830-1897). Auteur dramatique, librettiste d'opérettes et d'opéras. Sa collaboration avec Ludovic Halévy (1834-1908) – pour les plus célèbres opérettes de Jacques Offenbach (1819-1880)– commence en 1860 et dure jusqu'en 1881. Il est élu à l'Académie française en 1888.

Mellinet, Émile (1798-1894). Militaire, capitaine en 1830, officier en Algérie de 1841 à 1850, année où il est promu général. Il est blessé à Sébastopol en 1855, et est présent à Magenta en 1859. Placé en réserve en 1863, il est nommé sénateur en 1865. En août 1870 il commande la garde Impériale de Paris, avant d'aider l'impératrice Eugénie à quitter Paris.

Menken, Adah Isaacs (1835-1868). « La Menken », Américaine, actrice, artiste peintre et poète. Elle a débuté à New York et San Francisco avant de se produire à Londres et à Paris entre 1864 et 1866. Après être retournée aux États-Unis, elle revient en Europe où elle tombe malade, pour mourir deux ans après. Son premier mari s'appelait Menken, un musicien de théâtre juif. Elle en eut plusieurs autres après. Elle est enterrée au cimetière Montparnasse.

Méry, Joseph (1797-1866). Journaliste, romancier, et poète. Écrivain élégant et coloré, homme d'esprit.

Metternich, princesse Pauline de (1836-1921). Autrichienne d'origine hongroise, très liée avec l'Impératrice. De 1859 à 1871, son mari, Richard, un de ses oncles – le fils de celui qui avait été l'un des principaux acteurs du congrès de Vienne – est ambassadeur d'Autriche à Paris. Elle tient un salon littéraire et intervient pour que le *Tannhäuser* de Wagner soit produit à l'Opéra. « Je suis laide, mais j'ai de jolis détails » avait-elle dit à propos de son buste sculpté par Jean-Baptiste Carpeaux (1827-1875).

Meyer, Arthur (1844-1924). Patron de presse, en 1882 il acquiert *Le Gaulois* – « quotidien conservateur et mondain » – qu'il dirigeait depuis 1879 et qui devait être absorbé ultérieurement par *Le Figaro*.

Millet, Frédéric (1796-1859). Élève de Louis-François Aubry (1767-1851), de François Alexandre Pernot (1793-1865) et d'Isabey (1767-1855) ; il est un des bons miniaturistes de son époque. Les musées de

Vienne et de Boston ainsi que celui de Chantilly possèdent plusieurs de ses œuvres. Il a fait la statue de 6,60 mètres de Vercingétorix qui se trouve sur un socle de 7 mètres de haut dessiné par Eugène Viollet-le-Duc (1814-1879) à Alise-Sainte-Reine en Côte-d'Or (1865) ainsi que l'Apollon qui couronne l'Opéra.

Mimerel de Roubaix, Auguste (1786-1871). Industriel, pionnier de l'organisation syndicale du patronat français, il a fondé en 1842 le Comité de l'industrie. Il est nommé sénateur en 1852 et en 1860 président du Conseil général du Nord. Titré comte de l'Empire en 1866.

Mocquard, Jean-François-Constant (1791-1864). Brillant avocat, puis sous-préfet à Bagnères-de-Bigorre (1830-1839), avant de devenir correspondant de Louis-Napoléon Bonaparte (1840-1848), puis secrétaire chef de cabinet du prince président et Napoléon III jusqu'à sa mort.

Monnier, Francis (1824-1875). Précepteur du prince impérial en 1864 (auparavant professeur de 3e au collège Rollin). Il est remplacé en mars 1867 par Augustin Filon (1841-1916), universitaire, professeur de rhétorique au lycée de Grenoble. Il aurait démissionné parce que les moyens les plus nécessaires pour accomplir sa mission, son devoir de précepteur, lui furent enlevés… (*Journal des Débats* du 4 septembre 1867)

Montalembert, Charles, comte de (1810-1870). Journaliste (*L'Avenir*), historien et homme politique. Pair de France, théoricien du catholicisme libéral. De 1837 à 1850 il constitue un parti catholique unifié, objectif principal la liberté d'enseignement. Député sous la seconde République, il participe à la loi Falloux. Déçu par l'absolutisme du Second Empire, il rompt avec le nouveau régime en 1852. Il échoue aux législatives de 1857. En 1858, ayant critiqué la politique française, il est condamné à trois mois de prison. Il s'oppose au Saint-Siège en 1864 à propos du *Syllabus*. Hostile au dogme de l'infaillibilité pontificale, il meurt avant la fin du concile du Vatican.

Montalivet, Camille, comte de (1801-1880). Polytechnicien, ingénieur des ponts et chaussées. Ministre de l'Intérieur en 1830, puis de l'Instruction publique (1831-1832), avant de redevenir ministre de l'Intérieur (1832, 1836, 1837-1839). Intime de la famille royale ; Louis-Philippe en avait fait son exécuteur testamentaire. « Constitutionnel et libéral ». Sénateur en 1879.

Montebello, comtesse de (1826-1870). Née Adrienne de Villeneuve-Bargemon, épouse de Gustave Ollivier Lannes, comte de Montebello (1802-1861), un des fils du maréchal d'Empire Jean Lannes (1769-1809). Dame de compagnie de l'impératrice Eugénie dès 1856. Maîtresse de Fould ? (Viel-Castel). Son mari, quatrième enfant du maréchal Lannes, avait été aide de camp de Louis-Napoléon Bonaparte, puis général de brigade en décembre 1851 et général de division en 1855 avant d'être sénateur en 1869.

Montesquiou, probablement **Anatole de Montesquiou** (1788-1878), comte d'Empire au décès de son père, en 1832. Député de la Sarthe en 1834, 1837, 1839, élevé à la pairie en 1841. Suit Louis-Philippe en exil en 1848 et ne revient en France qu'après la mort de ce dernier.

Moreau, Adolphe (1800-1859). Agent de change, grand collectionneur ayant accumulé plus de huit cents tableaux.

Morlot, François-Nicolas-Madeleine (1795-1862). Ayant succédé à Monseigneur Sibour (1792-1857) après son assassinat (janvier 1857).

Morny, Charles-Auguste, duc de (1811-1865). Fils naturel de la reine Hortense et du comte de Flahaut, donc petit-fils de Talleyrand. Militaire dans un premier temps, en Algérie, puis homme politique. Député du Puy-de-Dôme de 1842 à 1848, puis représentant de 1849 à 1851. Un des principaux organisateurs du coup d'État. Ministre de l'Intérieur du 2 décembre 1851 jusqu'au 22 janvier 1852. Opposé à la nationalisation des biens des Orléans (« premier vol de l'Aigle », selon Dupin), il démissionne. Garde cependant beaucoup d'influence sur l'Empereur. Ambassadeur en Russie, après la guerre de Crimée, en 1856, il y épouse la princesse Sophie Troubetzkoï (1836-1896). Inventeur de Deauville et rôle important dans nombre d'affaires, chemins de fer en particulier. Député de 1852 à sa mort en 1865, président du Corps législatif à partir de 1854. Fait duc en 1862.

Mouchy, Anna, duchesse de (1841-1924). Fille de Lucien Murat (1803-1878) – second fils de Joachim Murat (1767-1815) et de Caroline Bonaparte (1782-1839) – et de Caroline Georgine Fraser (1810-1879), duchesse de Mouchy par son mariage en 1865 avec Antoine de Noailles, duc et prince de Poix, duc de Mouchy (1841-1909). Elle reçut une subvention de 100 000 francs par an ainsi que deux millions de Napoléon III à l'occasion de son mariage (*Papiers et correspondance de la Famille impériale*, volume 2, p. 52).

Nadar (1820-1910). Pseudonyme de Gaspard-Félix Tournachon, caricaturiste, aéronaute et photographe.

Nadaud, Gustave (1820-1893). Famille originaire de Limoges ; poète et chansonnier qui commence à publier à partir de 1849.

Ney, Edgar, prince de la Moskowa (1812-1882). Quatrième fils du maréchal Ney (1769-1815). Militaire de carrière, sous-lieutenant en 1832, général de division en 1863. Ayant été aide de camp de l'Empereur en 1852. Sénateur en 1859 et nommé grand veneur en 1865 (remplaçant à sa mort, le maréchal Magnan et jusque-là « premier veneur »). Prit le titre de prince de la Moskowa à la mort de son frère en 1857. Le service de la vénerie impériale employait soixante personnes et comptait cent vingt chiens et une soixantaine de chevaux (Catherine Granger, *L'Empereur et les arts, la liste civile de Napoléon III*, École des chartes). Selon Viel-Castel : « N'avait aucune qualité, son caractère le faisait détester de tout le monde. Les militaires disaient qu'il était bon musicien, les musiciens devaient dire qu'il était bon militaire ».

Niel, Adolphe (1802-1869). Maréchal ; polytechnicien, il s'illustre dans la prise de Constantine (1836) ; il participe à l'expédition italienne en 1849 et est commandant en chef de l'armée d'Orient (1854-1855). Aide de camp de Napoléon III de 1855 à 1860, il se distingue à Magenta en 1859, et est nommé maréchal de France. Ministre de la Guerre en 1867. Présente un projet de réforme de l'armée en janvier 1868 ; le texte voté ne marqua aucune avancée substantielle.

Noir, Victor (1848-1870). Nom de plume d'Yvan Salmon. À la suite d'une réaction du prince Pierre-Napoléon Bonaparte (1815-1881), fils de Lucien, sur des articles ayant mené une campagne contre l'Empire, parus dans *La Revanche* et *La Marseillaise* d'Henri Rochefort (1831-1913), ces deux revues lui envoient chacune chez lui, rue d'Auteuil, deux témoins. Il y a une méprise : les premiers – dont Victor Noir, mandaté par *La Revanche* – étant pris pour les seconds, la rencontre tourne mal, et le prince tire, Victor Noir s'écroule (10 janvier 1870), mortellement blessé. Ses obsèques mobilisent des foules considérables et Pierre-Napoléon Bonaparte est acquitté.

Olózaga, Salustiano de (1805-1873). Espagnol. Militaire, écrivain, avocat et homme politique. En France de 1843 à 1847. Il meurt à Paris où il est ambassadeur (pour la seconde fois) en 1855.

Ollivier, Émile (1825-1913). Avocat au barreau de Paris en 1847, puis commissaire du gouvernement de 1848 à 1849 dans les Bouches-du-Rhône, il est élu député dans la Seine en 1857, libéral, dans une opposition constructive. À partir de 1867 il soutient l'Empire. En 1869 il est élu dans le Var et chargé en décembre de constituer le gouvernement ; il est renversé le 9 août et part en Italie jusqu'en 1873. Il était entré à l'Académie française en avril 1870. Il avait épousé une fille de Liszt et de la comtesse d'Agoult qui mourut en 1862. Remarié en 1869 avec Marie-Thérèse Gravier.

Orsini, Felice (1819-1858). Révolutionnaire italien. Docteur en droit en 1843. Il a toujours participé à des mouvements en vue de l'indépendance, de l'unité et de la république Italienne. Député en 1849. Arrêté et emprisonné par les Autrichiens en 1856, il s'installe ensuite à Londres. Il rend Napoléon III responsable de l'échec de la République romaine par son intervention en 1849.

Parieu, Marie-Louis-Pierre Félix Esquirou de (1815-1893). Ministre de l'Instruction publique et des Cultes du 31 octobre 1849 au 24 janvier 1851, Vice-président du Conseil d'État du 3 février 1855 au 4 septembre 1870 et ministre présidant le Conseil d'État du 2 janvier 1870 au 10 août 1870. Il est élu membre de l'Académie des sciences morales et politiques en 1865.

Patti, Adela Maria Julia, marquise de Caux (1843-1919). Cantatrice soprano italienne, née à Madrid, morte en Angleterre. Elle épouse en 1868 le marquis de Caux (1826-1889), dont elle se sépare en 1877. Elle se remarie en 1886 avec le ténor Ernesto Nicolini (1834-1898) avant de se remarier à nouveau en 1899 avec un baron suédois, Rolf Cederström (1870-1947). Elle chante pour la dernière fois en public en octobre 1914.

Pereire, Émile (1800-1875). Courtier de change, puis journaliste et saint-simonien, jusqu'à ce qu'en 1835, il se lance dans la construction du chemin de fer de Paris à Saint-Germain, avant de participer aux lignes du Nord, de Lyon (1845) et à la Compagnie du Midi. Il est député de la Gironde en 1863. Avec son frère ils eurent également beaucoup d'autres activités, notamment dans le domaine bancaire (Crédit mobilier), dans les assurances (La Paternelle, La Confiance), les transports (Compagnie générale maritime, Compagnie générale transatlantique) et dans l'immobilier, en particulier à Arcachon.

Pereire, Isaac (1806-1880). A épousé en secondes noces sa nièce Fanny (1825-1910), fille d'Émile. Député du Tarn de 1863 à 1869. Grand collectionneur de tableaux.

Persigny, Jean-Gilbert Victor Fialin, duc de (1808-1872). Soutient Louis-Napoléon Bonaparte à partir de 1835 ; est à ses côtés dans les tentatives de Strasbourg (1836) et de Boulogne (1840). Député de la Loire en 1848. Participe activement au coup d'État du 2 décembre 1851. Ministre de l'Intérieur de janvier 1852, en remplacement de Morny démissionnaire, à juin 1854. Ambassadeur à Londres par deux fois entre 1855 et 1860. Revenu au ministère de l'Intérieur à la suite du décret du 24 novembre 1860 jusqu'à juin 1863 (démission le 23). L'Empereur l'avait nommé sénateur en 1852 et fait duc en septembre 1863.

Périgord, Nicolas Raoul Adalbert de Talleyrand-Périgord, duc de Montmorency (titre donné par l'Empereur par décret du 14 mai 1854) (1837-1915). Second fils du duc de Valençay et d'Alix de Montmorency. Son titre avait disparu à la mort de son oncle maternel en 1862.

Picard, Ernest (1821-1877). Avocat, plusieurs fois député (Seine, 1858 ; Hérault, 1869 ; Meuse, 1871), deux fois ministre (Finances, septembre 1870 ; Intérieur, 1871), puis ambassadeur à Bruxelles. Sénateur en 1875.

Pierrard, Blas. Général espagnol, né à Saumur en 1813.

Pigny, Jean-Baptiste (1821-1880). Beau-frère de Charles Gounod (1818-1893). Il aura la charge du domaine Rothschild à Ferrières à partir de 1845. Il a transformé l'hôtel Beauvau en 1856. Il est nommé chevalier de la Légion d'honneur la même année que son confrère Levicomte, l'architecte de la maison de Nélaton aux Champs-Élysées.

Pils, Isidore-Alexandre-Auguste (1813-1875). Peintre d'histoire, lauréat du prix de Rome en 1838. A suivi les troupes françaises en 1854-1855 ; professeur de peinture à l'École des beaux-arts de Paris en 1863, en 1867, il entre à l'Académie des Beaux-arts et est promu officier de la Légion d'honneur. Il a peint surtout des scènes religieuses et militaires et a exécuté la décoration du plafond du grand escalier de l'Opéra.

Piscatory, baron de Vaufreland, Achille Victor Fortuné (1800-1870). Député dans l'Indre-et-Loire de 1831 à 1842. Ministre plénipotentiaire en Grèce en 1843. Fait pair de France en 1846. Sa femme, Hélène

(1814-1891), fille du général Maximilien Sébastien Foy (1775-1825), « bas-bleu [...] femme savante », pour Horace de Viel-Castel.

Plessy, Jeanne Arnould-Plessy (1819-1897). À la Comédie-Française de 1834 à 1845 ; elle épouse alors un auteur dramatique anglais, Jean-François Arnould (1803-1854). Elle joue ensuite à Saint-Pétersbourg avant de revenir au Français en 1855, en tant que pensionnaire. Elle était très amie avec George Sand (1804-1876) et triompha notamment dans les pièces d'Émile Augier (1820-1889). Elle prend sa retraite en 1876.

Pomereu, marquise de (1792-1866). Probablement l'épouse de Michel-Marie de Pomereu (1779-1863), président à mortier au parlement de Rouen, née Étiennette d'Aligre (les biens de la famille d'Aligre ainsi que ses noms et titres furent transférés à la maison de Pomereu). Son second fils, Armand de Pomereu (1817-1906) a épousé en 1847 Marie de Préaux (née en 1854) et le suivant, Armand-Michel-Étienne, a épousé Marie de Luppé (1834-1908).

Poncelet, Jean-Victor (1788-1867). Polytechnicien, mathématicien, ingénieur et général français. Admis à l'Académie des sciences en 1834. Général commandant l'École polytechnique de 1848 à 1850, il invente un modèle de turbine et un système de pont-levis à contrepoids variable, qui porte son nom. Grand officier de la Légion d'honneur en 1853.

Pourtalès, comtesse Edmond de (1836-1914). Née Louise Sophie Mélanie Renouard de Bussière, elle a épousé son mari en 1857. « L'une des reines de Paris sous le Second Empire ». « Une des familières de la Cour des Tuileries ». Amie intime de la princesse Metternich.

Prim, Juan (1814-1870). Général chef de la junte au pouvoir à Madrid depuis le coup d'État de septembre 1868 qui avait chassé Isabelle II (1830-1904) et son fils Alphonse (1857-1885), prince des Asturies, réfugiés à Pau.

Quentin-Bauchart, Alexandre (1809-1887). Député de l'Aisne de 1849 à 1851 puis sénateur de 1867 à 1870.

Rambuteau, Claude-Philibert Barthelot, comte de (1781-1869). Administrateur sous le Ier Empire, préfet du Simplon en 1813, député en 1827. Conseiller d'État et pair de France, préfet de la Seine de 1833 à 1848. Il a été un des précurseurs d'Haussmann dans la transformation de la capitale.

Rapp, comtesse. Belle-fille de la comtesse Jean Rapp, née Albertine de Rothberg-Coligny (1797-1842).

Rayneval, Louise de (1879-1909). Née Louise Bertin de Veaux, en 1826, nommée dame du Palais le 29 janvier 1855. Chanoinesse d'un ordre de Bavière, très belle, c'est elle qui avait posé pour la muse que l'on voit couronnant Cherubini dans le célèbre tableau (1842) d'Ingres (1780-1867).

Reichstadt, duc de (1811-1832). Fils de Napoléon Ier et de Marie-Louise d'Autriche. Roi de Rome à sa naissance, Napoléon II à la fin des Cent Jours (22 juin au 7 juillet 1815). Duc de Reichstadt en juillet 1818.

Rémusat, Madame de (1836-1906). Nom de son mari, Pierre de Rémusat (1829-1862) ; Marie Cibiel de son nom de jeune fille, deviendra Madame Lannelongue le 22 novembre 1876. Elle a ouvert une ambulance dans son hôtel 24, avenue Gabriel. Belle-fille du ministre Charles de Rémusat (1797-1875).

Revenaz, Alexis Gustave (1835-1896). Propriétaire, administrateur de la Compagnie Impériale de Navigation de la Méditerranée.

Reverdy, Jeanne Thérèse Zoé (1824-1905). Sœur aînée de Courbet, épouse en 1868 du peintre Eugène Reverdy (1822-1887), morte à l'asile d'aliénés de Saint-Ylie, près de Dole. Mère de deux enfants.

Rigault de Genouilly, Charles (1807-1873). Polytechnicien, entré dans la Marine en 1807, après une carrière qui l'a conduit en Algérie, en Extrême-Orient, en Crimée, à nouveau en Chine, en Annam, en Cochinchine, il est promu amiral en janvier 1864 et ministre de la Marine en 1867. Il met en place un embryon d'État-major de la Marine et fonde la Société centrale du sauvetage des Naufragés (SCSN, ancêtre de l'actuelle SNSM) dont il est le premier président. Il a assuré pendant quelques jours l'intérim du ministère de la Guerre après la mort de Niel (1869).

Robert-Fleury, Joseph-Nicolas (1797-1890). Fils de Nicolas Fleury. Élève de Gros (1771-1835), débute au Salon de 1824 ; peintre d'histoire, il entre à l'Académie des Beaux-arts en 1850. En 1855, il en est nommé professeur et en 1863 il devient directeur de l'École des Beaux-arts de Paris avant d'être nommé l'année suivante directeur de l'Académie des Beaux-arts de Rome.

Roccagiovine, marquise de (1830-1900). Née Julie Bonaparte, à Rome, fille de Charles-Lucien Bonaparte (fils de Lucien) et de son épouse Zénaïde Bonaparte. Mariée en 1847, elle a perdu en 1865 sa fille, Mathilde, née en 1850. Elle a touché pendant toute la durée de l'Empire 400 000 francs. Elle a été connue pour son salon littéraire (rue de Grenelle Saint-Germain) ; elle meurt à Rome où elle s'était retirée à la chute du Second Empire.

Rochefort, Henri (de son vrai nom, Victor Henri de Rochefort-Luçay) (1831-1913). Journaliste, auteur de théâtre (une vingtaine de vaudevilles) et homme politique. Ses journaux : *La Lanterne* (1868), *La Marseillaise* (1869), *L'Intransigeant* (1880). Opinions politiques extrémistes, radicales ; favorable à la Commune, socialiste et antidreyfusard. Déporté en Nouvelle Calédonie en 1873, il s'en échappe en mars 1874 pour arriver à Londres le 18 juin. Il est amnistié en 1880. Il s'est marié trois fois.

Romanov, Nicolas Alexandrovitch (1843-1865). Premier fils de l'empereur Alexandre II (1818-1881). Très jeune, il souffrait déjà de malaises. Arrivé à Nice pour se soigner en décembre 1864.

Rossini, Olympe (1799-1878). Seconde femme de Rossini, née Olympe Pelissier, elle l'épouse – alors qu'il était veuf depuis 1843 – en 1846. En 1877, elle lègue une somme de trois millions à l'Assistance publique pour construire une maison en faveur des artistes âgés qui fait partie de l'ensemble Sainte-Périne, rue Chardon-Lagache à Paris.

Roumanie Charles de (1839-1914). Officier allemand, Hohenzollern, frère du futur candidat au trône d'Espagne, il a de très bonnes relations avec Napoléon III ; élu souverain de Roumanie en 1866, il en est proclamé roi en 1881. Il a en 1870 une fille unique, Maria, qui meurt en 1874. Un neveu le remplacera.

Roux, Ferdinand (1813- 1898). Principal du collège d'Alès de 1845 à 1858, puis, en 1865, directeur de l'école normale spéciale de Cluny qui ouvre en 1866 et fermera en 1891. Mort à Alès.

Saïd Pacha (1822-1863). Quatrième fils de Méhémet Ali (1769-1849). Arrivé au pouvoir en 1856. Avait accordé à Ferdinand de Lesseps (1805-1894) la concession pour la construction du canal.

Sainte-Beuve, Charles-Augustin (1804-1869). Critique littéraire et écrivain. Inscrit à la Faculté de médecine en 1823. Externe en 1826, puis interne provisoire mais il abandonne ses études de médecine en 1827. Son œuvre principale est une *Histoire de l'abbaye de Port-Royal*.

Élu à l'Académie française en 1844. Il se rallie au Second Empire en 1852 et sera nommé sénateur ultérieurement (1865). Professeur au Collège de France en 1854, pour une courte durée, avant de l'être à l'École normale supérieure (1857).

Sandrié, Charles. Maître maçon, entrepreneur des bâtiments du roi Louis XV, fondateur du passage dont il était propriétaire du terrain.

Schneider, Hortense (1833-1920). Cantatrice qui connut un très grand succès sous le Second Empire. Elle a chanté dans de nombreuses opérettes d'Offenbach (1819-1880). Sa carrière déclinera après 1871.

Sédille, Paul (1836-1900). Architecte et théoricien. L'architecte des Magasins du Printemps (Paris), théoricien de la polychromie architecturale, et avocat d'une point de vue théorique qui s'appelle "réalisme architectural", basé sur l'œuvre de l'architecte allemand Gottfried Semper (1803-1879).

Ségur, Louis-Gaston, comte de (1820-1881). Évêque. Fils de la comtesse de Ségur. Il démissionne du corps diplomatique en 1842 pour entrer au séminaire. Ordonné prêtre en 1847. Il devint aveugle en 1856.

Silvela, Manuel (1830-1892). Avocat, écrivain, académicien et homme politique (élu pour la première fois en 1863, et jusqu'en 1883). Ministre chargé des Affaires étrangères sous la présidence de Juan Prim (1814-1870). Ministre d'État de 1877 à 1879. Nommé sénateur à vie en 1883.

Stakelberg, Gustav Ernst von (1813-1870). Militaire, diplomate de l'Empire russe. Il quitte l'armée en 1843, avec le grade de colonel. Reprenant du service en 1848 il est élevé au grade de major général en 1852. Il est ensuite ministre plénipotentiaire successivement auprès de la Cour du roi de Sardaigne, à Madrid, en Italie, à Vienne avant de l'être à Paris (1866), où il meurt, comme son père vingt ans auparavant.

Strauss, Isaac (1806-188). Né à Strasbourg, neveu de Johann Strauss (1804-1849) ; violoniste, compositeur de valses, chef d'orchestre des bals de la Cour sous Louis-Philippe où il succéda à Philippe Musard (1792-1859), puis après avoir été à Plombières et Aix-la-Chapelle, il est l'organisateur du casino de Vichy qu'il dirigea de 1844 à 1859.

Strode, Nathaniel William John (1816-1880). Anglais d'origine israélite, francophile et financier ; il a acheté Camden en 1860. Il a été le gestionnaire de fortune d'Elisabeth Ann Haryett, Elisabeth Howard (1823-1865), et témoin à son mariage en 1854 avec le capitaine Clarence Trelawny (1826-1902), avant d'être ultérieurement son exécuteur testamentaire. Il est apparu assez tardivement que Strode aurait reçu 900 000 francs de l'Empereur (?).

Tchitchérine, Boris (1828-1904). Russe, juriste et philosophe politique. Grand partisan des réformes d'Alexandre II (1845-1881) des années 1860. Devait être maire de Moscou en 1882.

Thayer, Édouard (1802-1859). Polytechnicien, membre du conseil municipal de Paris quand survient la Révolution de 1848. Directeur général des Postes à l'arrivée de Louis-Napoléon Bonaparte à la présidence. Sénateur en 1853. Il est le mari de la fille du duc de Padoue (1778-1853), « petite cousine » de l'Empereur par sa mère, Madame de Padoue, cousine de Letizia (1750-1836), mère de Napoléon Ier.

Tissier, Ange (1814-1876). Après des études au séminaire, il étudie la peinture à l'école des Beaux-arts de Paris. Peintre de scènes de genre, de portraits (entre autres le portrait d'Abd El Kader – 1808/1883 – exposé au château de Versailles) et de scènes orientalistes (tombé sous le charme de l'Algérie), compte parmi les peintres officiels du Second Empire. A été dans l'atelier d'Ary Scheffer (1795-1858) et de Paul Delaroche (1797-1856). Expose au Salon de 1838 à 1875.

Trochu, Louis-Jules (1815-1896). A fait la guerre de Crimée (blessé à Sébastopol), la guerre d'Italie, il est général en 1866. Président du gouvernement de la Défense nationale du 4 septembre 1870 au 17 février 1871. Il n'a jamais été favorable au régime impérial. Il démissionne le 22 janvier 1871 après la dramatique bataille de Buzenval.

Troplong, Raymond-Théodore (1795-1869). Historien du droit, avocat en 1819, président de la Cour de Cassation en 1852, sénateur la même année, puis président du Sénat le 31 décembre 1858, membre du Conseil privé de l'Empereur. Soutint le projet de restauration de l'Empire. Piètre orateur dont Mérimée disait : « Notre président, si justement nommé Troplong ».

Vandal, Édouard, comte (1813-1889). Inspecteur des Finances en 1837 ; secrétaire général du ministère des Finances en 1852, puis directeur général des contributions directes de 1852 à 1861, il est ensuite (juin 1861) nommé directeur général des Postes en remplacement d'Auguste Stourm (1797-1865), élevé à la dignité de sénateur. Conseiller général du canton de Drulingen en 1867. On a dit de lui, « homme de poste et de riposte » ! En septembre 1870, il démissionne pour devenir après président de la Compagnie transatlantique (ex Compagnie générale maritime, fondée par les Pereire en 1855) de 1871 à 1875.

Vauchelet, Théophile (1802-1873). Peintre néo-classique. Il a réalisé plusieurs tableaux pour plusieurs églises et le plafond de la chapelle du Sénat ainsi que, sur commande royale, *La Capitulation de Magdebourg* (1837) pour la galerie historique du château de Versailles. Premier prix de Rome en 1829.

Villemessant, Hippolyte de (1810-1879). Après avoir commencé comme commerçant puis comme inspecteur d'assurances, il est journaliste. C'est ainsi qu'en 1854 il relance *Le Figaro* sous forme hebdomadaire. Il conserve ce journal jusqu'en 1875. Entre temps il avait lancé quelques autres revues, *La Gazette rose* (1857), *L'autographe* (1863), *Le grand journal* (1864), *Le diable à quatre* (1868).

Waldeck-Rousseau, René (1809-1882). Avocat, député et deux fois maire de Nantes, qui eut pour fils Pierre Waldeck-Rousseau (1846-1904), président du Conseil des ministres à l'époque de l'affaire Dreyfus, de 1899 à 1902.

Wallace, Richard, Sir, baronet (1818-1890). Collectionneur, philanthrope et membre du parlement britannique. Wallace était le nom de sa mère, son père étant Richard Seymour-Conway, 4e marquis de Hertford. Pendant la guerre franco-prussienne il offre une ambulance et finance la construction d'un hôpital à Levallois-Perret. Fait baronet en 1871. Élu à la Chambre des Communes en Angleterre de 1873 à 1885. Sa femme, Lady Charlotte Wallace, meurt en 1897.

Winslow, Jacob Jacques-Bénigne (1669-1760). Fils d'un pasteur luthérien danois, « petit-neveu du célèbre Sténon », converti au catholicisme – d'où en 1699, son second prénom rappelant Bossuet, son parrain –, nommé officiellement professeur d'anatomie au Jardin royal en 1743, alors qu'il y officiait déjà depuis une douzaine d'années. Avait été l'élève de Frederik Ruysch (1638-1731) en Hollande et ensuite de Joseph-Guichard Duverney (1648-1730) à Paris dont il prit la suite. Ne pouvait pas supporter la vue du sang. Membre de l'Académie des sciences (1707).

ANNEXE C

Documents

1 - SONNET COMPOSÉ EN 1833

Nous montons lentement un sombre boulevard
Froid corridor de boue où se cache le bouge,
Heurtant le réverbère au clignement blafard,
Dont la triste lueur se diffusait en rouge.
Un moment, au travers d'un linceul de brouillard
On ouvrit une porte éclairée ; une gouge,
Presque nue et sondant comme un glouton qui fouge,
Parut interroger encore le hasard
C'est avec un enfant que battait un ivrogne,
Et, dans un coin de planche, une infecte charogne,
Tout ce que, ce soir-là, nous vîmes, n'est-ce pas ?
Ah ! J'oubliais (du diable ô suprême malice !)
Un brancard qui menait une femme à l'hospice
Et dont les porteurs soûls butaient à chaque pas[1].

2 - LETTRE DU DOCTEUR MAURICE HERECZEGHY

Turin le 23 septembre 1862, mardi matin

Monsieur le Professeur,

1. *Chronique médicale*, 1914, p. 471.

L'extrême bienveillance qui vous distingue et le dévouement exceptionnel que vous portez à l'art chirurgical m'a fait espérer que vous liserez avec plaisir les lignes suivantes que j'ai l'honneur de vous adresser sur ma visite que je viens de faire au Général Garibaldi dans le grand Lazaret de Varigniano, qui ne laisse rien à désirer quant aux conditions hygiéniques et sanitaires. J'ai quitté Turin avec le même sentiment que je suis revenu, c'est, de vous écrire, afin que vous veniez voir l'illustre blessé, que j'ai suivi pendant la mémorable campagne en Sicile, et il serait atrocité de ne pas reconnaître en lui l'homme qui a le plus contribué à la rédemption de l'Italie.[...] En attendant, c'est Lord Palmerston qui s'est empressé d'écrire à son ambassadeur à Turin afin que Mister Partridge soit admis auprès du Général Garibaldi entouré par ses médecins pas trop complaisants. Le chirurgien anglais est arrivé à Varigniano lorsque j'ai été déjà parti, par conséquent je ne sais pas grand-chose à dire de Mr Partridge que j'avoue mon ignorance je ne connais pas du tout, pendant que le nom de Monsieur Nélaton se trouve dans la bouche de tout le monde. Je suis donc intimement convaincu que malgré la visite du chirurgien anglais et celle de l'illustre Porta de Pavie, et de Messieurs Zannetti et Rizzoli de Florence, malgré ces hommes célèbres, votre visite au général Garibaldi trouvera toujours un retentissement sur le monde scientifique et social qui apprendra avec plaisir que le prince de la chirurgie française par excellence est allé voir le héros de la Sicile, de les Calabres et de Naples. Dans ces sentiments je vous prie de venir Maître érudit. Je vous servirai comme guide et vous n'aurez aucun embarras à vaincre. Quant au voyage il est si pittoresque que je vous conseillerai d'amener quelqu'un de votre chère famille qui pourrait vous attendre à La Spezia. ville qui a un air délicieux, sur un golfe le plus beau des mers, un chemin de fer achevé entre la Toscane et de cette ville et des hôtels confortables où l'on parle très bien le français. En tout cas je vous trace la route de voyage pour aller à Varignano. On part de Turin avec le train du matin qui vous amène en 5 heures de temps à Gênes. À 8 heures du soir précises, un bateau à vapeur vous conduit en 8 heures de temps où l'on arrive le lendemain à 4 heures du matin, à cette heure la ville dort, par conséquent il faut se reposer ici quelques heures, après on se fait conduire, par terre ou par mer au grand Lazaret de Varignano, lieu de captivité du général. Arrivé après une demi-heure de chemin à Varignano qui a des montagnes riantes qui entourent une partie de mer comme une île qui a transporté l'imagination involontairement à Elbe, où le Cæsar français avait cessé de vivre. Après avoir remis à la grande porte du Lazaret votre permis, comme condition sine qua non, signé du Ministre de la guerre à Paris, ou par un autre personnage de cet ordre, l'officier de garde très poli et très complaisant vous fait conduire au deuxième étage de ce vaste établissement et on se trouve devant la porte de l'illustre prisonnier blessé, une sentinelle et un carabinier qui font la garde d'honneur du général. On frappe à la porte qui s'ouvert et ferme à la volonté des habitants, sans verrou et sans tout, lorsque des personnes vêtues en chemises rouges vous saluent et vous font avancer dans l'appartement du Général Garibaldi entouré par ses deux fils dont l'aîné porte une futilité d'une blessure d'un coup de fusil à la jambe droite. Viennent ensuite le secrétaire du général, une espèce d'adjudant, et un médecin très peu savant et si peu aimable, que j'aurai voulu l'envoyer à Paris pour lui faire apprendre la politesse française.[...]. Lorsque vous vous trouvez dans la chambre du Général Garibaldi vous le voyez à moitié assis dans son lit bas. L'illustre malade vous serre la main avec émotion. En parlant vous attendez vous attendez la langue française ou italienne très puissamment prononcées par une voix qui ne tremble jamais. L'ensemble du général est très sympathique. Quant à la figure elle est sensiblement altérée mais très intéressante, je dirai même qu'elle a quelque chose d'éthérique qui m'a fait l'impression du tableau le plus frappant de la descente de la croix. Le Général dit qu'il souffre, qu'il ne dort pas et que la blessure était grave. Ce sont les paroles qu'il a dites à moi. J'ai été ému et j'ai eu compassion de lui. Mais c'est surtout le moral de l'illustre blessé qui est profondément ébranlé. C'est un coup fatal que le Général Garibaldi s'est donné lui-même. Oui Monsieur, lui-même car il a eu tant de foi dans les cris de vox populi, cris qui laissaient beaucoup à désirer lorsque le moment était arrivé d'agir en masse. Ainsi pendant que le général Garibaldi s'est cru d'être un second Pompée, pendant qu'il se vantait qu'en quelque endroit de l'Italie qu'il frappait du pied il en sortirait des légions prêtes à obéir à ses ordres. Pendant que le général Garibaldi s'est abandonné à ce doux espoir, ce grand homme était étonné de se voir réduit aux destinées du simple mortel qui propose tandis que Dieu dispose. C'est triste mais ce n'est pas moins vrai. Or le Général Garibaldi est vaincu. Milliers de ses fidèles qui l'ont suivi gémissent dans la maison morte de la prison, pendant qu'une centaine des victimes, des enfants en dessous de 14 ans, qui sont échappés du foyer domestique pour suivre le capitaine du peuple, sont malades. Grâce au Roi galant homme de l'Italie, c'est lui qui va agir maintenant pour acquérir la capitale de Rome et pour consolider l'unité de l'Italie menacée par celui qui l'avait si glorieusement réhabilitée. [...]. Mais j'ai pu me convaincre que ce meilleur des souverains est pénétré d'amour pour sa patrie et convaincu que l'unité de l'Italie doit s'accomplir à l'exemple du *fiat justitia et pereat mundus* [1] ! Tout cela n'empêche pas que vous seriez le bienvenu. Venez donc illustre maître. Je vous attends avec impatience. Je suis sûr que le Roi lui-même sera enchanté de vous recevoir car il est d'une bonté sans pareil. Vous savez Monsieur le professeur que je me suis trouvé dans la suite du Roi pendant son séjour à Naples. Après j'ai publié une petite brochure sur ce voyage triomphal sous le titre "Impressions d'un Hongrois" qui m'a valu la distinction de la décoration de l'Ordre des Saints Maurice et Lazare. [...]. Quant à mon intérêt scientifique à Paris je ne sais vraiment pas comment faire. Je suis bien mortifié que les illustres examinateurs n'aient pas pris en considération ni mon âge, déjà un peu avancé, ni ma position d'émigré, ni enfin mes sentiments dévoués, que j'ai toujours hautement professés pour les hommes de chez vous et la science française. Vous me parlerez de cela, n'est-ce pas cher professeur ? Je me confie entièrement à votre bon conseil. En attendant je vous prie de m'honorer de votre réponse. Je suis pour la vie Monsieur le professeur votre très dévoué élève Le Docteur Maurice Herezeghy

45 rue Lagrange, Turin 23 septembre 18 heures mardi matin

Professeur, pardonnez mes corrections mais je suis très altéré [2].

3 – Communiqué sur l'examen d'Auguste Nélaton effectué sur Garibaldi

À Monsieur le Rédacteur en chef de la Gazette des Hôpitaux, Monsieur et honoré confrère, l'intérêt bien naturel qu'a suscité dans le public l'état du général Garibaldi me porte à croire que vous voudrez bien accueillir dans votre estimable journal quelques détails propres à préciser l'état de l'illustre blessé, et à dissiper des doutes que des versions contradictoires ont accrédités depuis plusieurs jours. Je présume d'ailleurs que le public médical auquel vous vous adres-

1. « Que justice soit faite même si le monde doit périr ». Devise de Ferdinand Ier de Habsbourg (1503-1564), frère de Charles Quint, Empereur du Saint-Empire romain germanique à la suite de ce dernier en 1556.
2. Archives privées.

sez spécialement trouvera dans cette relation purement chirurgicale, quelques faits dont la connaissance n'est pas sans importance pour la pratique [...] Les diverses pièces du pansement étant enlevées, je procédai à l'examen détaillé du membre. L'aspect général du membre est satisfaisant, la position est bonne, le pied est à angle droit sur la jambe, et déjà assez fixe, pour que le blessé puisse soulever la jambe sans éprouver la moindre douleur. La peau a sa coloration normale, excepté dans le voisinage de la blessure où elle présente une légère teinte rosée. La tuméfaction, qui s'était élevée jusqu'au genou, est maintenant bornée au voisinage de la blessure ; elle s'élève à peine à trois travers de doigt au-dessus de l'articulation tibio-tarsienne, et descend dans la même étendue au-dessous de cette articulation [...] la plaie est de forme ronde ; elle a trois centimètres de diamètre. Sa surface est recouverte par une couche de bourgeons charnus de bon aspect et laisse apercevoir à son centre une petite dépression, par laquelle s'écoule un pus de bonne nature et en très petite quantité [...] pour compléter cet examen local, je dus explorer par l'introduction d'un stylet. Celui-ci pénétra très facilement sans provoquer la moindre douleur. Le dirigeant transversalement, à deux centimètres et demi, je fus arrêté par un corps dur, résistant, rendant à la percussion un bruit sourd, bien différent de ce bruit qui résulte du contact avec le tissu compact nécrosé, et ne donnant pas non plus l'idée d'un frottement sur la surface rugueuse du tissu spongieux. En inclinant légèrement la sonde, elle passa au-dessus du premier obstacle, pénétra à une profondeur de cinq centimètres, et fut arrêtée dans un point par une résistance osseuse, à peu de distance de la malléole externe. Je répète que cette exploration a été très facilement supportée et que, pendant toute sa durée, le général nous donnait les indications qu'il supposait pouvoir nous guider. Pour terminer ce qui concerne l'exposé des symptômes locaux, il faut encore mentionner une tuméfaction à peine appréciable du genou droit et du poignet gauche, dernières traces d'une fluxion rhumatismale, dont le malade a depuis bien des années éprouvé souvent les atteintes. L'état général est aussi favorable que possible, après les accidents sérieux observés au début de la blessure, après de vives douleurs, et surtout après une longue privation de sommeil (près de trente jours). Il n'y a plus de fièvre. 75 pulsations : la peau est fraîche, l'appétit est bien développé. Le sommeil est suffisant et réparateur, la physionomie est calme, digne, sans aucune expression de souffrance [...] Tel était mon cher confrère, l'état du Général Garibaldi le 28 octobre lors de ma visite à La Spezia [1] [...] Cependant il existe encore certaines complications dont il est urgent de tenir compte. Et d'abord il est évident que l'articulation a été ouverte, qu'elle est enflammée, et que la balle est non pas dans l'articulation mais dans son voisinage : que le corps rencontré par le stylet à deux centimètres et demi de l'ouverture d'entrée n'est autre que le projectile logé dans la dépression placée au-devant de la poulie de l'astragale, sur le col de cet os. On trouve presque la démonstration de ce fait dans les circonstances de la blessure : direction du coup de feu, forme de la balle cylindro-conique, perforation de la botte et du bas, dans lesquels la balle n'a pas été retrouvée [...] enfin je rappellerai cette sensation particulière, ce bruit sourd développés au contact du stylet qui étant rapprochés des autres éléments du diagnostic, me paraissent fournir plus que des probabilités. Je pense donc qu'il faut extraire la balle. Cette extraction devait-elle être faite immédiatement ? Cela était possible sans doute, et cette opération assez simple d'ailleurs aurait eu l'avantage de calmer bien des impatiences, de donner satisfaction à bien des aspirations plus généreuses que réfléchies. Un dénouement longtemps attendu, et obtenu en quelques instants, aurait bien quelque chose d'attrayant. Cependant je crus devoir procéder autrement. En effet l'extraction immédiate aurait nécessité des incisions, elle eût été très douloureuse, aurait suscité un mouvement fébrile, et d'ailleurs, rien ne pressait, pour ainsi dire, car depuis quelques semaines, l'état du membre et de l'articulation s'améliorait chaque jour. Le procédé qui me parait le plus simple et en même temps le plus exempt de danger, consistait à dilater graduellement le canal de la plaie jusqu'au point où je suppose est placé le corps étranger, c'est-à-dire deux centimètres et demi : cette dilatation serait obtenue par l'introduction de petits cylindres de racines de gentiane, de volumes croissants, auxquels on substituera, dans quelques jours un fragment d'éponge préparée. Il est infiniment probable qu'à la faveur de cette dilatation on pourra voir et toucher du doigt le projectile, que l'on pourra alors le saisir avec une simple pince à anneaux, et l'amener au dehors à travers un canal assez large pour [...] Admettons, contre toutes probabilités, que le corps n'est pas le projectile mais un fragment osseux [...] l'extraction en serait aussi formellement indiquée.

Allons plus loin. Admettons [...] que cette esquille continue à vivre et qu'elle soit déjà soudée [...] la dilatation préparatoire aura été dans ce cas sans utilité, mais aussi sans danger. Je ne vois donc aucune objec-

1. Témoignage de Nélaton à la *Gazette des Hôpitaux*, n° 128, 1er et 4 novembre 1862.

tion sérieuse à faire l'extraction, après dilatation préalable du canal de la plaie. Telle est la pratique que j'ai conseillée dans la consultation que j'ai rédigée immédiatement. J'ai dû la laisser aux médecins traitants, ne pouvant prolonger mon séjour à La Spezia jusqu'à la date fixée pour une consultation où devaient se réunir dix-sept médecins, parmi lesquels on comptait les noms les plus justement célèbres chez nos confrères d'Italie. Je termine cette note en combattant l'idée d'une recherche de balle qui serait faite sans aucun indice du lieu précis occupé par le projectile. Je dis que ce serait alors le cas de temporiser, d'attendre soit la formation d'un abcès qui viendrait déceler la présence de la balle dans un point du pourtour de la jointure, ou une migration qui rendrait accessible ce corps étranger. Enfin pour ce qui concerne la proposition d'une amputation, je n'admets cette extrême ressource que pour le cas où, contre toute espèce de probabilité, il surviendrait quelques complications graves, suppuration abondante et intarissable, détérioration évidente de la constitution, en un mot un danger de mort. Un dernier mot. Dans ma pensée le Général guérira, mais sa guérison se fera attendre quelques mois encore, et laissera une rigidité d'articulation du pied, suite inévitable d'une lésion qui a intéressé les surfaces osseuses articulaires, mais cette demi ankylose ne gênera que faiblement les fonctions de ce membre.

Sources et bibliographie

Sources manuscrites

AN, AJ/16/6320

AN, AJ/16/ 6773

AN, AJ/16/6315

AN, AJ/16/6565

AN, AJ/16/6312

AN, AJ/16/6356

AN, AJ/16/6313

AN, AJ/16/6357

AN, AJ/16/6497

Bibliothèque de l'Institut, Alfred Maury, *Souvenirs d'un homme de lettres*, Ms 2650

Académie de médecine, Ms 831 (1702), Fonds Klumpke, ADjK I, n° 2.
Archives de l'Académie des sciences

Archives de l'Académie de chirurgie

Archives de l'Académie de médecine

Archives de l'APHP

BIUM.

Sources imprimées

AN, CC 486 3.

APHP, B2PER.

BnF, 8- LE 80- 1(1869,1), 8- LE 80- 1(1870,4).

Céleste Baroche, *Second Empire Notes et Souvenirs*, Paris, Crès, 1921.

Ernest Barthez, *La famille impériale à Saint-Cloud et à Biarritz*, Paris, Calmann-Lévy, 1913.

Jules Béclard, *Notices et portraits. Éloges lus à l'Académie de médecine*, Paris, Masson, 1878.

Charles Blachier. *Le prince Impérial* Paris, Guérard, 1877.

Louis Blin, *Du croup et de la trachéotomie*, Saint-Quentin, A. Moureau, 1858.

Pierre-Napoléon Bonaparte, *Souvenirs, Traditions et Révélations*, Matthyssens, 1876.

Jean Brochin, *Péan*, Paris, Société générale d'imprimerie et d'édition.

Madame Carette, *Souvenirs*, Paris, Ollendorf, 1890.

H. Georges, Jules Claretie, *Le Dossier de l'Empire*, Paris, A. Perez, 1870.

Alfred-Auguste Cuvillier-Fleury. *Correspondance du duc D'Aumale et de Cuvillier-Fleury*, Paris, Plon, 1912.

Bransby Blake Cooper, *The life of Sir Astley Cooper*, vol. II, London, John W. Parker, 1868.

A. Corlieu, « L'Hôpital des Cliniques de la Faculté de Médecine de Paris », *La France Médicale*, 1878.

Isa Dardano Basso, *La princesse Julie Bonaparte, Marquise de Roccagiovine et son temps*, Rome, Edizioni Di Storia et Letteratura, 1975.

Paul Delaunay, *Le corps médical et le choléra an 1832*, Imprimerie Tourangèle.

Maxime Du Camp, « Les hôpitaux de Paris », *Revue des Deux Mondes*, t. 88, Paris, 1870 et *Paris, ses organes, ses fonctions et sa vie dans la seconde moitié du XIXe siècle*, Hachette, 1875.

Jacques-Antoine Dulaure, *Histoire physique, civile, et morale de Paris, depuis les premiers temps*, Paris, Baudouin Frères, 1826.

Raymond Durand-Fardel, *L'internat en médecine et chirurgie*, Paris, G. Steindhel, 1903.

N. F. J. Eloy, *Dictionnaire historique de la Médecine ancienne et moderne*, Mons, Hoyois, 1778.

Charles Fauvel, *Traité pratique des maladies du larynx, précédé d'un traité complet de laryngoscopie*, Paris, Adrien Delahaye, 1876.

Gabriel Ferry, *Les dernières années d'Alexandre Dumas, 1864-1870*, Paris, C. Lévy, 1883.

Comte Fleury et Louis Sonolet, *La Société du Second Empire*, 1905.

Louis Figuier, *Les merveilles de la Science*, Paris, Furne Jouvet et Cie, 1868.

H. Georges, *Le Dossier de l'Empire*, E. Fouraignan, libraire éditeur, 1871.

Fernand Giraudeau, *Napoléon III intime*, Paris, Ollendorf, 1895.

Journal des Goncourt, tome sixième, 1878-1884, Paris, Charpentier, 1892.

Félix Guyon, *Éloge de Nélaton*, 1876.

Ernest Hamel, *Histoire illustrée du Second Empire*, Degorce-Cadot, 1874.

P. Henrichs, *Napoléon III, président et empereur*, Paris, Garnier, 1857.

Paul Labarthe, *Nos Médecins contemporains*, Paris, Lebigre-Duquesne, 1868.

La Chapelle, Alfred de, *Œuvres posthumes et autographes inédits de Napoléon III en exil*, Paris, E. Lachaud, 1873.

E. Lecanuet, *Berryer sa Vie et ses Œuvres*. Paris, Bloud et Barral, 1894.

Camille Lemonnier, *G. Courbet et son œuvre*, Paris, Alphonse Lemerre, 1868.

Vasile Manoliu, *Les hôpitaux parisiens vus par un médecin roumain en 1841*, (www.biusante.parisdescartes.fr).

Xavier Marmier, *Journal 1848-1890*, Genève, Droz, 1868.

A. Martin-Lauzer, *Revue de Thérapeutique médico-chirurgicale*, 1869.

E. Ménière, *Le Journal du docteur Prosper Ménière*, Paris, Plon-Nourrit, 1903.

Prosper Mérimée, *Lettres à Madame de Montijo*, Mercure de France, 1995.

Princesse Pauline de Metternich, *Souvenirs*, Paris, Plon, 1922.

Arthur Meyer, *Ce que je peux dire*, Paris, Plon, 1912.

Charles de Montalembert, *Journal inédit*, tome VIII, Paris, Honoré Champion.

Étienne Moreau-Nélaton, *Mémorial de Famille*, 1918.

Charles Nauroy, *Le Curieux*, 1er mars 1884.

Auguste Nélaton, *Exposé des Titres et des Travaux scientifiques de M. A. Nélaton*, Paris, Martinet, 1867.

Émile Ollivier, *L'Empire libéral*, Paris, Garnier 1895-1918.

Alexandre Jean-Baptiste Parent du Châtelet, *Hygiène publique ou Mémoires sur les questions les plus importantes*, volume 2, Paris, Baillière, 1836.

Armand de Pontmartin, *Souvenirs d'un vieux critique*, Paris, Calman Lévy, 1884.

Jules Eugène Rochard, *Histoire de la Chirurgie au XIXe siècle*, Baillière, 1875.

Carlos Rubio, *Historia Filosofica de la Revolucion Espanola de 1868*, Madrid, Guijarro, 1869.

J.-C. Sabatier, *Recherches historiques sur la Faculté de médecine de Paris*, Montpellier, Louis Castel, 1835.

Claude Sachaile, *Les médecins de Paris jugés par leurs œuvres ou statistique scientifique et morale des médecins de Paris*, chez l'auteur, Paris, 1845.

Pierre Sorlin, *Waldeck-Rousseau*, Paris, Armand Colin, 1966.

Tenon, *Mémoires sur les Hôpitaux de Paris*, Méquignon, 1816.

Horace de Viel-Castel, *Mémoires sur le Règne de Napoléon III*, Paris, 1888. Académie des sciences, *dossier Nélaton*

Almanach royal et national, 1842.

Archives générales de la médecine, 1826, vol. 12.

Code administratif des hôpitaux civils : hospices et secours à domicile de la ville de Paris, Volume 2, Paris, Huzard, 1824.

Revue générale de l'architecture et des travaux publics, volume XXII, 1864.

Exposé des titres et des travaux scientifiques de M. A. Nélaton (Archives de l'Académie des Sciences).

Journal de chimie médicale, de pharmacie et de toxicologie, tome sixième, 5e série, février 1870, Paris, P. Asselin.

La Revue scientifique, 27 septembre 1873.

Catalogue général des collections du conservatoire royal des arts et métiers, de 1818.

Lancet, octobre, novembre 1862.

Histoire de l'urologie. Progrès en Urologie, 2000. *JRSM*, vol. 94, mai 2001.

La Revue de la Littérature médicale (Archives de l'Académie des Sciences), Les médecins célèbres.

La Revue de Paris, 1910.

Chronique médicale, 1901, 1910.

Medical Bulletin, 1908, University of Pennsylvania, Ashurst, Astley Patton Cooper, Nélaton.

The Medical Times and Register, vol.3, Feb.8 1873, p.302, Philadelphia, J.B. Lippincott & Co., 1873.

Gazette des Hôpitaux, 5 janvier 1864.

Revue du Lyonnais, volume 5.

La lithotritie et la taille : guide pratique pour le traitement de la pierre, Paris, Rothschild, 1870.

Mémoires de la Société de Chirurgie de Paris, tome premier, Paris, Victor Masson, 1849.

Lyon chirurgical, 1996, M. Dumont (professeur honoraire à la Faculté de Médecine de Lyon).

Revue *Napoléon III.*

http ://munksroll.rcplondon.ac.uk/Biography/Search.

http ://surgicat.rcseng.ac.uk/search/simple.

Bibliographie

Ouvrages médicaux

Erwin Ackerknecht, *Medecine at Paris Hospitals, Baltimore,* John Hopkins, 1945.

Georges Androutsos, *La maladie urogénitale de Napoléon III,* P.U., 2000.

Scarlett Beauvallet-Boutouyrie, *La mise en place des hôpitaux pour enfants malades à Paris (fin XVIII*e *siècle-début XIX*e *siècle),* Histoire, économie & société, 2003, volume 22.

Henri Becker, *La loi, les hôpitaux homéopathiques et les ambulances homéopathiques,* Paris, Baillière, 1870.

Docteur Cabanès, *Le Cabinet Secret de l'Histoire,* Paris, Albin Michel, 1905.

Docteur Cabanès, *Les indiscrétions de l'histoire,* La librairie mondiale, 1906.

Anne Carol, *Une sanglante audace, les amputations du col de l'utérus, au début du XIX*e *siècle en France,* Gesnerus 65 (2008).

Grégoire Chamayou, « Essai contre placebo et charlatanisme », *Les Génies de la science,* n°38, février-avril 2009.

Antoine-Augustin Cournot, *Des institutions d'instruction publique en France,* Hachette, 1864.

Charles Coury, *L'Hôtel-Dieu de Paris,* Paris, L'Expansion, 1969.

Marie-Thérèse Cousin, *L'anesthésie réanimation en France : des origines à 1965,* tome 1, Paris, L'Harmattan, 2005.

Robert Didier, *Péan,* Paris, Maloine, 1948.

M. Dumont (Lyon, professeur honoraire à la Faculté de médecine de Lyon), *Les chirurgiens de Napoléon III.*

Michel Dupont, *Dictionnaire historique des Médecins,* Larousse, 1999.

Jacques Fossard, *Histoire polymorphe de l'internat en médecine et chirurgie des hôpitaux et hospices civils de Paris,* CPBF, 1982.

Jacques de Fourmestraux, *Histoire de la Chirurgie française,* Paris, Masson, 1934.

Jacques Frézouls, *Velpeau*, thèse, 1932, Marcel Vigné, éditeur.

E. Gley, *Le professeur Malgaigne*, Épinal, Busy, 1890.

Mirko D. Grmek, *Histoire de la médecine et des sciences biologiques*, 1982.

Marcel Guivarc'h, *Jobert de Lamballe*, Paris, La Compagnie d'Hauteville, 2001.

Marcel Guivarc'h, *Chirurgie médicale et médecine pendant la guerre et la commune, 1870-1875*, Paris, Louis Pariente, 2003.

Béatrice Grandordy, *Darwin, Pasteur, Koch et Freund dans le roman*, Paris, L'Harmattan, 2012.

Christian Hervé, *Éthique des pratiques en chirurgie*, Paris, L'Harmattan, 2003.

Françoise Huguet, *Les Professeurs de la Faculté de Médecine de Paris*, Paris : INRP/Ed. du CNRS, 1991.

Jean Imbert, *Histoire des hôpitaux de France*, Paris, Privat, 1982.

Marc Klein, « Aspect historiques des origines de l'homéopathie en France », *Annales homéopathiques de France*, 1970.

Pierre-Louis Laget, « Le développement de l'enseignement clinique à Paris et la création de l'école clinique interne de l'hôpital de la Charité », *In Situ, Revue des patrimoines*, 17 / 2011.

Paul Lecène, L'évolution de la chirurgie, Paris, Flammarion, 1923.

Stéphanie Le Quellec, *Histoire des Urgences à Paris de 1770 à nos jours*, thèse pour le doctorat en médecine, Paris 7- Denis Diderot, 2000.

Jean-Jacques Luthi, *Égypte et Égyptiens au temps des vice-rois (1801-1863)*, Paris, L'Harmattan, 2003.

Daniel Mallet, *Dans les secrets d'un Empereur*, Paris, Edilivre, 2015.

Hervé Schmitt, *Napoléon III, sa vie, sa maladie et sa mort*, thèse de doctorat, 1995, CHU de Lille.

Jean Théodoridès, *Pierre Rayer (1793-1867), un demi-siècle de médecine française*, Paris, Louis Pariente, 1997.

Amina Thouraya Ougouag, *Thèse pour le doctorat en médecine*, 1975.

R. Pichevin, *Le docteur Koeberlé et son œuvre*, Revue alsacienne, 1914.

Pierre Vallery-Radot, *Deux siècles d'histoire hospitalière*, Paris, Dupont, 1947.

Claude Vanderpooten, *Le bistouri et la Fortune à la Belle Époque, Odilon et Marie Lannelongue*, Condé-sur-Noireau, Corlet, 1986.

Pierre Vayre, *Les Larrey*, Paris, Glyphe, 2005.

Robert Vial, *Histoire des hôpitaux de Paris sous l'occupation*, Paris, L'Harmattan, 1999.

Alain Virot, *Lisfranc*, thèse, novembre 1989.

Paul Wylock, *The Life and Times of Guillaume Dupuytren*, Bruxelles, Paul Wylock, 2010.

Marguerite Zimmer, *Histoire de l'anesthésie*, EDP Sciences, 2008.

Annals Royal College Surgery, 1953.

Association générale des médecins de France, 1858-2008, Une histoire et des hommes.

Archives du château de Montgobert, Le club de Retz, Montgobert, Aisne, extrait de *La Semaine des Hôpitaux*, n° 53/8 du 20 décembre 1968.

Daily Alta California, Volume 15, Number 4741, 16 February, 1863.

Ouvrages généraux

Éric Anceau, *Napoléon III*, Tallandier, 2012 et *La mort de Napoléon III*, Le Figaro Histoire / Perrin, 2014.

Henri Bellamy, *Vraie et fausse noblesse*, Paris, Crapouillot, 1937.

Bénézit, *Dictionnaire*, Paris, Grund, 1976.

Jules Bertaut, *Napoléon III secret*, Paris, Grasset, 1939.

Alain Carteret, *Vichy, Cité Napoléon III*, Vichy, Imprimerie Vidal, 2012, *La France du Second Empire, Napoléon III le provincial*, Paris, SOTECA, 2012.

André Castelot, *Napoléon III*, Paris, Perrin, 1999.

Francis Choisel, *La Deuxième République et le Second Empire au jour le jour. Chronologie*, Paris, CNRS Éditions, 2015.

Stephen Clarke, *100 years of annoying the French*, Selina Walker, 2010.

Adrien Dansette, *Du 2 décembre au 4 septembre*, Paris, Hachette, 1972.

Lionel Dauriac, *Rossini*, Henri Laurens, 1906.

Claude Dufresne, *Morny, l'homme du Second Empire*, Paris, Perrin, 1983.

Émile Ollivier, Marie-Thérèse, *J'ai vécu l'agonie du Second Empire*, Paris, Fayard, 1970.

Emmanuelle Papot-Chanteranne, *Le docteur Henri Conneau (1803-1877), fidèle de Napoléon III*, mémoire de maîtrise, 1999.

Stéphane Faudais, *Le maréchal Niel, 1802-1869*, Paris, Bernard Giovanangeli, 2012.

Jean-Charles Geslot, *Victor Duruy : historien et ministre (1811-1894)*, Villeneuve-d'Ascq, Presses Universitaires du Septentrion, 2009.

Maurice Gontard, *Vichy l'irrésistible ascension, 1800-1870*, Brioude, Créer, 1998.

Denis Hannotin, *Jean-François-Constant Mocquard (1791-1864), chef de cabinet de Napoléon III*, Paris, Christian, 2014.

Pierre Milza, *Napoléon III*, Paris, Perrin, 2004.

Pierre Pellissier, *Prosper Mérimée*, Paris, Tallandier, 2009.

Éric Pradelles, *Le prince Impérial, Napoléon IV, Correspondance inédite d'un jeune Aigle foudroyé*, Aix-en-Provence, Mémoire & Documents, 2015.

Pierre-Jean Rémy, *Berlioz, le roman du romantisme*, Paris, Albin Michel, 2002.

François Rougé, *Le Maréchal Niel*, Éditions de la Revue historique et artistique, 1936.

William Smith, *Napoléon III*, Paris, Nouveau Monde Éditions, 2007.

J.-M. Villefranche, *Histoire de Napoléon III*, Paris et Lyon, Bloud et Barral & Emmanuel Vitte, 1898.

G. J. Witkowski, *Comment moururent les rois de France*, Bibliothèque des curieux, 1920.

Jean-Claude Yon, *Les Spectacles sous le Second Empire*, Paris, Armand Colin, 2012.

Illustrations

Relations avec la Famille impériale - L'Empereur

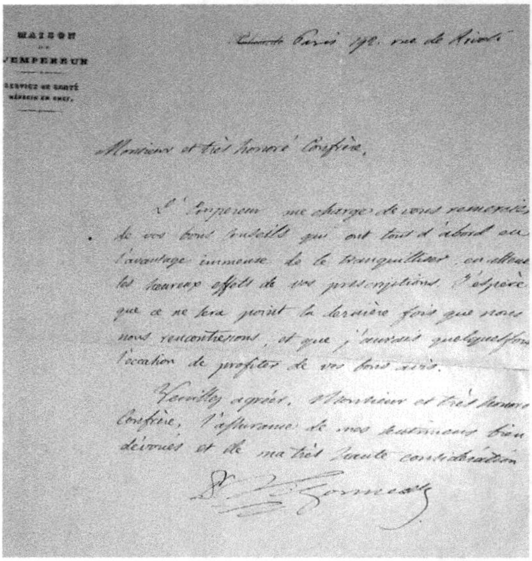

MAISON DE L'EMPEREUR

SERVICE DE SANTÉ

[illegible]

Paris 172. rue de Rivoli

Monsieur et très honoré Confrère,

L'Empereur me charge de vous remercier de vos bons conseils qui ont tout d'abord eu l'avantage immense de le tranquilliser en attendant les heureux effets de vos prescriptions. J'espère que ce ne sera point la dernière fois que nous nous rencontrerons, et que j'aurai quelquefois l'occasion de profiter de vos bons avis.

Veuillez agréer, Monsieur et très honoré Confrère, l'assurance de mes sentiments bien dévoués et de ma très haute considération

Dr Conneau

Avril 1864 - Lettre d'Henri Conneau - Compte-rendu de l'issue de la première consultation du chirurgien auprès de l'Empereur.

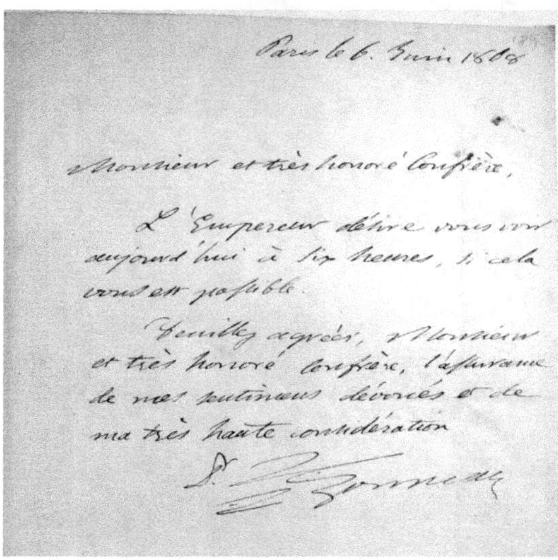

Paris le 6. Juin 1868

Monsieur et très honoré Confrère,

L'Empereur désire vous voir aujourd'hui à six heures, si cela vous est possible.

Veuillez agréer, Monsieur et très honoré Confrère, l'assurance de mes sentiments dévoués et de ma très haute considération

Dr Conneau

6 juin 1868 - Lettre d'Henri Conneau - L'Empereur, inquiet, désire voir le chirurgien.

Relations avec la Famille impériale - L'Impératrice

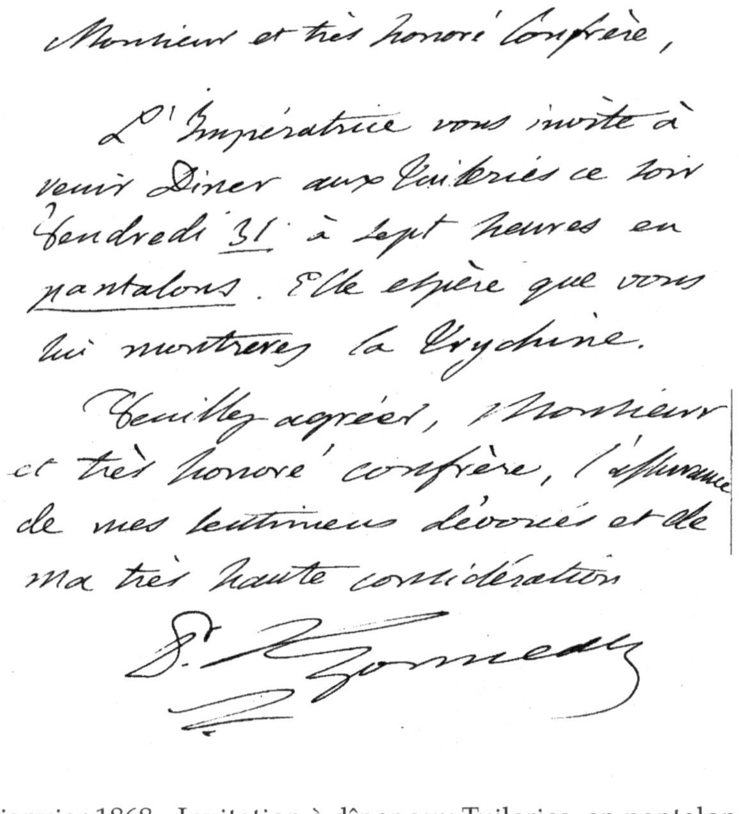

Monsieur et très honoré Confrère,

L'Impératrice vous invite à venir Dîner aux Tuileries ce soir Vendredi 31 à sept heures en pantalons. Elle espère que vous lui montrerez la Trychine.

Veuillez agréer, Monsieur et très honoré confrère, l'assurance de mes sentiments dévoués et de ma très haute considération

[illegible]

31 janvier 1868 - Invitation à dîner aux Tuileries, en pantalons.

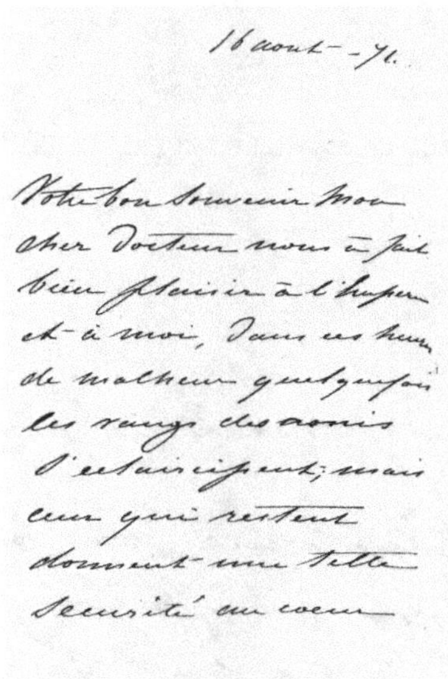

16 aout - 71.

Votre bon souvenir mon cher Docteur nous a fait bien plaisir à l'Empereur et à moi, dans ces heures de malheur quelquefois les rangs des amis s'éclaircissent; mais ceux qui restent donnent une telle sécurité au coeur

16 août 1871 - Lettre de l'impératrice Eugénie - Loin des yeux, ...

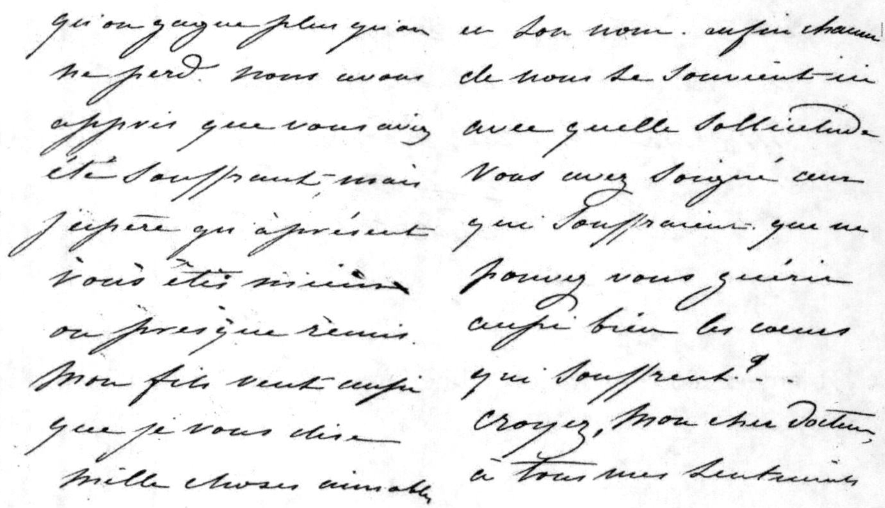

qu'on gagne plus qu'on ne perd. Nous avons appris que vous aviez été souffrant, mais j'espère qu'à présent vous êtes remis ou presque remis. Mon fils veut aussi que je vous dise mille choses aimables

et son nom. aussi chacun de nous se souvient-il avec quelle sollicitude vous avez soigné ceux qui souffraient. que ne pouvez vous guérir aussi bien les coeurs qui souffrent?-

Croyez, mon cher Docteur, à tous mes sentiments

... mais pas loin du coeur.

Relations avec la Famille impériale - Au sujet du prince impérial

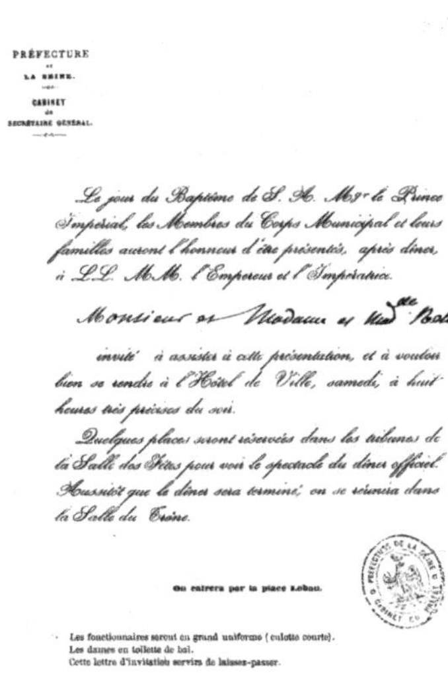

PRÉFECTURE
DE
LA SEINE.

CABINET
DU
SECRÉTAIRE GÉNÉRAL.

Le jour du Baptême de S. A. Mgr le Prince Impérial, les Membres du Corps Municipal et leurs familles auront l'honneur d'être présentés, après dîner, à LL. MM. l'Empereur et l'Impératrice.

Monsieur et Madame et Mlle Bolaton

invité à assister à cette présentation, et à vouloir bien se rendre à l'Hôtel de Ville, samedi, à huit heures très précises du soir.

Quelques places seront réservées dans les tribunes de la Salle des Fêtes pour voir le spectacle du dîner officiel. Aussitôt que le dîner sera terminé, on se réunira dans la Salle du Trône.

Préfecture de la Seine – Cabinet du Préfet

On entrera par la place Lobau.

Les fonctionnaires seront en grand uniforme (culotte courte).
Les dames en toilette de bal.
Cette lettre d'invitation servira de laissez-passer.

14 juin 1856 - Invitation à l'occasion du baptême du prince impérial.

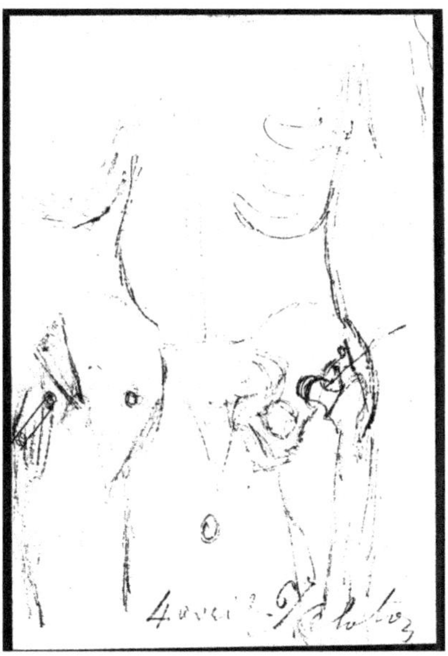

4 mars 1867 - Intervention sur le prince impérial pour un abcès dans l'articulation de la cuisse sur la hanche (sur ce croquis, le chirurgien, distrait, a écrit avril au lieu de mars).

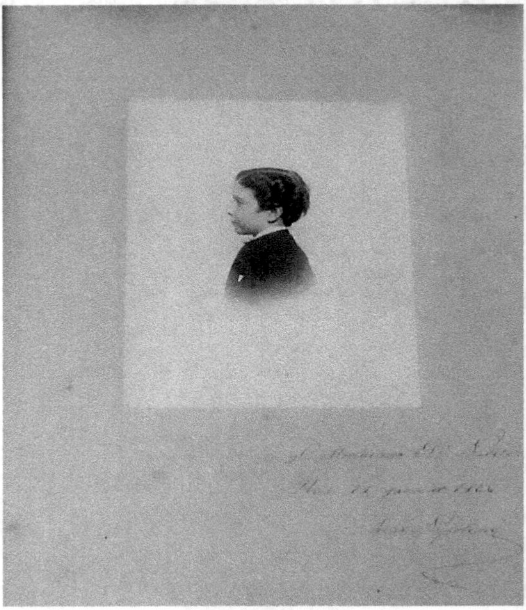

18 octobre 1865 - Photo dédicacée du prince impérial Louis-Napoléon, offerte à Auguste Nélaton.

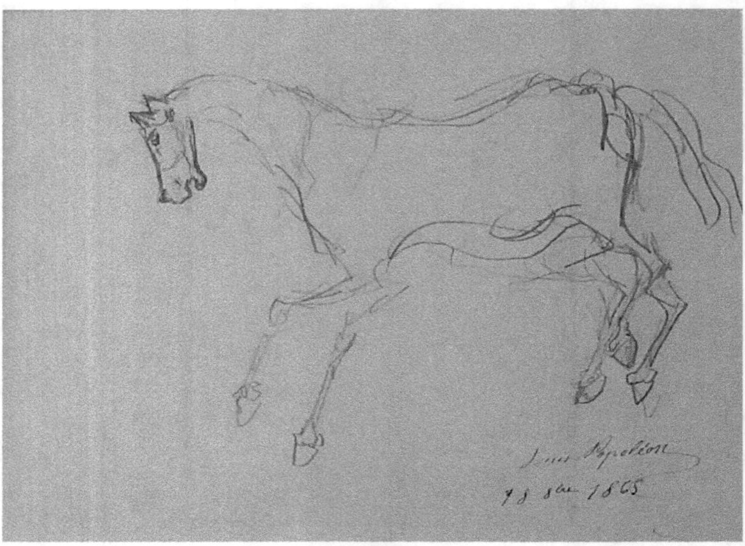

18 octobre 1865 - Cadeau du prince au chirurgien : un dessin de sa main, signé Louis-Napoléon.

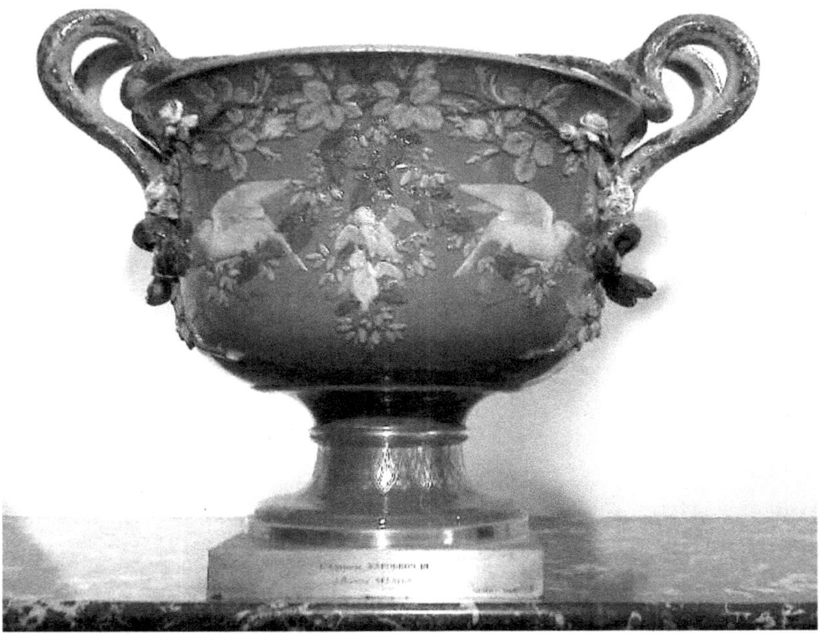

29 janvier 1868 - Cadeau de l'Empereur au chirurgien : un vase romain provenant de la Manufacture impériale de Sèvres.

Relations avec la Famille impériale - Réceptions

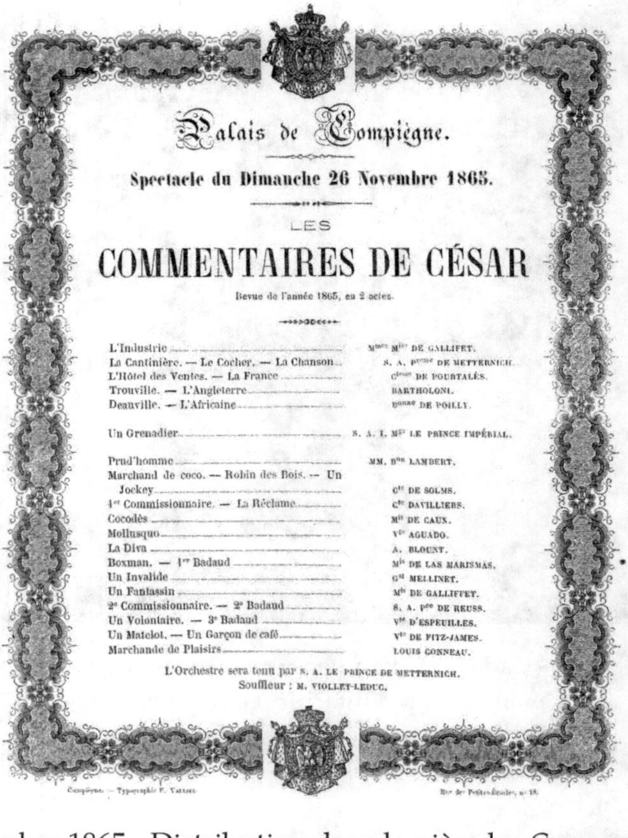

Palais de Compiègne.

Spectacle du Dimanche 26 Novembre 1865.

LES

COMMENTAIRES DE CÉSAR

Revue de l'année 1865, en 2 actes.

L'Industrie	Mmes Mise DE GALLIFET.
La Cantinière. — Le Cocher. — La Chanson	S. A. Pcesse DE METTERNICH.
L'Hôtel des Ventes. — La France	Ctesse DE POURTALÈS.
Trouville. — L'Angleterre	BARTHOLONI.
Deauville. — L'Africaine	Bonne DE POILLY.
Un Grenadier	S. A. I. Mgr LE PRINCE IMPÉRIAL.
Prud'homme	MM. Bon LAMBERT.
Marchand de coco. — Robin des Bois. — Un Jockey	Cte DE SOLMS.
1er Commissionnaire. — La Réclame	Cte DAVILLIERS.
Cocodès	Mis DE CAUX.
Mollusquo	Vte AGUADO.
La Diva	A. BLOUNT.
Boxman. — 1er Badaud	Mis DE LAS MARISMAS.
Un Invalide	Gal MELLINET.
Un Fantassin	Mis DE GALLIFFET.
2e Commissionnaire. — 2e Badaud	S. A. Pce DE REUSS.
Un Volontaire. — 3e Badaud	Vte D'ESPEUILLES.
Un Matelot. — Un Garçon de café	Vte DE FITZ-JAMES.
Marchande de Plaisirs	LOUIS CONNEAU.

L'Orchestre sera tenu par S. A. LE PRINCE DE METTERNICH.
Souffleur : M. VIOLLET-LEDUC.

26 novembre 1865 - Distribution dans la pièce les *Commentaires de César*, lors d'une série à Compiègne.

Les clients

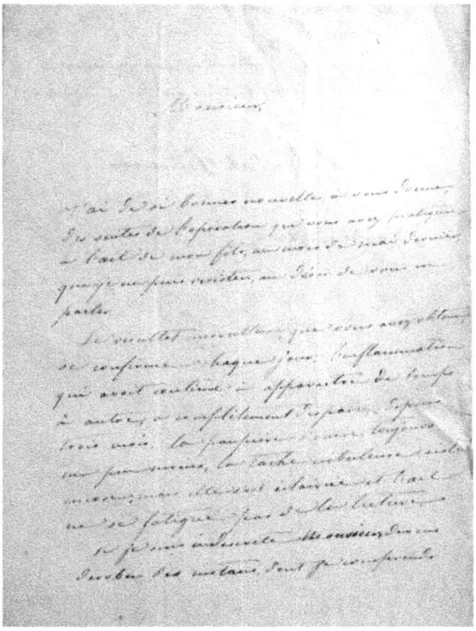

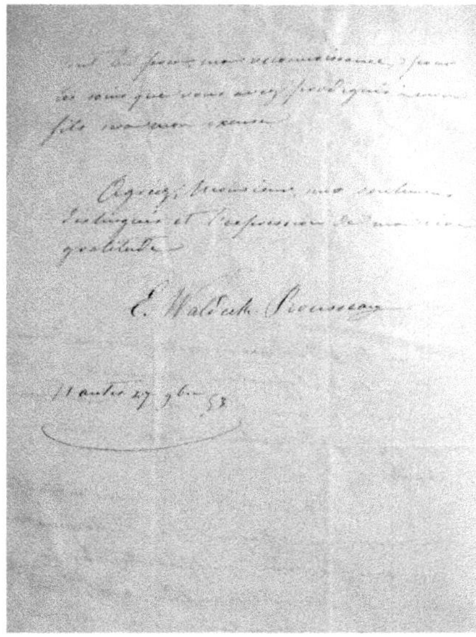

E. Waldeck-Rousseau

Nantes 27 9bre 53

27 novembre 1853 - Lettre de Mme Waldeck-Rousseau à la suite de l'opération de l'œil de son fils (recto et verso).

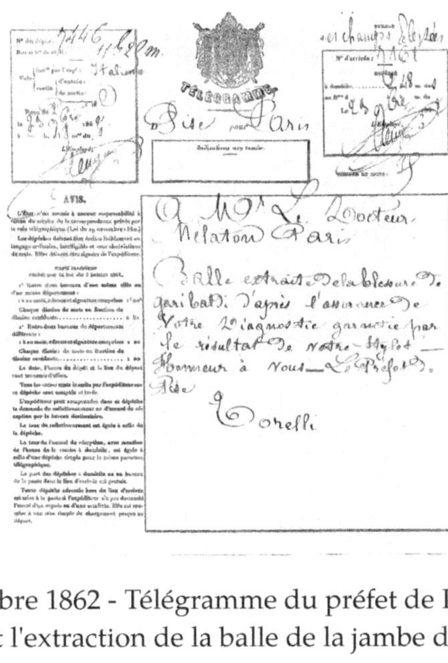

Télégramme

de Pise pour Paris

AVIS.

A Mr Le Docteur Nelaton Paris

Balle extraite de la blessure de Garibaldi d'après l'annonce de votre diagnostic garantie par le résultat de notre hôpital — Honneur à vous — Le Préfet de Pise

Torelli

29 novembre 1862 - Télégramme du préfet de Pise, Torelli, annonçant l'extraction de la balle de la jambe de Garibaldi.

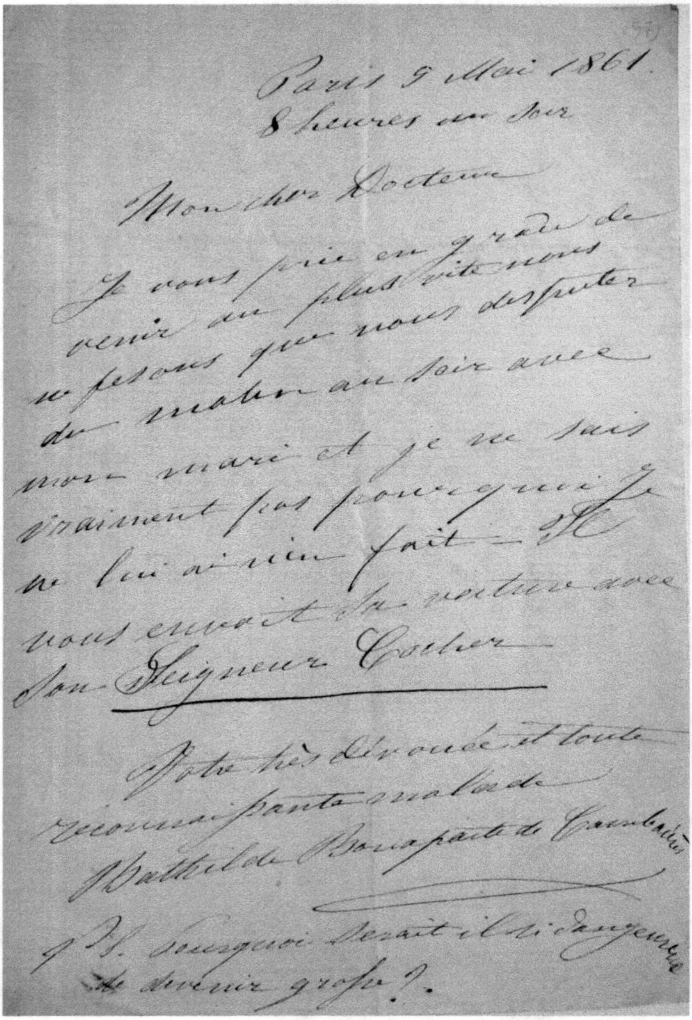

Paris 9 Mai 1861.
8 heures du soir

Mon cher Docteur

Je vous prie en grâce de venir au plus vite nous ne fesons que nous disputer du matin au soir avec mon mari et je ne sais vraiment pas pourquoi je ne lui ai rien fait — Il vous envoit sa voiture avec son Seigneur Cocher

Votre très dévouée et toute reconnaissante malade
Bathilde Bonaparte de Cambacérès

P.S. Pourquoi serait il si dangereux de devenir grosse ?

9 mai 1861 - Lettre de Bathilde de Cambacérès : « Mon cher Docteur Je vous prie en grâce de venir au plus vite... »

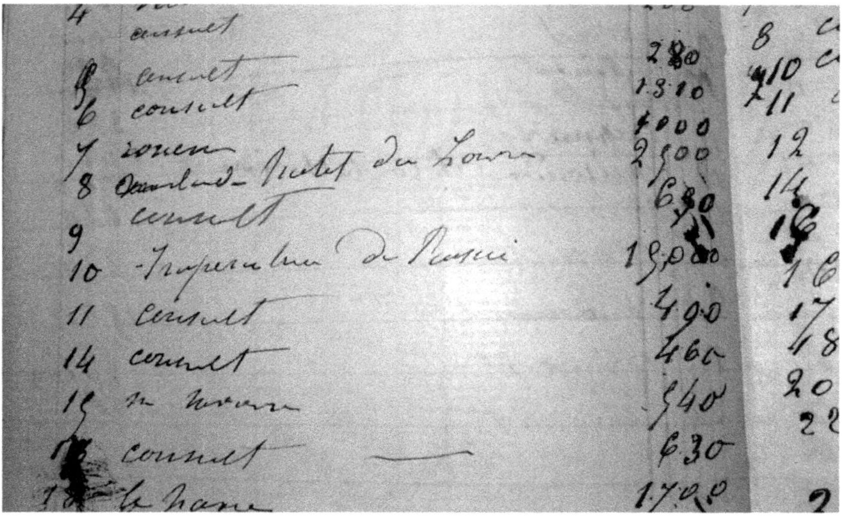

Janvier 1865 - Nélaton appelé à Nice auprès du grand-duc héritier de Russie (on lit en ligne 10 : Impératrice de Russie 15 000).

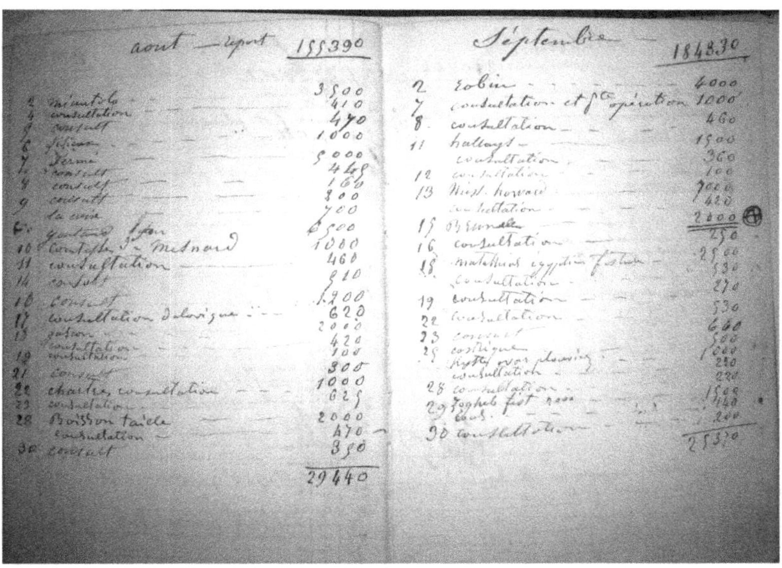

13 septembre 1865 - Nélaton reçoit en consultation Elisabeth Howard. Honoraires : 7 000 francs.

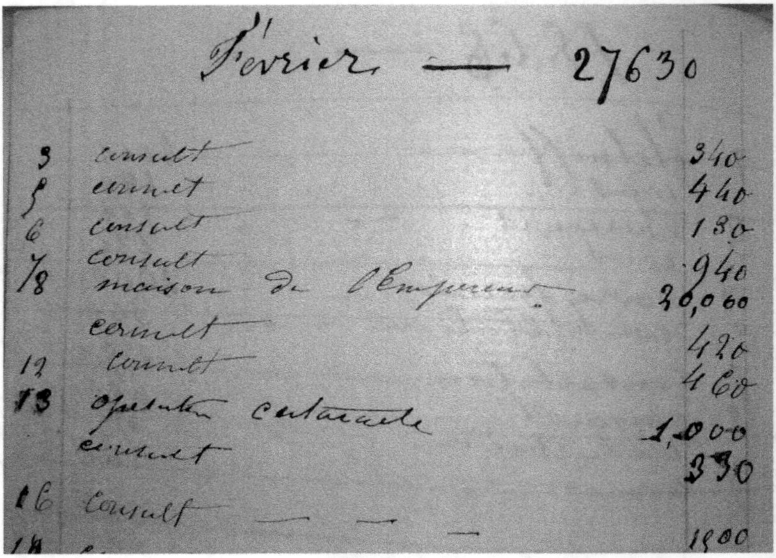

Février — 27630

3	consult	340
5	consult	440
6	consult	180
7	consult	940
8	maison de l'Empereur	20,000
	consult	420
12	consult	460
13	opération cataracte	1,000
	consult	330
16	consult	1800

Février 1866 - Honoraires reçus de la Maison de l'Empereur (20 000 francs).

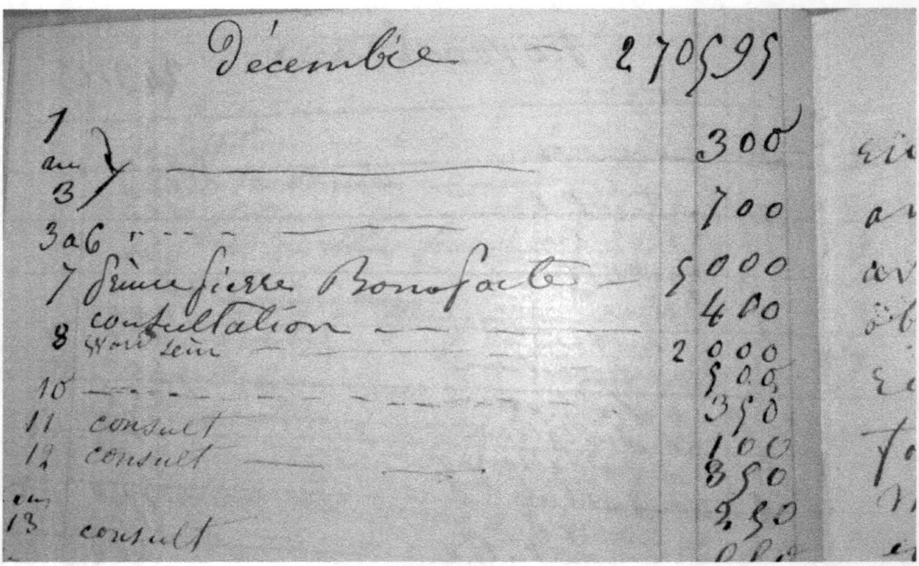

Décembre — 27095

1 au 3		300
		700
3 à 6		
7	Prince Pierre Bonaparte	5 000
8	consultation	400
		2 000
		500
10		350
11	consult	100
12	consult	850
13	consult	250

Décembre 1866 - Pierre-Napoléon Bonaparte, débarrassé d'un anthrax, règle 5 000 francs à son « sauveur ».

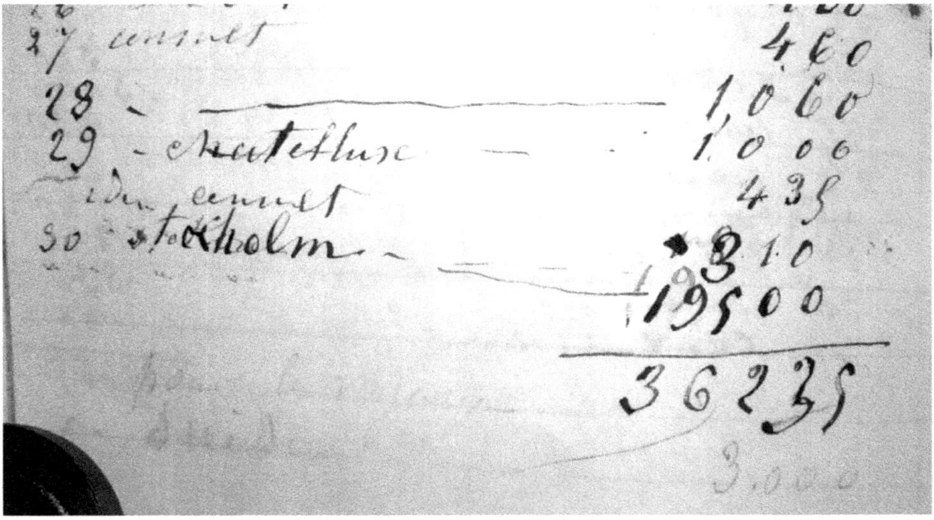

Avril 1868 - Honoraires pour son déplacement en Suède auprès du baron Nils Albrekt Höpken, 19 500 francs.

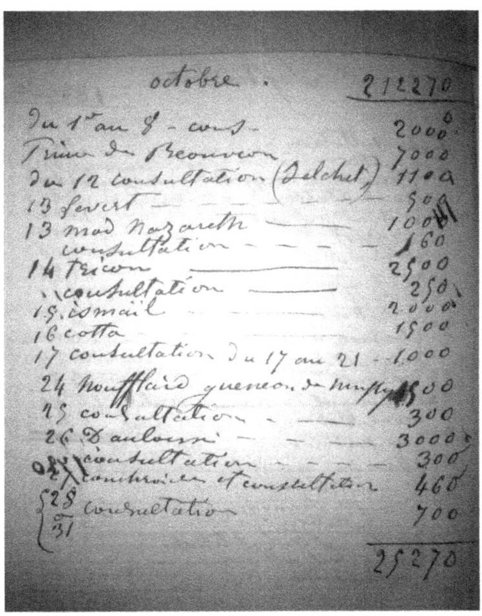

Honoraires d'octobre 1869 : Ismaïl Pacha (vu en août) et le prince de Beauvau.

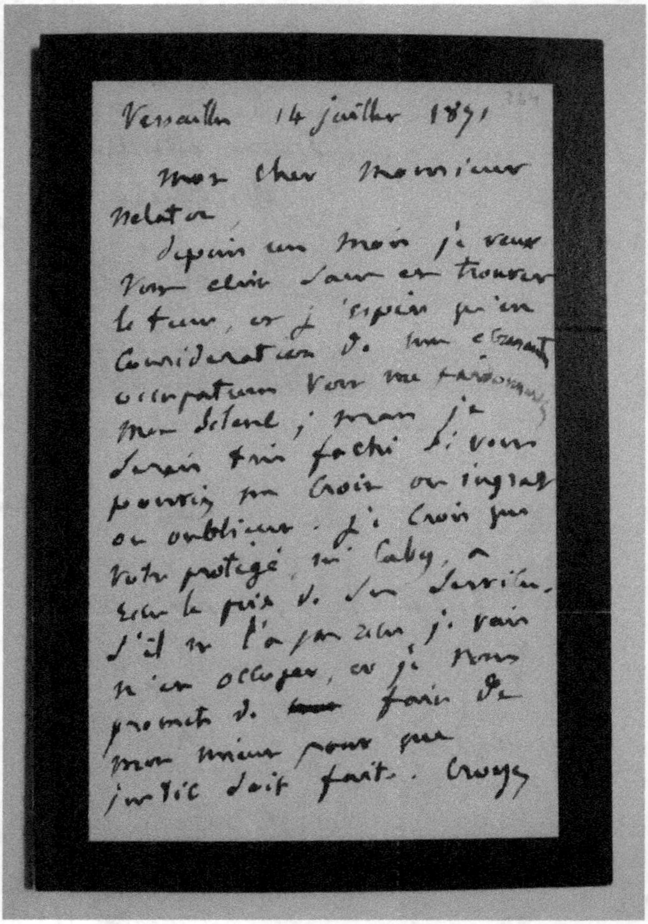

Versailles 14 juillet 1871

Mon cher Monsieur
Nélaton
depuis un mois je veux
vous écrire sans en trouver
le temps, et j'espère qu'en
considération de mes écrasantes
occupations vous me pardonnerez
mon silence ; mais je
serais très fâché si vous
pouviez me croire un ingrat
ou oublieux. Je crois que
votre protégé M. Caby, a
reçu le prix de ses services.
S'il ne l'a pas reçu, je vais
m'en occuper, et je vous
promets de ~~mon~~ faire de
mon mieux pour que
justice soit faite. Croyez

14 juillet 1871 - Lettre d'Adolphe Thiers.

Carrière, réussites et succès

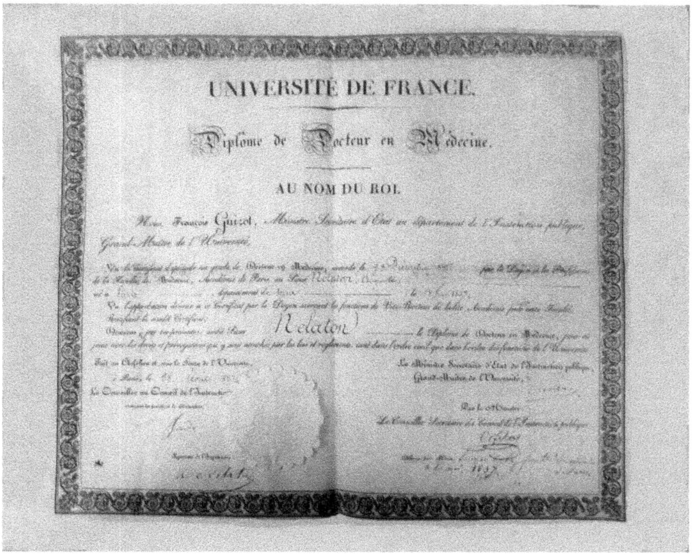
UNIVERSITÉ DE FRANCE.

Diplome de Docteur en Médecine.

AU NOM DU ROI.

François Guizot

Nélaton

1837

23 décembre 1836 - Nélaton a passé avec succès les épreuves de docteur en médecine.

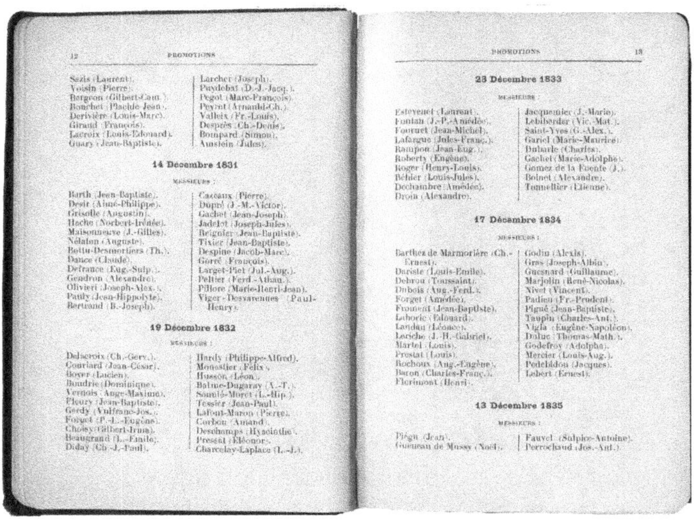
12 PROMOTIONS

Sazis (Laurent).
Voisin (Pierre).
Bargeon (Gilbert-Cam.).
Bouchet (Placide-Jean).
Derivière (Louis-Marc).
Giraud (François).
Lacroix (Louis-Edouard).
Guary (Jean-Baptiste).
Larcher (Joseph).
Puydebat (D.-J.-Jacq.).
Pegot (Marc-François).
Peyrot (Arnauld-Ch.).
Valleix (Fr.-Louis).
Després (Ch.-Denis).
Boinpard (Simon).
Amstein (Jules).

14 Décembre 1831

MESSIEURS :

Barth (Jean-Baptiste).
Desir (Aimé-Philippe).
Grisolle (Augustin).
Hache (Norbert-Irénée).
Maisonneuve (J.-Gilles).
Nélaton (Auguste).
Bottu-Desmortiers (Th.).
Dance (Claude).
Defrance (Eug.-Sulp.).
Gendron (Alexandre).
Olivieri (Joseph-Alex.).
Pauly (Jean-Hippolyte).
Bertrand (B.-Joseph).
Cazeaux (Pierre).
Dupré (J.-M.-Victor).
Gachet (Jean-Joseph).
Jadelot (Joseph-Jules).
Beignier (Jean-Baptiste).
Tixier (Jean-Baptiste).
Despine (Jacob-Marc).
Gorré (François).
Larget-Piet (Jul.-Aug.).
Peltier (Ferd.-Athan.).
Pillore (Marie-Henri-Jean).
Viger-Desvarennes (Paul-Henry).

19 Décembre 1832

MESSIEURS :

Delacroix (Ch.-Gerv.).
Courtard (Jean-César).
Boyer (Lucien).
Baudrie (Dominique).
Vernois (Ange-Maxime).
Fleury (Jean-Baptiste).
Gerdy (Vulfranc-Jos.).
Forget (P.-L.-Eugène).
Choisy (Gilbert-Irma).
Beaugrand (L.-Emile).
Diday (Ch.-J.-Paul).
Hardy (Philippe-Alfred).
Monestier (Felix).
Husson (Léon).
Balme-Dugaray (A.-T.).
Saurel-Moret (L.-Hip.).
Tessier (Jean-Paul).
Lafont-Maron (Pierre).
Corbon (Amand).
Deschamps (Hyacinthe).
Pressat (Eléonor).
Charcelay-Laplace (L.-J.).

PROMOTIONS 13

23 Décembre 1833

MESSIEURS :

Esteveneт (Laurent).
Fontan (J.-P.-Amédée).
Fournet (Jean-Michel).
Lafargue (Jules-Franç.).
Rampon (Jean-Eug.).
Roberty (Eugène).
Roger (Henry-Louis).
Béhier (Louis-Jules).
Dechambre (Amédée).
Droin (Alexandre).
Jacquemier (J.-Marie).
Lebiberder (Vic.-Mat.).
Saint-Yves (G.-Alex.).
Gariel (Marie-Maurice).
Dubarle (Charles).
Gachet (Marie-Adolphe).
Gomez de la Fuente (J.).
Boinet (Alexandre).
Tonnellier (Etienne).

17 Décembre 1834

MESSIEURS :

Barthez de Marmorière (Ch.-Ernest).
Dariste (Louis-Emile).
Debrou (Toussaint).
Dubois (Aug.-Ferd.).
Forget (Amédée).
Froment (Jean-Baptiste).
Laborie (Edouard).
Landau (Léonce).
Leriche (J.-H.-Gabriel).
Martel (Louis).
Prestat (Louis).
Rochoux (Aug.-Eugène).
Baron (Charles-Franç.).
Florimont (Henri).
Godin (Alexis).
Gras (Joseph-Albin).
Guesnard (Guillaume).
Marjolin (René-Nicolas).
Nivet (Vincent).
Padieu (Fr.-Prudent).
Pigné (Jean-Baptiste).
Taupin (Charles-Ant.).
Vigla (Eugène-Napoléon).
Duluc (Thomas-Math.).
Godefroy (Adolphe).
Mercier (Louis-Aug.).
Pedebidou (Jacques).
Lebert (Ernest).

13 Décembre 1835

MESSIEURS :

Piégu (Jean).
Gueneau de Mussy (Noël).
Fauvel (Sulpice-Antoine).
Perrochaud (Jos.-Ant.).

Annuaire de l'internat (Nélaton figure dans la promotion du 14 décembre 1831).

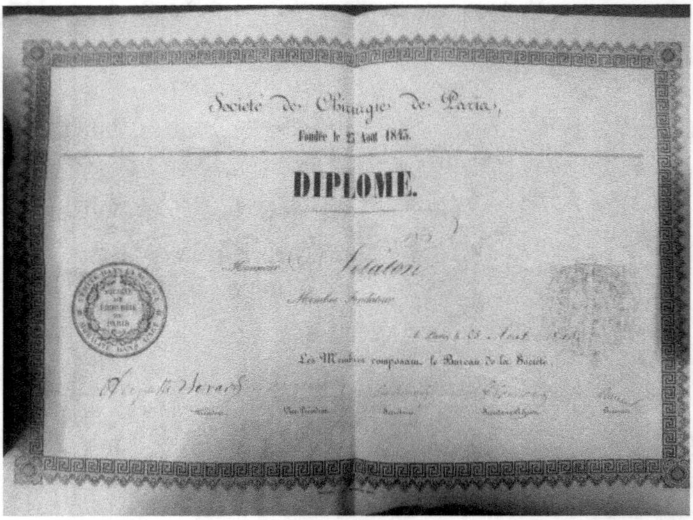

23 août 1843 - Nélaton est l'un des seize fondateurs de la Société de Chirurgie de Paris, ancêtre de l'actuelle Académie Nationale de Chirurgie.

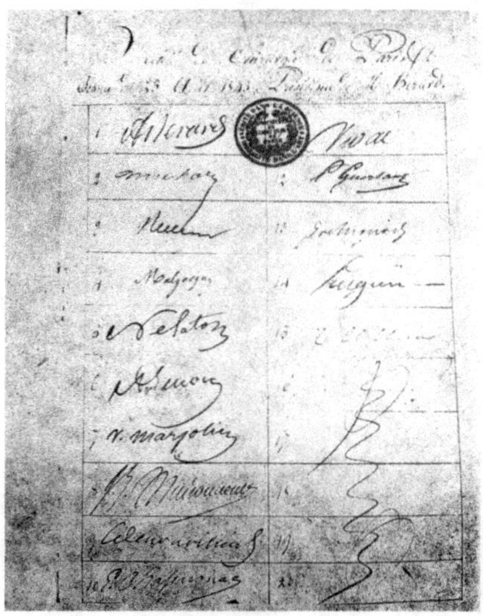

23 août 1843 - Feuille de présence de la première réunion de la Société de Chirurgie de Paris (la signature de Nélaton figure au 5ème rang).
(Bibliothèque de l'Académie nationale de médecine, Collection Maurice Chevassu, Série Médecine, volume III, n°40 Auguste Bérard, avec l'aimable autorisation de l'Académie).

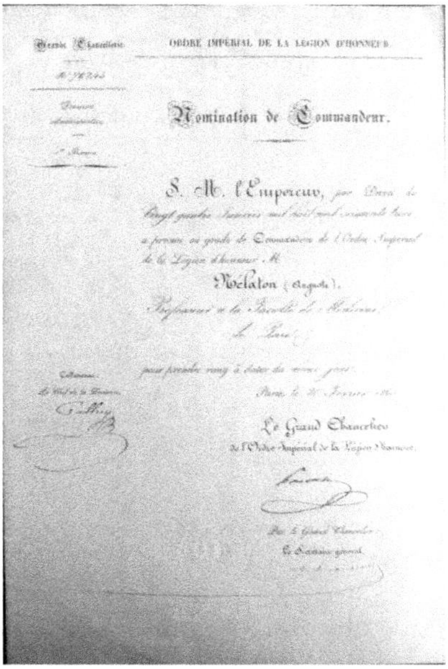

ORDRE IMPÉRIAL DE LA LÉGION D'HONNEUR

Nomination de Commandeur.

S. M. l'Empereur, par Décret du vingt quatre janvier mil huit cent soixante trois a promu au grade de Commandeur de l'Ordre Impérial de la Légion d'honneur M. Nélaton (Auguste), Professeur à la Faculté de Médecine de Paris

pour prendre rang à dater du même jour.

Le Grand Chancelier de l'Ordre Impérial de la Légion d'honneur

24 janvier1863 - Nélaton est promu au grade de commandeur de l'Ordre Impérial de la Légion d'Honneur.

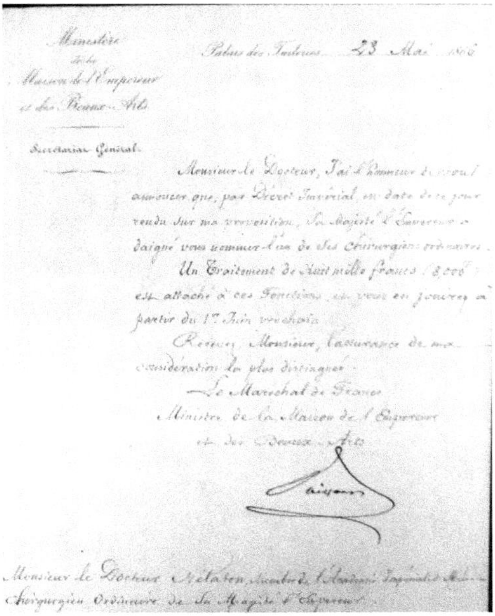

Ministère de la Maison de l'Empereur et des Beaux-Arts

Secrétariat Général

Palais des Tuileries 23 Mai 1866

Monsieur le Docteur, J'ai l'honneur de vous annoncer que, par Décret Impérial en date de ce jour rendu sur ma proposition, Sa Majesté l'Empereur a daigné vous nommer l'un de ses Chirurgiens ordinaires.

Un Traitement de huit mille francs (8000) est attaché à ces Fonctions et vous en jouirez à partir du 1er Juin prochain.

Recevez, Monsieur, l'assurance de ma considération la plus distinguée.

Le Maréchal de France Ministre de la Maison de l'Empereur et des Beaux-Arts

Vaillant

Monsieur le Docteur Nélaton, membre de l'Académie Impériale de Médecine, Chirurgien Ordinaire de Sa Majesté l'Empereur.

23 mai 1866 - Nélaton est nommé chirurgien ordinaire de l'Empereur.

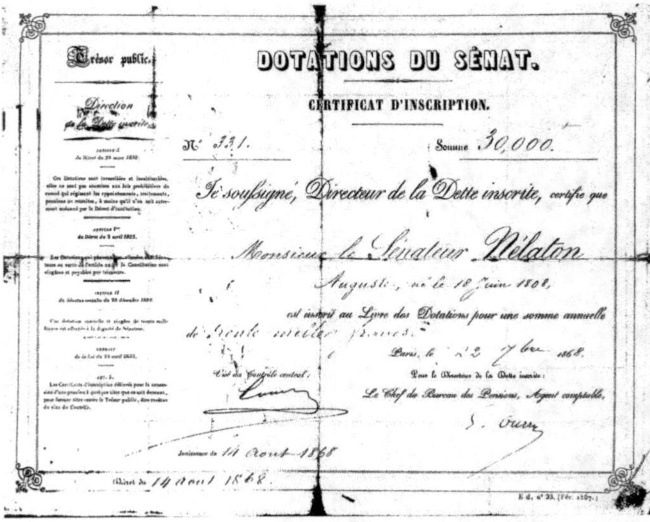

Trésor public.

Direction de la Dette inscrite

DOTATIONS DU SÉNAT.

CERTIFICAT D'INSCRIPTION.

N° 331.

Somme 30,000.

Je soussigné, Directeur de la Dette inscrite, certifie que

Monsieur le Sénateur Nélaton

Auguste, né le 18 Juin 1808,

est inscrit au Livre des Dotations pour une somme annuelle de trente mille francs.

Paris, le 22 7bre 1868.

Vu au Contrôle central.

Pour le Directeur de la Dette inscrite :
Le Chef du Bureau des Pensions, Agent comptable,

Jouissance du 14 Aout 1868

Décret du 14 Aout 1868.

22 septembre 1868 - Dotation du Sénat.

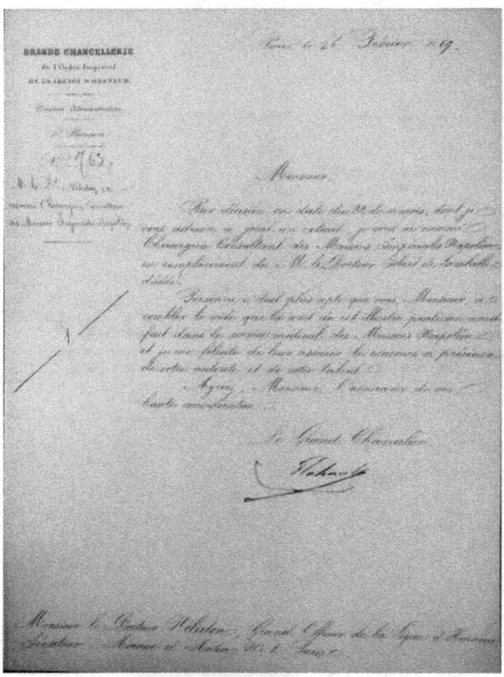

GRANDE CHANCELLERIE

Monsieur,

Le Grand Chancelier

Flahaut

22 février 1869 - Lettre d'A. de Flahaut, Nélaton est nommé chirurgien consultant des Maisons Impériales.

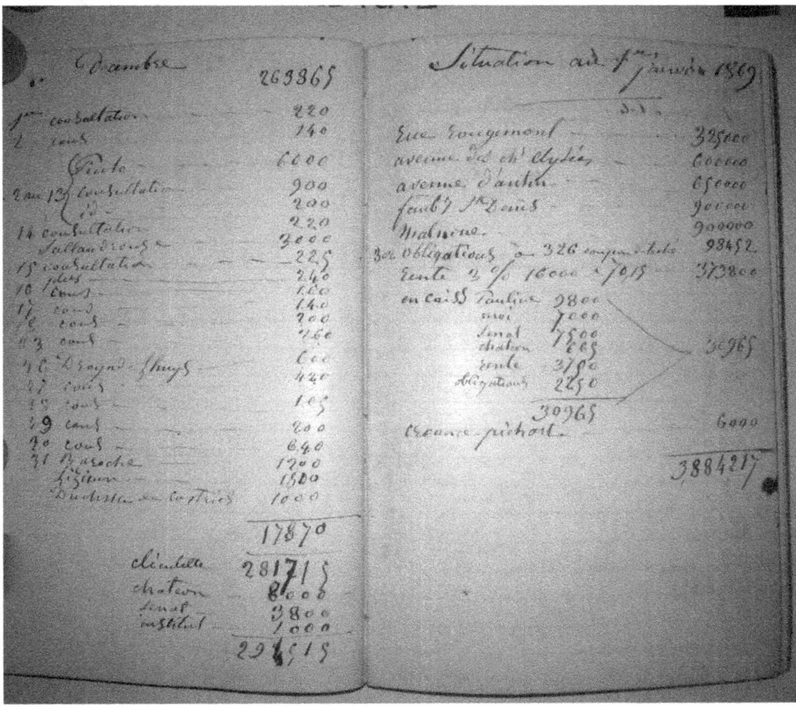

1er janvier 1869 - État du patrimoine : près de 4 millions de francs.

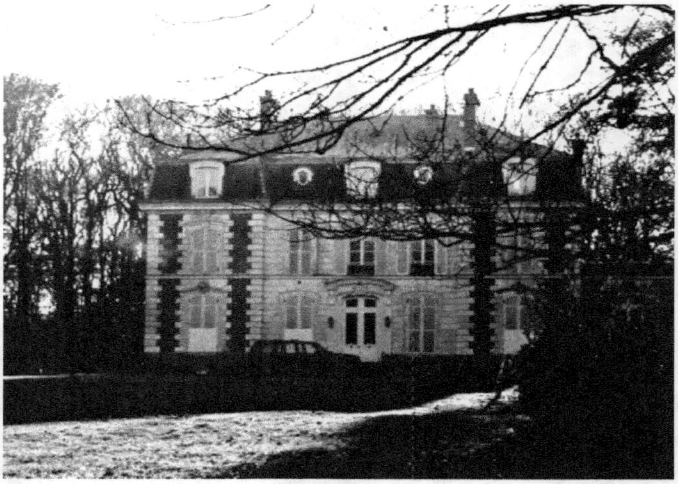

Le Déluge - Avril 1857, première pierre posée, architecte Paul Sédille. En indivision avec Jean-Émile Héluis, son beau-frère, jusqu'en 1866.

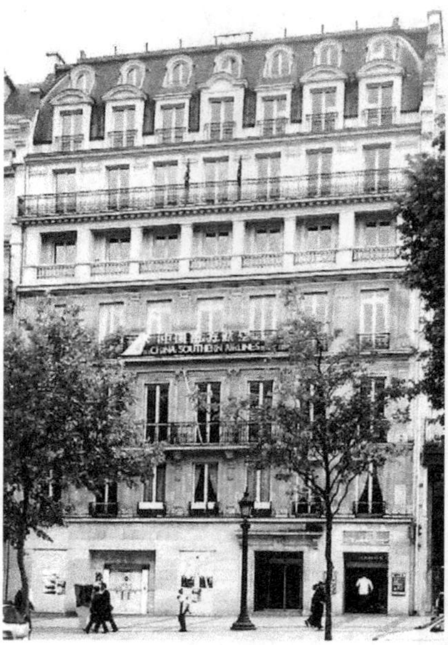

Immeuble de rapport au 125 avenue des Champs Élysées (1857). L'immeuble a été surélevé depuis.

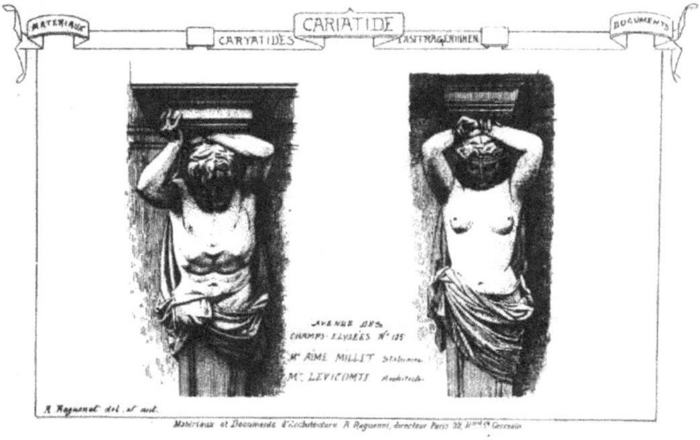

Immeuble des Champs Élysées, les cariatides d' Aimé Millet.

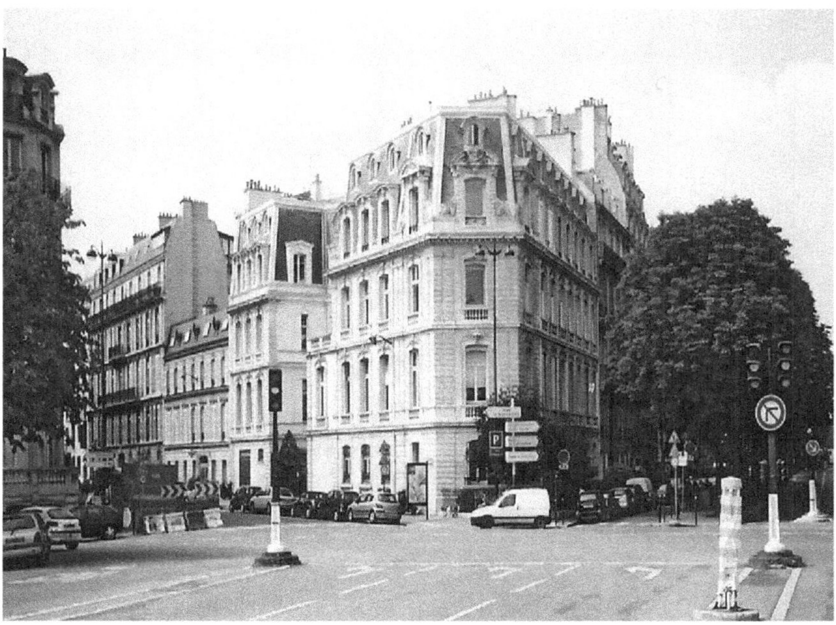

Maison du 1 avenue d'Antin, inaugurée en janvier 1862.

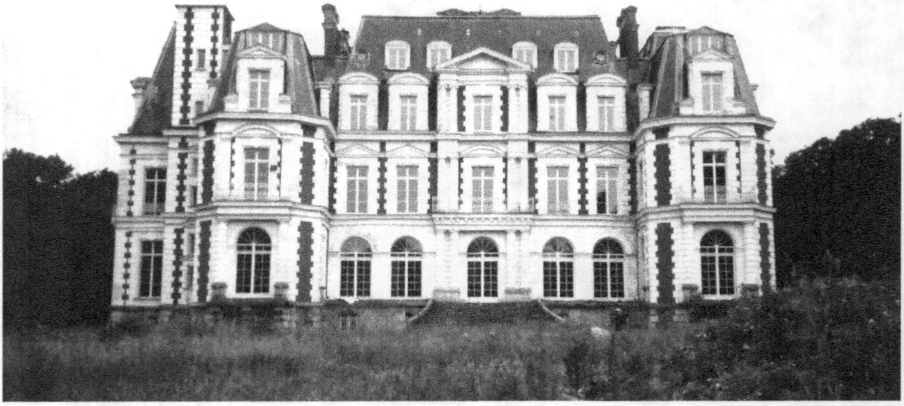

Malnoue (Seine-et-Marne), demeure édifiée par l'architecte J.-B. Pigny sur la terre d'une ancienne abbaye achetée en 1866.

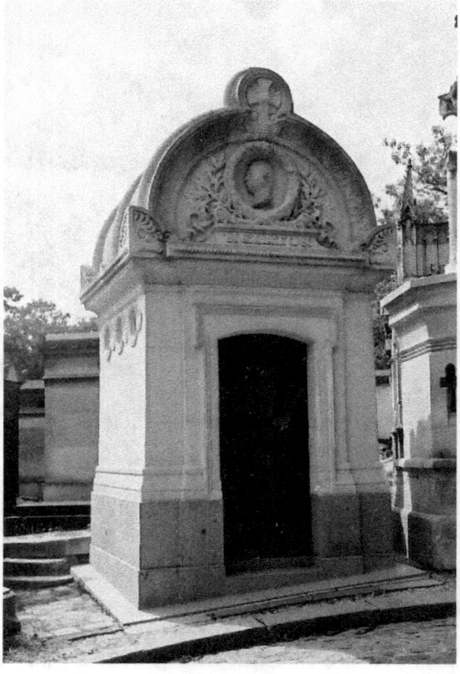

Septembre 1873 - Père-Lachaise, 6e division, la chapelle funéraire.

Index

Les noms de personne sont en petites capitales
Les noms de lieu - ou d'institution -, en italique

C

D

E

F

G

H

I

J

K

L

N

O

P

Q

R

T

V

W

Y

Z

Remerciements

Les professeurs Francis Choisel, de l'Institut catholique de Paris, et François Richard, président honoraire de l'Académie Nationale de Chirurgie, pour leurs « contributions »,

*

Le professeur Daniel Grasset, ancien président de l'Académie des Sciences et des Lettres de Montpellier, pour ses « commentaires »,

*

Éric Anceau pour son soutien « historique »,

*

Le professeur François Desgrandchamps, Chef du Service d'Urologie et de Transplantation Hôpital Saint-Louis, le docteur Henri Judet, président de l'Académie Nationale de Chirurgie, Christine Moissinac et l'historien Jacques Macé, pour leurs « encouragements »,

*

Xavier de Massary, Catherine Heurteau, Hubert Heurteau, Isabelle de Broglie, Simone Bacot, Anaïs Dupuy-Olivier ainsi que Caroline Saillard pour les illustrations,

*

Emmanuel d'Albufera, Abel Douay, Pamela Forde, Emmanuelle Papot, Damien Blanchard, François Guéneau de Mussy, Jean-Claude Jakoby, Alain Carteret, Alain Cornu-Thénard, Carl-Michael Raab, Pierre Sorlin, Maria Asp Dahlbäck, Marguerite Zimmer, le docteur Philippe Marre et l'Académie Nationale de Chirurgie, pour certains points de caractère historique.

*

Sont tous ici vivement remerciés, car grâce à eux – chacun à sa mesure, chacun dans son registre –, je suis arrivé au terme de l'objectif que je m'étais fixé : « Retrouver Auguste Nélaton ».

Table des matières